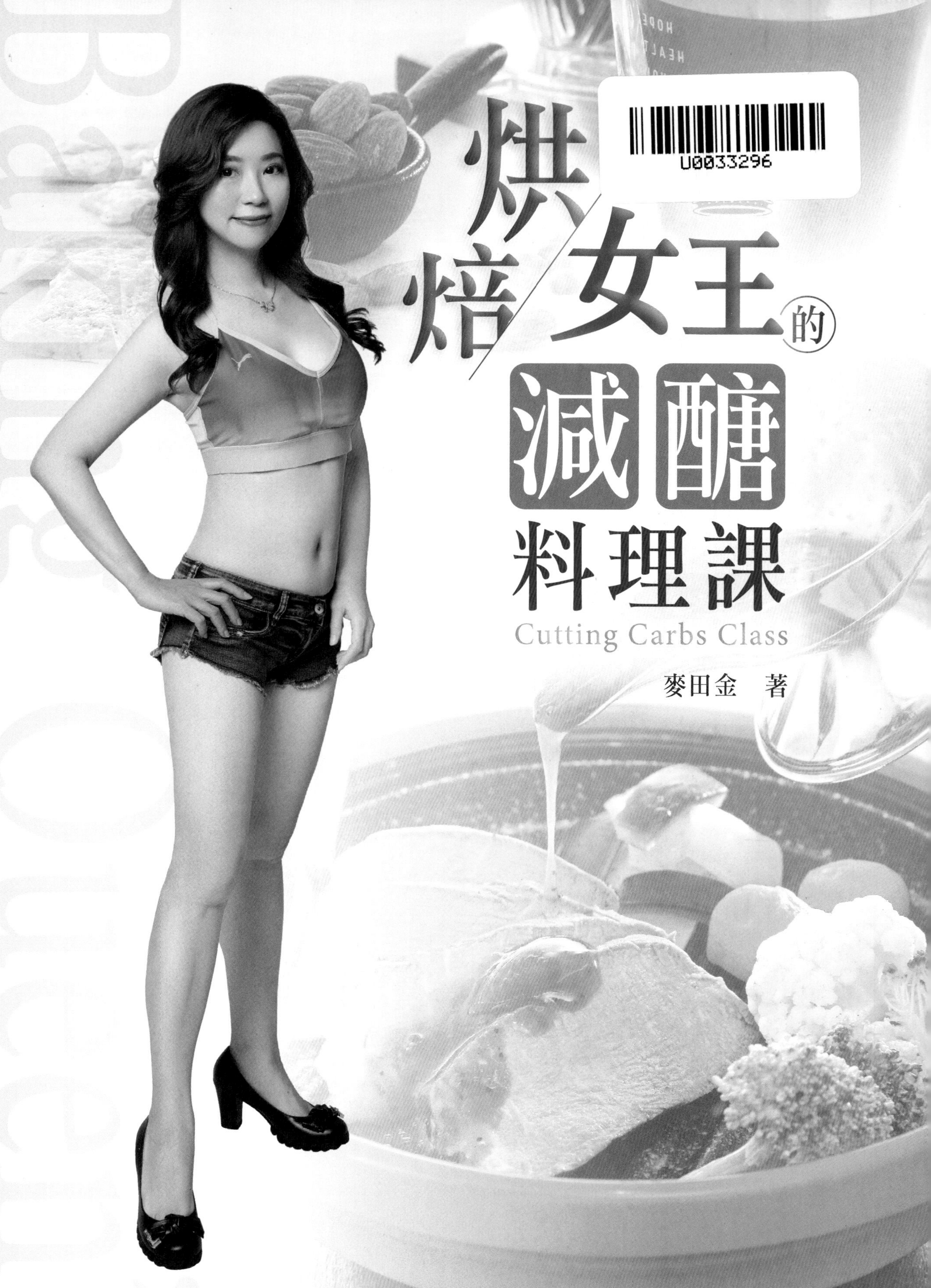
烘焙女王的
減醣
料理課
Cutting Carbs Class
麥田金　著

麥田金老師開課資訊

麥田金烘焙教室	03-374-6686	桃園市八德區銀和街 17 號

台北、新北

探索 172 教室	02-8786-1828	台北市信義區虎林街 164 巷 60 弄 8 號 1 樓
110 食驗室	02-8866-5031	台北市士林區忠誠路一段 110 號
易烘焙 diy EZ baking	0984-345-347	台北市大安區信義路四段 265 巷 5 弄 3 號
好學文創	02-8261-5909	新北市土城區金城路二段 378 號 2 樓
快樂媽媽烘焙教室	02-2287-6020	新北市三重區永福街 242 號

桃園、新竹、苗栗

富春手作料理私廚	03-491-0286	桃園市中壢區明德路 260 號 4 樓
36 號烘焙廚藝教室	03-553-5719	新竹縣竹北市文明街 36 號
愛莉絲烘焙廚藝學園	03-755-1900 0912-305-822	苗栗縣竹南鎮三泰街 231 號

台中、彰化

台中 - 永誠行 - 民生店	04-2224-9876	台中市西區民生路 147 號
金典食品原料行	04-882-2500	彰化縣溪湖鎮行政街 316 號

嘉義、台南

食藝谷廚藝教室	05-233-0066	嘉義市興達路 198 號
露比夫人 吃 . 做 . 買	05-231-3168	嘉義市西區遠東街 50 號
墨菲烘焙教室	06-249-3838	台南市仁德區仁義一街 80 號
朵雲烘焙教室	0986-930-296	台南市東區德昌路 125 號
大台南市社區工會	06-281-5577	台南市北區北成路 73 號

高雄、屏東

我愛三寶親子烘焙教室	0926-222-267	高雄市前鎮區正勤路 55 號
Qmaker 翻糖工作室	07-285-2070	高雄市新興區八德二路 70 號
愛奶客烘焙教室	08-737-2322	屏東市華正路 158 號

東部

宜蘭縣果子製作推廣協會	0926-260-022	宜蘭縣員山鄉枕山路 142-1 號
社團法人 宜蘭縣餐飲推廣協會	03-960-5563 0920-355-222	宜蘭縣五結鄉國民南路 5-15 號

推薦序

她不只烘焙功夫了得，
連減重這檔困難事，她都很輕易的做到了！

面貌姣好個兒嬌小的麥田金老師，算得上是烘焙職場上的頂尖高手。好幾年前，我以『新唐人電視台』〔廚娘香 Q 秀〕節目製作人身份去拜訪她，當下就被她的認真負責與熱情感動，尤其她一聽到我還兼任〔美麗心台灣〕節目的企劃，馬上引薦桃園冠軍米農友，而且是親自開車載我們去拜訪農友呢！

每回邀請麥老師錄影〔廚娘香 Q 秀〕，她都是給最新最受歡迎的品項，因此播出後迴響不斷。但她實在太受學生愛戴，不只上課教學，還自我要求持續出國進修，日子總是安排得滿滿滿。在外人看她聲名遠播一切幾近十全十美，可是 2020 年卻因為得服藥治氣喘，小小的臉蛋也因藥的副作用，變成了胖胖臉。

俗話說：成功男人的背後，都有一個女人。那麼，成功女性的背後推手是哪些人呢？麥老師決定出這本書時，特別跟我說，我可是激勵她減重的幕後推手，所以一定要寫個序。

做節目對我來說沒問題，但說起拍照技術只能一般般，而且也不會修圖。話說 2020/3/8 麥老師見到我寄給她錄影留念的照片，當下立即馬上決定要變回原來的瘦瘦臉。

她不只烘焙功夫了得，連減重這檔困難事，她都很輕易的做到了。二個半月就像變魔術的減少 12 公斤。而且在疫情肆虐下，她一直維持輕盈的身材。到現在 2022/1/11 總共瘦了 14 公斤，我們可以推算一下，出書是 2022 年 2 月，她應該減重了多少公斤？多數人尤其是我都覺得減重很難，但看看麥老師這本書，手把手帶著大家健康吃，您想不瘦一下都難了！

雖然歹年冬有好多低潮或困境，我們改變不了環境，戰勝不了病毒，但我們可以學著悄悄改變自己，讓日子過的愜意與平安，快去買書吧，健康享瘦輕鬆生活也是增強自我免疫力的妙方喔！

『新唐人電視台』〔廚娘香 Q 秀〕節目製作人

張瓊文 2022／1／15

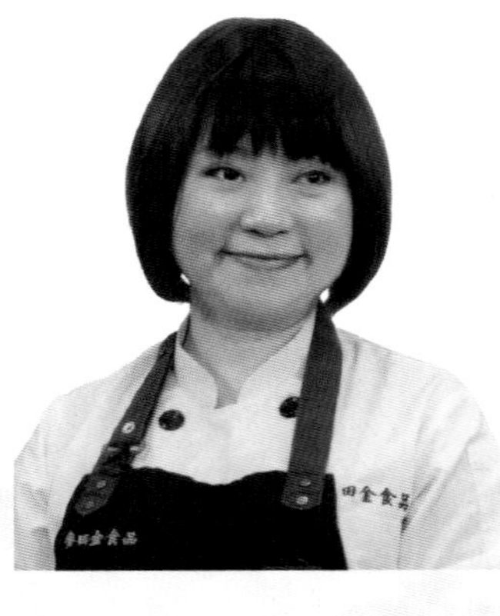

作者序

開始減重，一定要與自己立約：相信自己、告訴自己，我一定可以做得到！

從事烘焙工作 24 年，我把興趣和工作結合在一起，成為快樂工作人。

每天都忙到晚上 10 點才下班，下班後才開始吃晚餐，吃飽之後就睡覺，日積月累之下，我的體型就變得越來越圓。再加上一直有氣喘的毛病，冬天要服用類固醇以及氣管擴張劑，類固醇過敏的情形下，慢慢地，我的臉就變成了月亮臉。

2020 年的 3 月 8 日，廚娘香 Q 秀的製作人傳來節目的照片，我才驚覺自己變成了一顆肉圓。骨子裡天秤座的唯美性格忽然之間被喚醒，我當天就決定立馬開始減肥！這天，我 59.8 公斤、腰圍 83 公分、體脂 18%。

開始減重，一定要與自己立約，相信自己，告訴自己：我一定可以做得到，我一定可以瘦下來！每天把自己的胖胖照拿出來看，時時刻刻提醒自己：我要變美變瘦變漂亮。

減重的方式非常多，瘦不下來，絕對不是你的意志力不夠，而是你沒有用「正確的方法」。我立刻開始拜谷哥大神，搜尋所有的減重方法，加以分類，詳細的研究，做出理想的減重計劃。

減重第一步：就是買一台可以測量體脂及身體各項指數的體重計；每天早上起床上完廁所，一定要秤體重，看看自己的數字變化。

減重第二步：仔細審查自己平時的飲食習慣；其實，光是少吃，真的不會瘦。而且還會減掉你的肌肉、蛋白質和胸部，想要成功地變美變瘦，重點在於：吃對的食物、和用對的方法。

我先計算出身體的各項數字，了解自己的身體狀況，在國民健康署的網站上，可以找到很多相關資訊及計算公式。我以 168 斷食法為基礎，每天喝足夠的水、搭配熱量控制、高蛋白質飲食、低碳水飲食；五天裡選兩天做輕斷食、吃的食物盡量以低 GI 為主；戒掉消夜、甜食及飲料。

一星期有七天，六天乖乖的執行飲食控制，第七天是放假日。放假日當天一樣以 168 斷食和熱量控制為基礎，以不過量為原則，想吃什麼都可以開心的吃。

這本書，對管不住嘴，又邁不開腿去運動的人，有非常大的幫助。我把市面上所有的減重方式都仔細研究過後發現，飲食控制才是減重的關鍵。我每一餐都吃飽飽的，然後快樂的減重。用對的方法執行，第一個月，我就輕鬆甩掉 6 公斤，兩個半月，我就輕鬆甩掉 12 公斤，效果真的非常好！現在是 2022 年 1 月 30 日，我今天的體重是 46 公斤、腰圍 68 公分、體脂 10.8%。

2020 年 10 月，出版社副總送書來，看到我瘦的健康又漂亮都驚呆了，馬上力邀我把減重的心得和方法，寫成書與讀者們分享。

感謝本書製作過程中，本公司所有參與的工作同仁，以及出版社薛總、林副總、攝影師與編輯團隊。大家辛苦了，謝謝大家！

各位讀者們，只要照著本書操作，你一定可以輕鬆甩肉甩脂肪，瘦的健康、瘦的漂亮！

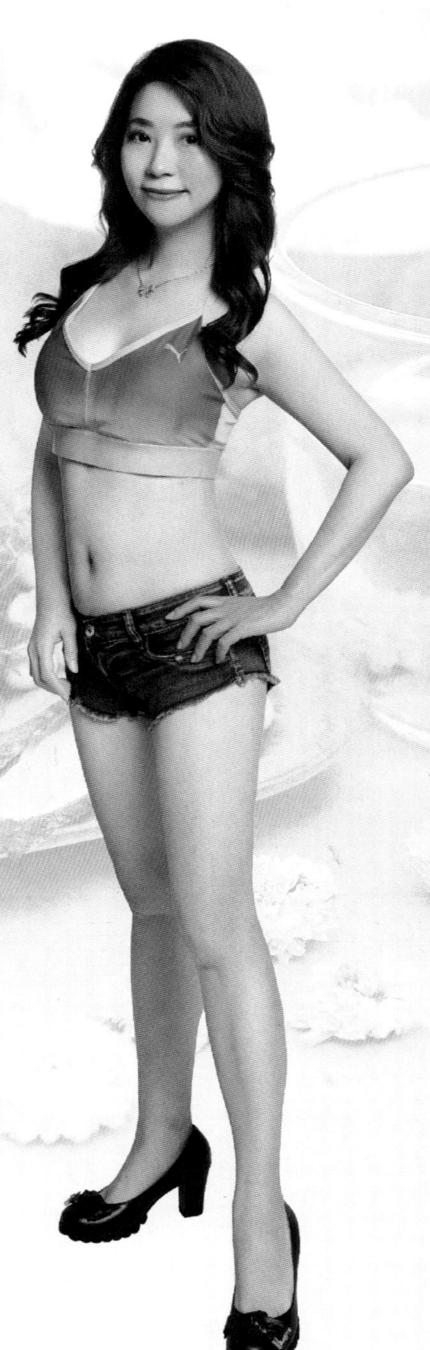

目錄

PART 01 理論

PART 02 前置作業

content

PART 03 涼拌&沙拉

PART 04 主餐饗宴

PART 05 飲品

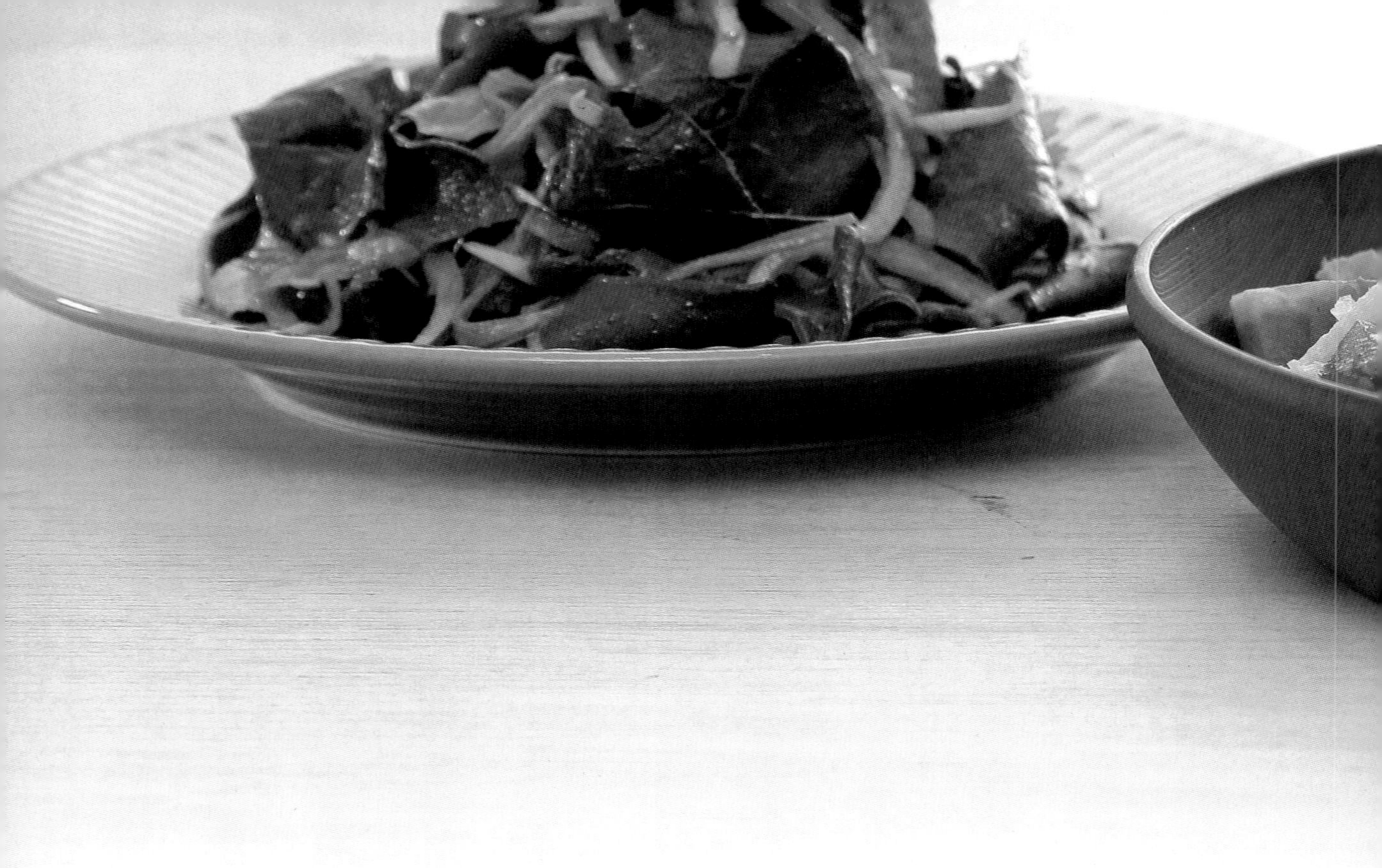

PART ONE

理論

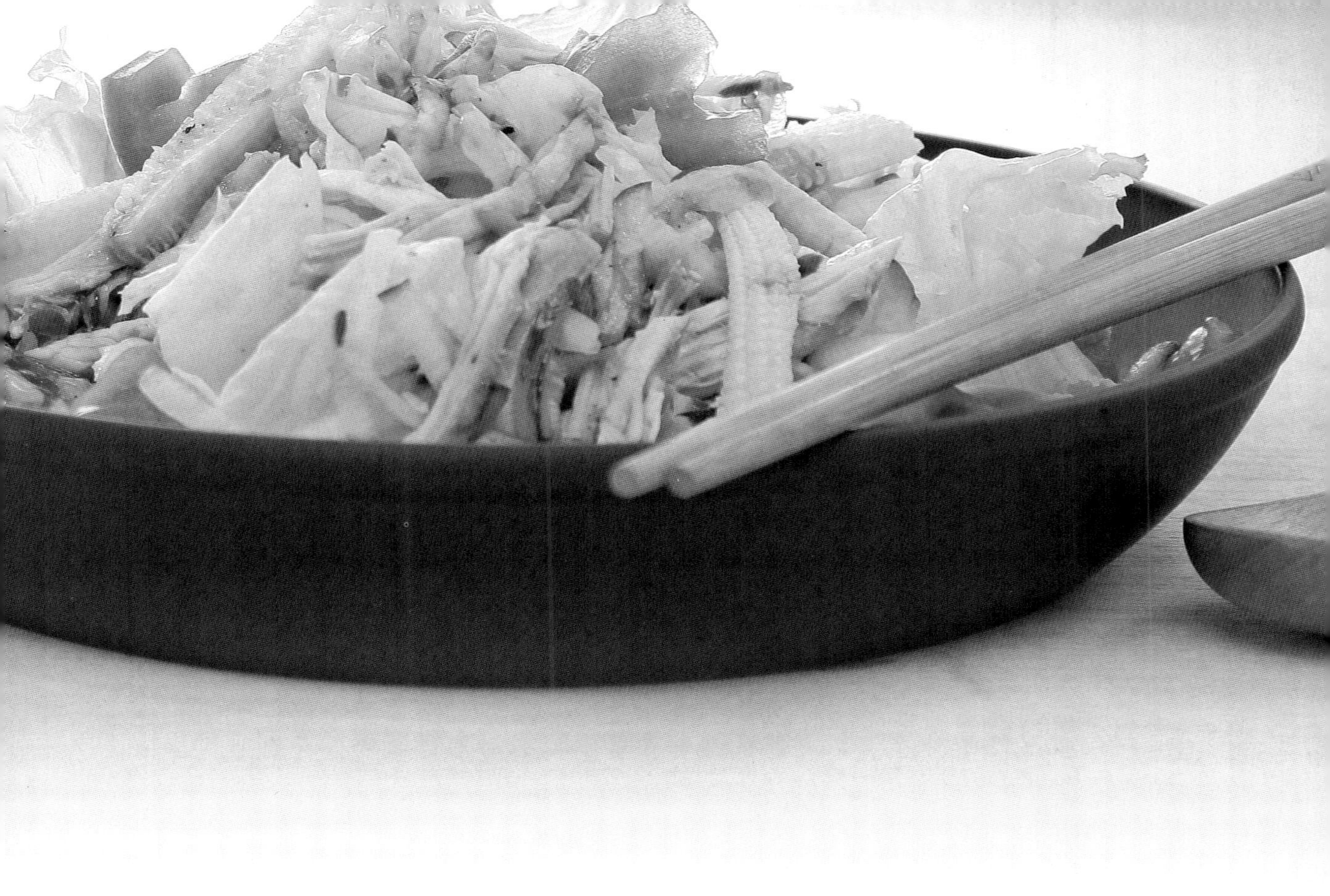

01

減重的方式非常多

瘦不下來

絕對不是你的意志力不夠

而是你沒有用對「正確的方法」

一、啓動身體代謝的引擎：【水】

01

人體有 70% 是由水分所構成，血液中有 92% 是水分，水溶性營養素會隨著血液進入循環系統，將養分輸送給身體裡的細胞，幫細胞提供能量；身體各個器官與系統都仰賴水分的補給才能順利運作。

02

人體若是缺水 10%，就會覺得身體不適，若是缺水達 25%，人體運作就會有危險，所以多喝水對身體各器官的運作與功能都好處多多，大家一起來多喝水，充分了解多喝水能帶給身體什麼好處吧！

1	大腦	有益於大腦的記憶力、學習能力、情緒易控制。
2	血液	血液負責運輸、物質交換，缺水會影響循環，使人疲累。 水分不足還會使血液變濃稠，血壓升高。
3	肌肉	多喝水能讓肌肉維持電解質平衡，比較不容易疲勞。
4	眼睛	水分有運送營養至眼球以及維持眼壓的功能。
5	口腔	口渴會造成口臭，多喝水，刺激唾液分泌，能減少口腔內的病菌，減少口臭。
6	心臟	缺水心跳會跳得比平常快，使人心悸不舒服。
7	肝臟	水分能幫功肝臟分解肝醣、儲存能量，使血糖穩定。
8	脾臟	多喝水，能幫助脾臟使身體代謝能力上升。
9	肺	呼吸道濕潤，能減少呼吸道過敏、緩和氣喘症狀。
10	腎臟	多喝水能幫助腎臟代謝毒素、避免結石、減少泌尿道感染。
11	腸胃	多喝水可以幫助腸胃蠕動，緩解便祕。
12	陰道	女性私密處，陰道屬於黏膜組織，需水分滋潤，多喝水可以降低感染風險、減少異味產生。
13	皮膚	皮膚若是缺水，角質層會受損，皮膚顏色就會黯淡、易產生乾燥、敏感、脫皮、粗糙等狀況，多喝水，能讓皮膚透明有彈性。
14	淋巴	多喝水能幫助淋巴結增加過濾和排除毒素的能力。

水分充足，皮膚會水嫩光澤有彈性哦！

03

既然水有這麼多的好處，那一天要喝多少水呢？

標準的計算法 ： 體重公斤 × 30 = 一天要喝的水

麥麥的體重是 ： 46 公斤 × 30 = 麥麥一天要喝 1380cc 的水

04

水就是純水，咖啡、茶、飲料、果汁、湯，都不算。

人體每半小時，因身體運作的關係，會消耗 200cc 左右的水分，所以，一次喝一大杯的水，對補充水分來說，是沒有用的。

那到底要怎麼喝水才是對身體有幫助的呢？

05

喝水最理想的方式，是每一小時喝 200cc 的水，早上起床先喝第一杯，一直至晚上睡前，要喝足身體需要的水分。

有德國科學家提出「每天喝 8 杯水」的減重法，只要同一天的固定 8 個時段，喝下 250cc 的白開水，就能達到減重效果，有不少名人和營養師也都推崇這個方法哦！

第一杯水 早上剛起床	由於睡醒時身體是缺水的狀態，喝水不僅能補充一整晚消耗的水分，還可以開啟腸胃蠕動，幫助清理體內囤積廢物，也可以幫助排出宿便。
第二杯水 早上 9 點	這時間是腸胃排毒時間，喝水可以清理腸胃累積的毒素。
第三杯水 中午 11 點半	午餐前的這杯水可以增加飽足感，減少午餐的飯量，避免午餐吃太多，導致血糖太快升高，影響下午的專注力。
第四杯水 下午 1 點	飯後半小時～ 1 小時內喝杯水可幫助消化。
第五杯水 下午 3 點半	下午茶時間改喝水，讓零食甜點的份量再減少，不僅能促進小腸排毒，也能逼自己戒甜飲。
第六杯水 下午 5 點半	晚餐前喝一杯水，可以緩解飢餓感，避免晚餐吃太多。
第七杯水 晚上 7 點	身體新陳代謝最頻繁的時間，喝水能有效促進循環。
第八杯水 晚上 9 點	人體在睡眠時無法自行補充水分，因此睡前 2 小時喝杯水，先補充睡覺時身體所流失的水分，幫助調節血液濃度，避免血液變得濃稠，患上心血管疾病。

引用資料來源：
日喝 8 杯水狂瘦 5 公斤！ 營養師推照表喝水排毒代謝最有效 - Heho 健康
https://heho.com.tw/archives/62427

二、了解身體的【數字密碼】

開始準備減重前，建議先買一台精準的體脂計，養成每天早上起床秤體重的好習慣！

人體就像一台上帝設計的精密儀器，由許多的細胞組成，經由食物提供能量。我們可以經由機器檢測出來的數據，來了解身體的狀況。

身體體重的組成
＝ 骨質重量 ＋ 水分重量 ＋ 肌肉百分比蛋白質重量 ＋ 脂肪重量

日本、台灣，標準體重的簡易算法
男生 ＝ 身高 － 100 ± 5 公斤
女生 ＝ 身高 － 110 ± 3 公斤

例如：麥麥是女生，身高 155 公分
＝ 155 － 110 ± 3 公斤 ＝ 45 ± 3 公斤（理想體重）

02

請算出自己的理想體重數字：

你是　男生□　女生□

你的身高 ________ 公分 － ________

＝ 理想體重 ________ 公斤

三、【BMI】體重指數

秤好體重，測好身高，我們來計算你的身體指數是否標準哦！

01

BMI 是 Body Mass Index 的縮寫，字面上的意思是體重指數，也就是體重與身高的標準比率，常見的稱呼是「身體質量指數」，這是用來衡量體重是否過重或過輕的指數，也可視為測量一個人是否健康的指標。

女生的 BMI 標準理想範圍
介於 18.5 **到** 24
另外，如果腰圍 **大於** 80cm
就是定義上的肥胖

男生的 BMI 標準理想範圍
介於 18.5 **到** 24
另外，如果腰圍 **大於** 90cm
就是定義上的肥胖

定義上又有所謂的
輕度肥胖（BMI ＋ 3）、**中度肥胖**（BMI ＋ 6）、**重度肥胖**（BMI ＋ 10）

BMI **計算公式**
＝ **體重**（**公斤** kg）÷ **身高**（**公尺** m^2）

例如：麥麥的體重 46 **公斤，身高** 155 **公分**
＝ 46（**公斤** kg）÷（1.55 **公尺** × 1.55 **公尺**）＝ 19.16 ≒ 19.2

02

請用 WHO 的公式，算出自己的 BMI 數字：

體重 ______ **公斤** ÷（______ **公尺** × ______ **公尺**）

＝ **我的 BMI 數字** ____________ **理想**☐ **肥胖**☐

四、【體脂率】計算法

01

隨著體脂率盛行，想要進行體脂肪計算，除了有很多「體脂計算機」的網站，可以幫大家快速運算，您也可以透過以下體脂肪公式自己練習計算：

體脂率
＝ 1.2×BMI 值＋ 0.23× 年齡－ 5.4 － 10.8× 性別
（男性＝ 1，女性＝ 0）

例如：麥麥是女生、BMI 值 19.2、49 歲
＝ 1.2×19.2 ＋ 0.23×49 － 5.4 － 10.8×0 ＝ 28.91 ≒ 29

02

請算出自己的體脂率數字：

你是 男生□ 女生□，BMI 值 ＿＿＿＿，＿＿＿＿ 歲
（男性＝ 1，女性＝ 0）

＝ 1.2×BMI 值 ＿＿＿＿ ＋ 0.23× 年齡 ＿＿＿＿
－ 5.4 － 10.8× 性別 ＿＿＿＿
＝ 我的體脂率 ＿＿＿＿＿＿＿＿

03

用計算的方式，可以粗略了解自己的體脂率落點數字是多少，現在很多體重機都含有體脂率的偵測功能，會更為精準。

但是，體重機、體脂機，都是以水分為測量依據，當體內水分多，相對測量出來的體脂比例就會比較低，僅供參考。

五、【體脂率】多少是正常？

01

人的體內有 1/4 的重量是由脂肪所組成的，分別是在皮下組織或是內臟脂肪裡。皮下組織主要功能為：禦寒、提供熱量。內臟脂肪的功能是：保護內臟、維持器官運作的功能。

男人和女人的身體機能不同，擁有的體脂率標準也不同！

女生乳房組成比例多為脂肪，因此女性的體脂率通常比男性來得高！

02

根據 DEXA 的黃金標準及相關研究，制定以下標準：
（此標準適用於亞洲人及白人）

性別	男性		
年齡	18～39 歲	40～59 歲	60＋ 歲
少於正常標準	0%～10%	0%～11%	0%～13%
標準水平	11%～21%	12%～22%	14%～24%
多於正常標準	22%～26%	23%～27%	25%～29%
過於肥胖	27%～45%＋	28%～45%＋	30%～45%＋

性別	女性		
年齡	18～39 歲	40～59 歲	60＋ 歲
少於正常標準	0%～20%	0%～21%	0%～22%
標準水平	21%～34%	22%～35%	23%～29%
多於正常標準	35%～39%	36%～40%	30%～36%
過於肥胖	40%～45%＋	41%～45%＋	37%～45%＋

六、【基礎代謝率 BMR】

01

基礎代謝率是指人體在靜臥狀態下消耗的最低熱量。就算是在睡眠中，心臟的跳動、血液的運行、各器官的運作等，人體都還是在消耗熱量中。以最低熱量，為計算其他活動熱量消耗的依據。

02

每人每天要攝取多少熱量？

計算熱量的方式有很多種，較為準確的是用「除脂體重」計算，可以用精確的體脂計來做測量，若是沒有體脂計，教大家一個最簡單的計算公式：

每天所需熱量（Kcal）

基礎代謝率（Kcal）

體重（公斤） × **24 小時** × **性別係數** × **活動係數**

性別係數
- **男性** ＝ 1
- **女性** ＝ 0.9

活動係數
- **輕度** ＝ 1.2
- **中度** ＝ 1.3
- **重度** ＝ 1.4 ↑

▲ 最簡易的估算方式（圖／翻攝自好食課官網）

例如：麥麥的體重 46 **公斤、是女生、活動量為輕度**

＝ 46 **公斤** × 24 **小時** × **女生** 0.9 × **輕度** 1.2

＝ 1192(Kcal) **這就是麥麥的基礎代謝率**

（引用資料來源：行政院衛生署）

七、【熱量控制法】

了解了我們身體的各種基礎數據後，接下來，開始進入飲食控管的主題囉！

1、熱量的概念

我們身體需要能量才能運作，靠飲食攝取能量。
我們從飲食中攝取到三大營養素（蛋白質、脂質、醣類），當食物進入人體後，身體會產生多重的化學反應，進而產生能量及熱量，提供我們的身體使用。

2、熱量的單位（Kcal）

在營養學上，熱量的單位是大卡（千卡，kcal）；蛋白質和醣類，每一公克可以提供 4 大卡的熱量，而脂肪每一公克可以提供 9 大卡的熱量；至於營養素裡的其他多種的維生素、礦物質、膳食纖維和水，則無法提供我們身體熱量。

3、熱量的儲存

我們攝取的食物在身體裡轉化成熱量後，先用來維持身體的運作：心臟跳動、血液流動及各器官運作和代謝，多出來的一部份的能量會轉化為肝醣，存放在肝臟和肌肉裡，可以使肌肉收縮和維持血糖平衡。其他多出來的部份，就會轉化為脂肪，存於皮下或內臟周圍組織。

總結

如果吃得太多、身體消耗不完，身上的脂肪就會越堆越多，就會變胖，增加身體的負擔，對健康就會產生危險。所以，維持健康的基本要件，就是熱量控制。

用熱量控制法來進行減重，假設您每日應攝取的熱量要比消耗熱量減少攝取 500 大卡，一個月下來，就可以減少攝取了 15,000 大卡的熱量，光是控制飲食的熱量，體重就大約可以減少 2 公斤。

依 衛生福利部 國民健康署
衛生福利部國民健康署 - 熱量來源 (hpa.gov.tw)

八、實施有效率的【飲食方法】

A、168 斷食法

168 斷食法是間歇性斷食的限時進食法（TRF, Time-Restricted Feeding）中最常見的限時進食法（TRF），意思是一天的 24 小時內，8 小時進食，其他 16 小時只攝取無熱量的食物及水。最理想的執行時間，是中午 12 點到晚上 8 點之間進食。時間可以提前或是延後，重點是禁食 16 小時。

在斷食期間，胰臟有時間休息，當血液中沒有胰島素時，血液可以帶走細胞和細胞壁代謝出的廢物，身體就會開始產生酮和燃燒脂肪。

168 斷食法指的是進食時間控制在 8 小時內，但大家的進食方式，還要搭配高蛋白質、低熱量、低碳水，才能有效的達到減重目的。

B、52 輕斷食法

「52 輕斷食法」是由英國一位精神科醫師 Michael Mosley 所提出，醫師自己親自實驗，3 個月內體重減少了 9 公斤，體脂也下降 8%，之後，這個方法也獲得多位醫師、營養師的支持。

當身體適應了每天 16 小時斷食的 168 飲食法後，可以搭配 52 輕斷食法。

「52 輕斷食法」的意思是，一星期有七天，挑選兩天不連續的日子來進行斷食，通常選擇星期一及星期四最為合適。斷食日當天，男生進食熱量為 600 大卡以內、女生以 500 大卡以內為限，其他 5 天則採用 168 斷食法飲食，不過飲食當然不能過量，以正常熱量為基準。

斷食日當天，只能攝取低醣、高蛋白質等健康、自然的食物及蔬菜，最好的進食方式是吃早午餐和晚餐共兩餐，可食用蛋白補充蛋白質，並且食用大量的蔬菜，蔬菜的熱量很低，可以吃飽飽，不會太飢餓。隔天千萬不可以因為太餓而爆食。

採用「52 輕斷食法」控制體重，可以減少復胖的機率。

原文網址：「52 輕斷食」可能比 168 斷食法更適合你
醫生實驗 3 個月瘦 9 公斤 | ET Fashion | ETtoday 新聞雲
https://fashion.ettoday.net/news/1786766

C、最理想的進食方式：211 餐盤法

211 餐盤飲食法，最早是由美國哈佛大學提出，在台灣之所以風行 211 健康餐盤，是由前衛生署副署長「宋晏仁醫師」，參考「哈佛健康餐盤」，改良成適合台灣人的一種飲食規則。宋醫師親身體驗，從 92 公斤瘦到 73 公斤，60 幾歲的宋醫師，看起來像 40 幾歲一樣健康有活力。

韓國營養學博士「南基善先生」在「低 GL 與 211 飲食法」中也將 211 稱為「低 GI 強效版」。

「211 餐盤」飲食法——將每餐攝取的食物分為 2：1：1，分別是蔬菜、全穀類和蛋白質；此外，還要攝取好的油脂。這套飲食法從「哈佛健康餐盤」衍生而來，不僅適用於減重族，一般族群也適用。

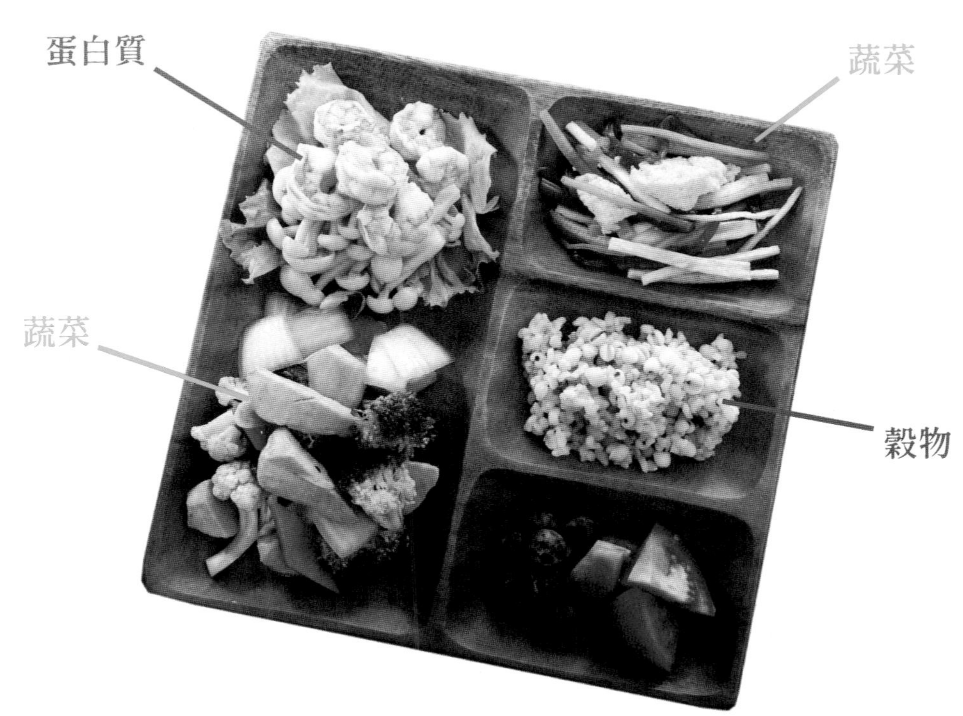

211 減重餐盒：蔬菜占 2 份、蛋白質占 1 份、全穀類占 1 份
水果只能吃牛蕃茄和低糖度的莓果類

推薦書籍：「終生瘦用 211 全平衡瘦身法」、「低 GL 與 211 飲食法」

九、正常人每日應攝取多少蛋白質？

01

大多數的植物性蛋白質屬於「不完全蛋白質」，人體吸收率比較低；而動物性蛋白質屬於「完全蛋白質」，人體吸收率比較高，不過動物性蛋白質攝取過量，易增加罹患心血管疾病的風險。所以均衡飲食，從多種食物來源獲取蛋白質，才是維持補充蛋白質，維持健康的好方法哦！

A 蛋白質攝取量

細胞組成和修復，最重要的是蛋白質的攝取

根據衛福部國健署的建議，每人每天必須攝取的蛋白質含量 ＝ 體重 ÷1

也就是每人每日蛋白質攝取量：每公斤體重需攝取 1 公克左右

例如：麥麥的體重 46 公斤，需要攝取的蛋白質就是 46 公克

B 肉類含量最高

蛋白質攝取以肉類含量最高，豬、牛、雞、羊以上的四種肉類，

每一百公克蛋白質含量是 27，若以攝取肉類為蛋白質來源，計算如下：

例如：麥麥的體重 46 公斤，要攝取的蛋白質含量

＝ 46 公斤 ÷ 27 × 100（每一百公克）＝ 170

也就是說，麥麥每天吃 170 公克的肉類，就足夠一天所需的蛋白質了

C 以豆腐為來源

豆腐的每一百公克蛋白質含量是 8，

若是以攝取豆腐為蛋白質來源，計算方式如下：

例如：麥麥的體重 46 公斤，要攝取的蛋白質含量

＝ 46 公斤 ÷ 8 × 100（每一百公克）＝ 575，也就是說，

麥麥只要吃 575 公克的豆腐或豆干等豆製品，就足夠一天所需要的蛋白質了

02

麥麥最愛的零食，是無調味的葵花籽，每一百公克，就有 21 公克的蛋白質，但是熱量不低，要酌量食用。

大豆食物含豐富的蛋白質，也是優良植物性蛋白質的來源，同時含有較多的纖維質及較少的油脂，可偶爾以大豆製品取代魚、肉的動物性蛋白質，對體重控制也有幫助；蛋白質只要攝取足夠，就可以維持身體基本機能；除了細胞修復良好外，對於女生來說瘦身期才不會瘦到胸部哦！

十、正常人每日應攝取多少脂肪（脂質）？

01

根據營養師的專業建議，一般人每日飲食中脂肪攝取量應該占總量的 20%～30%，脂質的攝取有一個「黃金比例」，也就是飽和脂肪酸、單元不飽和脂肪酸，以及多元不飽和脂肪酸每日攝取量的比例應該為 1：1：1 。

02

攝取適量脂肪（脂質）的計算公式：如果要具體的計算適當的脂肪攝入量，要先了解 1 公克脂肪可以為人體提供 9 大卡的熱量，再換算一個公式就可得到。

每日應攝取脂肪（脂質）數
＝體重（公斤）× 每天所需大卡 ×20% ÷9（大卡）

每天活動量	體重過輕者 所需熱量	體重正常者 所需熱量	體重過重、肥胖者 所需熱量
輕度工作	35 大卡 × 目前體重（公斤）	30 大卡 × 目前體重（公斤）	20 ～ 25 大卡 × 目前體重（公斤）
中度工作	40 大卡 × 目前體重（公斤）	35 大卡 × 目前體重（公斤）	30 大卡 × 目前體重（公斤）
重度工作	45 大卡 × 目前體重（公斤）	40 大卡 × 目前體重（公斤）	35 大卡 × 目前體重（公斤）

例如：麥麥的體重 46 公斤，我是輕度工作者，我每日應攝取脂肪（脂質）數

＝ 46（公斤）×30×20% ÷9（大卡）＝ 30.6 大卡

所以，麥麥每天攝取脂肪的量，不宜超過 30.6 公克

資料來源參考出處：
你知道每天該吃多少脂肪才健康嗎？專家教你自測計算公式 - Heho 健康
https://heho.com.tw/archives/36214

十一、正常人每日應攝取多少碳水化合物？

01

從面前的理論中得知：

每日的熱量總合
＝蛋白質的克數 ×4 ＋碳水化合物的克數 ×4 ＋脂肪的克數 ×9

例如：麥麥的體重 46 公斤，
每日所需要的熱量為＝ 46×30（輕度工作者）＝ 1380 大卡
每日應吸收蛋白質 46 公克：蛋白質的熱量為 46×4 ＝ 184 大卡
每日應吸收脂肪 30.6 公克：脂肪的熱量為 30.6×9 ＝ 275.4 大卡

麥麥每天都控制攝取的總熱量在 900 ～ 1000 大卡之內，
每天大約減少攝取 480 大卡，
一個月減少攝取＝ 480 大卡 ×30 天＝ 14400 大卡
基本上就可以減掉 2 公斤！

02

營養學中並沒有規定一個人一天應該吃多少碳水化合物，但是有提出建議量，碳水化合物的熱量以不超過總熱量的 50%比較合適。

國民健康署的建議，以一個 60 公斤的成人來說，每天攝取碳水化合物 300 公克就夠了，例如麥麥每天攝取的碳水化合物總量，控制在 50 ～ 100 公克之間，所以很快就能瘦下來。

例如：麥麥一天只攝取熱量 900 大卡，

碳水化合物熱量約為
＝ 900（總熱量）－ 184（蛋白質熱量）－ 275.4（脂肪熱量）
＝ 440（碳水化合物熱量）

440（碳水化合物熱量）÷4（每一公克碳水化合物熱量）
＝ 110（碳水化合物克數）

麥麥每天攝取碳水化合物的總量，不超過 110 公克，所以，多吃低碳水的食物，吃很飽也可以變瘦哦！

十二、【無敵減重飲食法】

低碳水飲食法 + 低醣飲食法 + 低 GI 飲食法 + 低 GL 飲食法

1、碳水化合物是造成現代人腹部肥胖的主要成因

想要消除掉凸出來的肚子，重點就在適量攝取消化吸收速度較慢的碳水化合物，也就是，食用低 GI 的食物。

2、GI 值（升糖指數）和 GL 值（血糖負荷）

GI 值指的是該食物所含碳水化合物被人體消化、吸收的速度，以及其提升的血糖值。GI 值越低，也就是人體消化吸收的速度越慢，有助於控制食慾和減重。但是，除了 GI 值，也要注意進食不可以過量。

GL 值是將 GI 值和一次吃的量合併計算，更適合用來調整飲食。

舉例來說：鳳梨是含糖量很高的食物，但它的水分和纖維也很多，吃幾塊就很有飽足感，所以鳳梨的 GI 值雖高，GL 值卻很低。

如果說 GI 是某食物會提升的血糖值，那 GL 就是考慮實際攝取量後計算出的數值，是用更實際的方式計算食物對血糖造成的影響。

GL 值（血糖負荷），不僅考慮我們吃的食物 GI 值，
還考慮我們吃了多少量的碳水化合物，那這樣要怎麼算呢？

就是用碳水化合物食物的 GI 值，乘以吃了多少量的碳水化合物，再除以 100
例如：米飯的 GI 值是 85，吃了 300 公克（內含 75 公克碳水化合物）
85 × 75 ÷ 100 ＝ 63.75（GL值）

但是，米飯的 GI 值是 85，假如只吃了 100 克米飯（內含 25 公克碳水化合物）
85 × 25 ÷ 100 ＝ 21.25（GL值）

都是米飯，GI 值都一樣，但吃多少對胰島素的影響差別很大，即便我們假設胰島素跟減肥有絕對相關性，主要還是要看食物的 GL 值而非 GI 值。低 GI 的東西吃得多，胰島素照樣高，只有碳水化合物的量都一樣的時候，對比 GI 值才有意義。

碳水不要吃太多，注意 GI 值太高的食物攝取量，就能有效控制 GL 值。這個結論告訴我們，只要飲食攝取的食物正確，吃飽飽，也不會胖。

十三、讓身體自然燃脂的秘密：【酮】

01

人體能量消耗來源主要是碳水化合物分解後的葡萄糖，葡萄糖不夠的狀況下，就會開始消耗脂肪，當身體分解脂肪的時候，同時也會製造出酮體；生酮飲食即是吃微量碳水化合物、額外吃入大量的脂肪，讓能量來源以脂肪為主，當作製造酮體的原料。

簡單說：

生酮飲食就是透過調整食物的內容與比例，

讓我們可以把身體裡面的脂肪當能量來源消耗掉的飲食方式。

02

要穩定待在這種燃脂的酮症狀態，需要肝醣以及胰島素分泌夠低，所以常會有人建議吃 75%脂肪、20%蛋白質、5%醣類，照著這個比例吃一段時間，大多數的人都可以穩定進入酮症。

執行生酮飲食一段時間後，身體會很適應用脂肪來當作能量來源，而體內存留的脂肪就會被燃燒，所以後期不需要吃到那麼多的脂肪，其實也可以穩定的待在酮症裡；肚子容易餓就吃豬五花，容易飽就吃豬里肌，把目標放在吃夠蛋白質上。

【生酮飲食主要營養素比例】

高脂肪
70～90%

+

中等量的
蛋白質
15～20%

+

極低的
碳水化合物
2～5%
小於 40 公克

A、生酮飲食的初期攝取

1	多吃肉、海鮮	不用刻意挑瘦肉吃、反而要挑肥肉。
2	多吃蔬菜	盡量挑選碳水化合物含量少的深綠色蔬菜，至少 300 公克。
3	適量的油	椰子油、奶油、橄欖油。
4	適量的調味料、沾醬	須注意包裝上的成分，碳水化合物和糖都不可以太多。
5	一開始不要吃水果	生酮飲食適應一個月之後，才可以吃少量的藍莓、蔓越莓。
6	少吃五穀根莖、澱粉	避免高醣、高 GI 值食物。
7	少吃乳製品	易引起胰島素分泌，尤其乳糖高的，像是牛奶就不建議食用。
8	少吃堅果類	糖含量不是很高，但容易吃上癮。

B、生酮飲食的 5 個重點步驟

1	戒除含糖飲料	改喝黑咖啡、無糖豆漿、冷泡茶品、檸檬水 → 維持一個月
2	只吃正餐	除正餐之外不吃，戒除一切零食點心。
3	飲食改成全天然食物	去除加工品、丸類、餃類等等的加工品。
4	改變餐食的含醣量	慢慢減少，從晚餐不吃含醣類食物，依序是早餐、午餐。
5	不要吃水果	水果含糖量較高。

總結

生酮飲食 5 步驟原則＋生酮飲食的營養素比例

生酮飲食法的唯一指標

是不是處於營養性酮症裡？是否以脂肪為主要使用能源？

搭配營養性酮症的標準，當血酮值 0.5 以上，不管你怎麼吃，吃什麼，都算是生酮飲食。不過每個人的體質不同，不是每個人都適合用生酮飲食做體重管理，請評估自己身體的狀況，再進行哦！

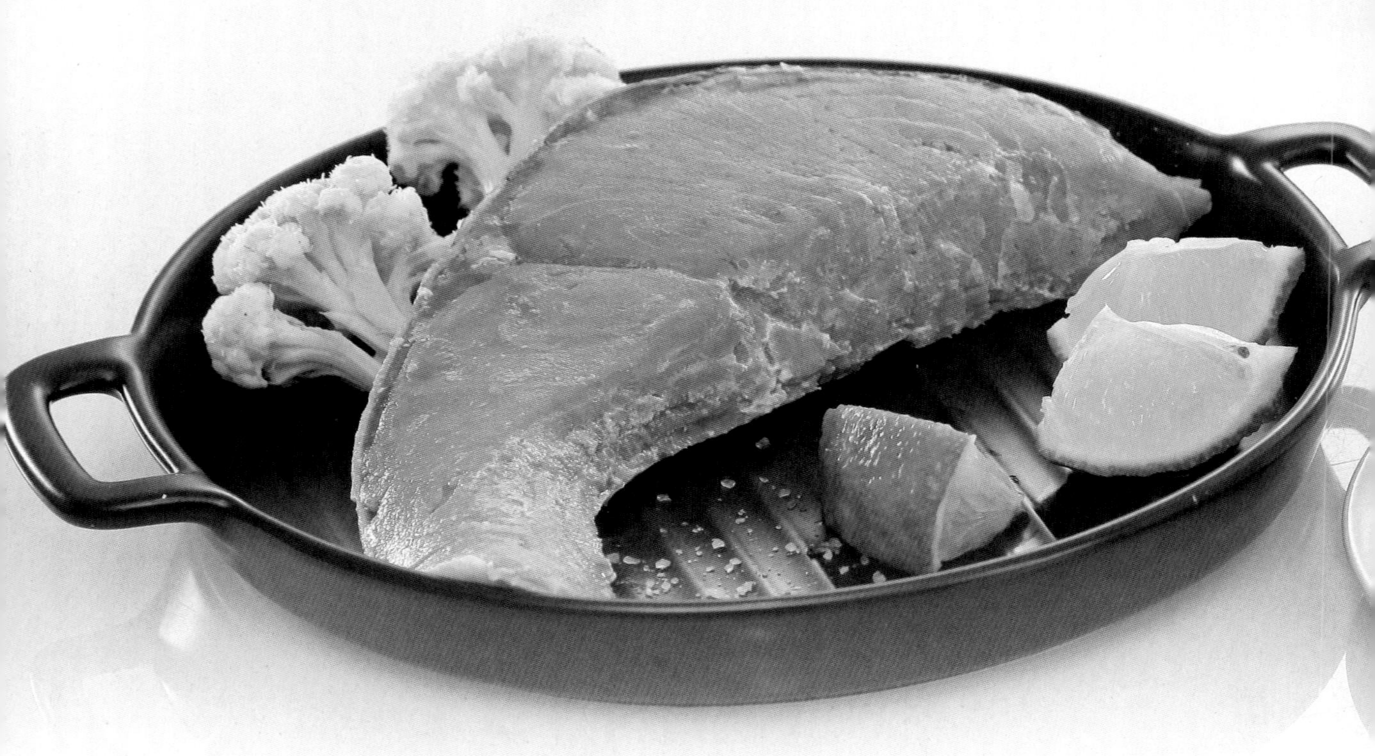

PART TWO

前置作業

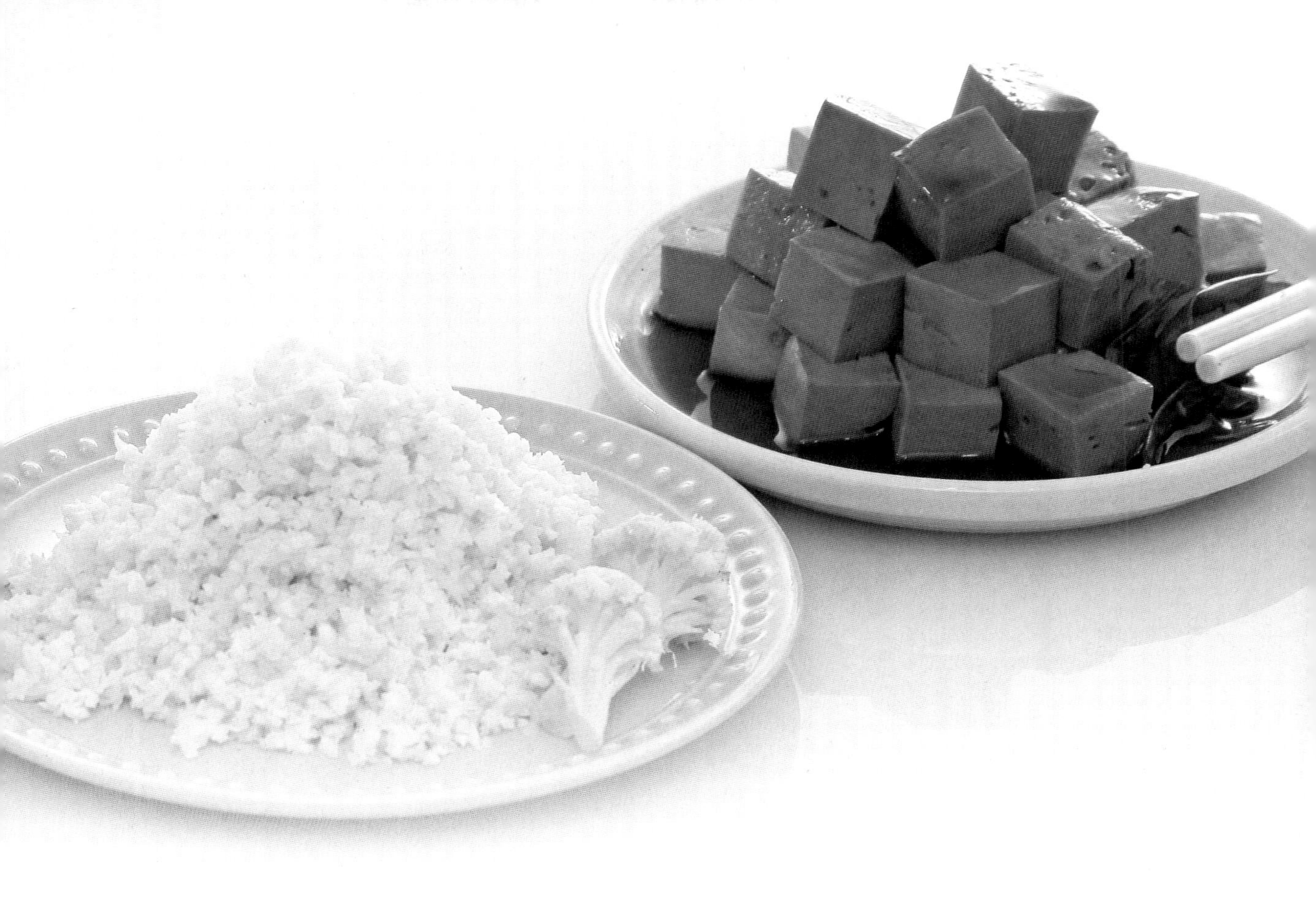

02

選一個悠閒的假日午後
把食材一次準備好
簡簡單單的將常備食材製作出來
放入冷凍可以保存 3 個月
隨時方便取用哦！

滷蛋白

烹飪難度 ★★★★★

蛋白熱量低、蛋白質含量高，可以補充身體所需的蛋白質，又對身體零負擔，絕對是減脂的好食材！有空時滷上一大鍋，放在冰箱保存，隨時都可以拿出來享用，既美味又方便！

每 100 公克

熱量

42.5

蛋白質	10.2
碳水化合物	0.2
糖	0

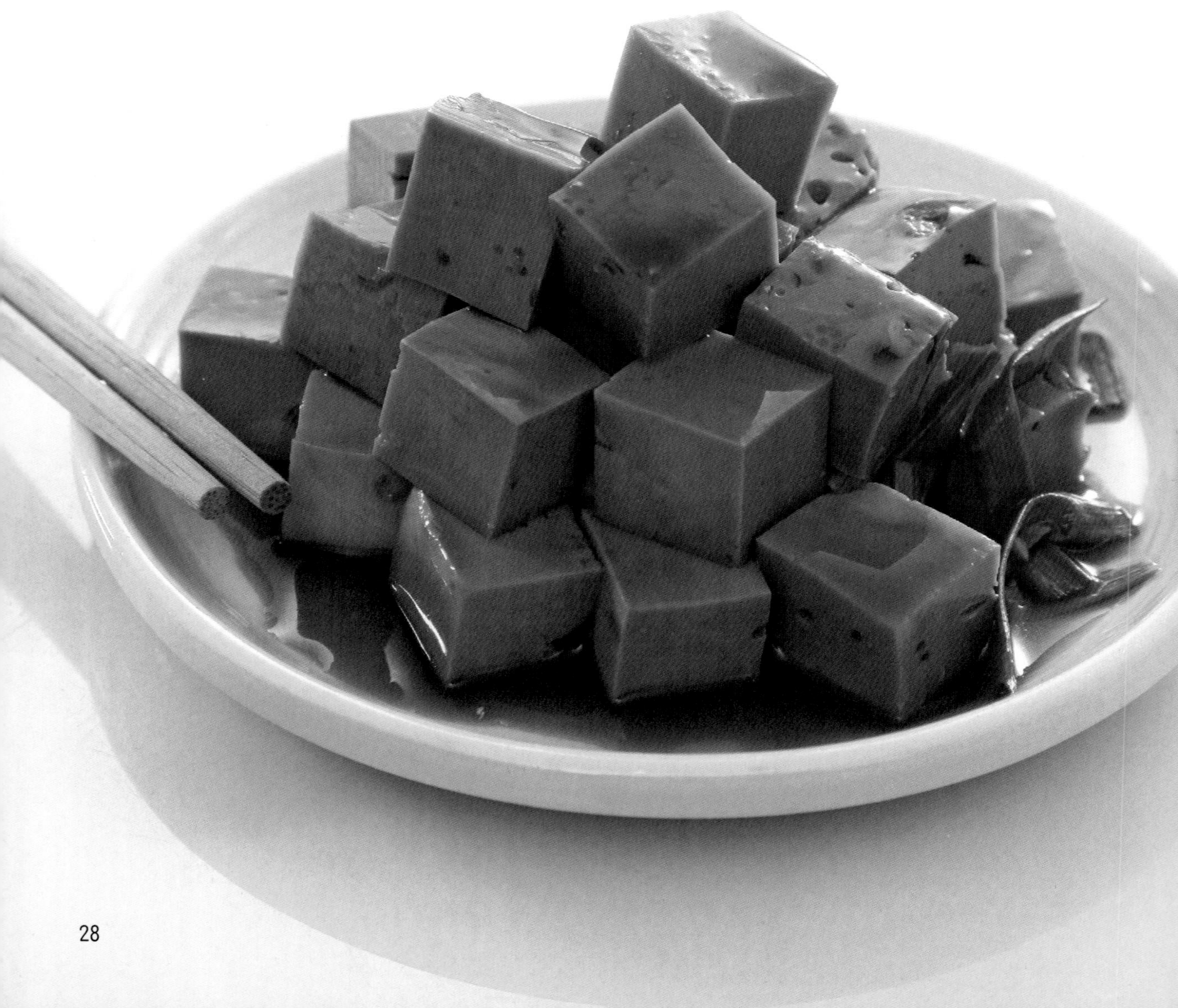

配方

材料（公克 g）	
蛋白（約 10 顆）	300

調味料 A（公克 g）	
薄鹽醬油	70
水	210cc
赤藻醣醇	20

調味料 B（公克 g）	
蔥	1 支
薑	5
蒜頭	5
八角	1 顆
桂皮	1 片

步驟

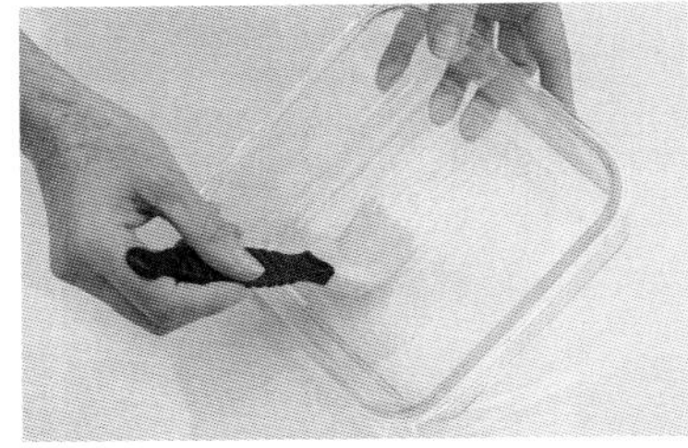

1 容器中塗上橄欖油。

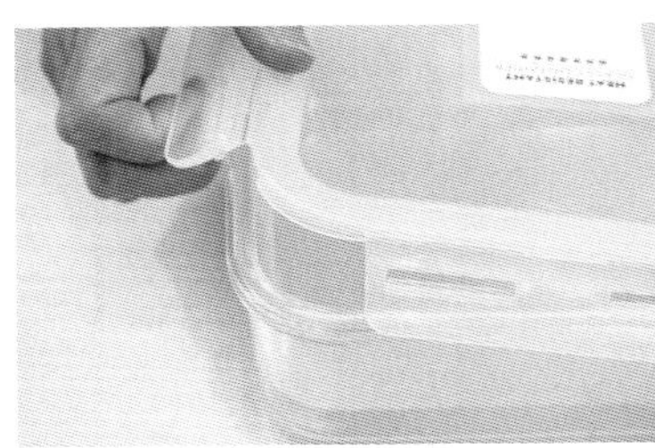

2 倒入蛋白，蓋上蓋子，留一個小縫。

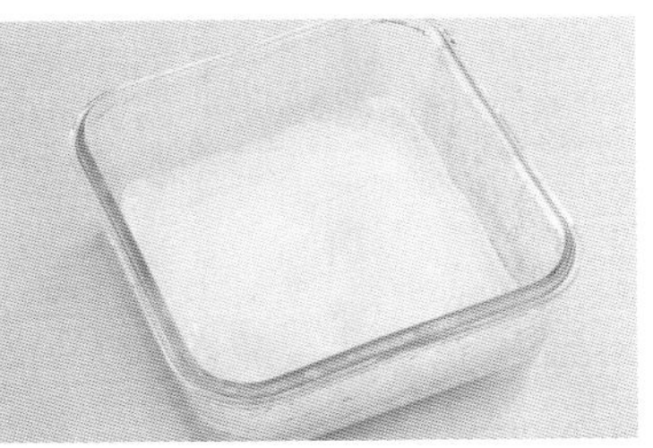

3 放進微波爐裡，強火微波 5 分鐘，燜 1 分鐘。

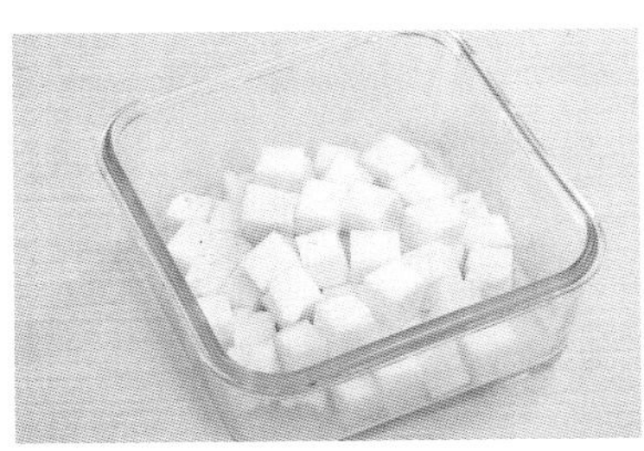

4 凝固全熟的蛋白取出，切方形小塊狀，放入有深度的容器中。

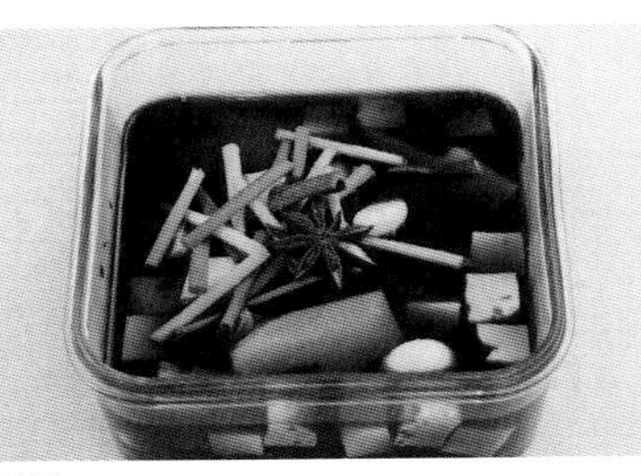

5 加入調味料 A、調味料 B 攪拌均勻，浸泡 2 小時。

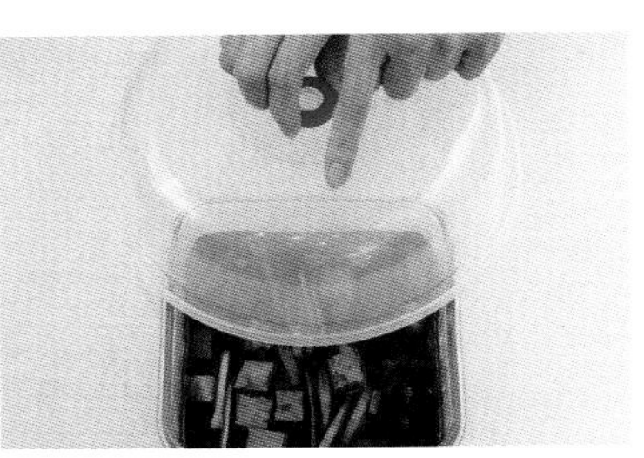

6 蓋上蓋子（要有小孔洞）。

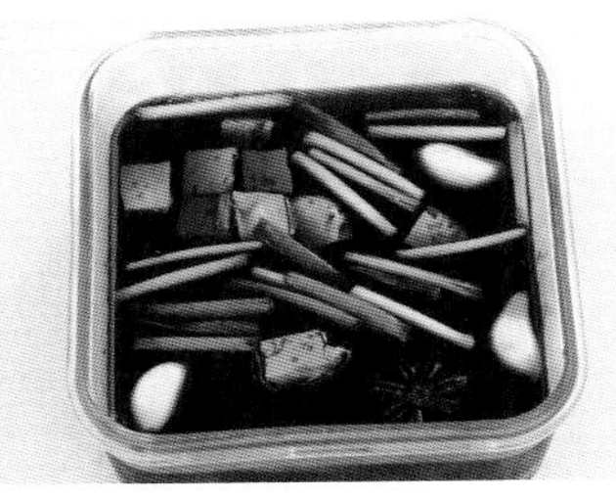

7 放入微波爐中，強火微波 5 分鐘。

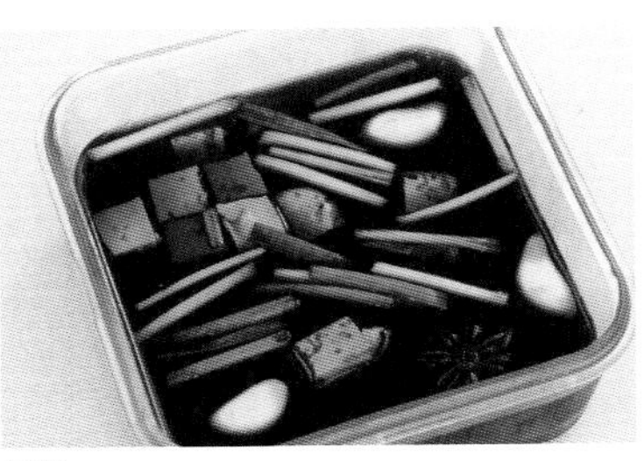

8 取出，放涼，浸泡 1 夜入味。

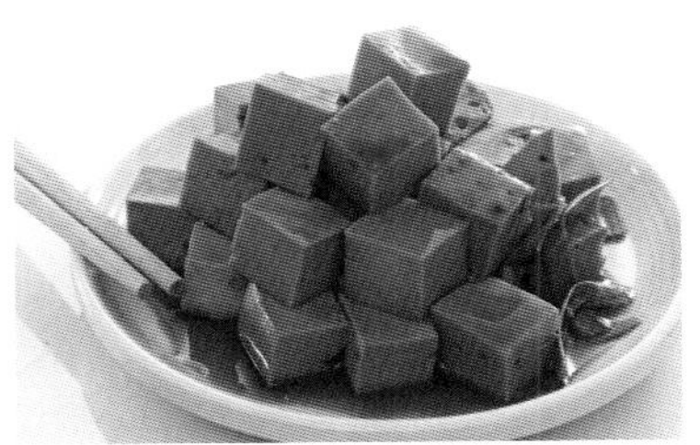

9 完成，放在冰箱保存，隨時可取出食用。

雞蛋

一顆雞蛋裡，有 1/3 是蛋黃、2/3 是蛋白，也就是說，蛋白是蛋黃的 2 倍量。

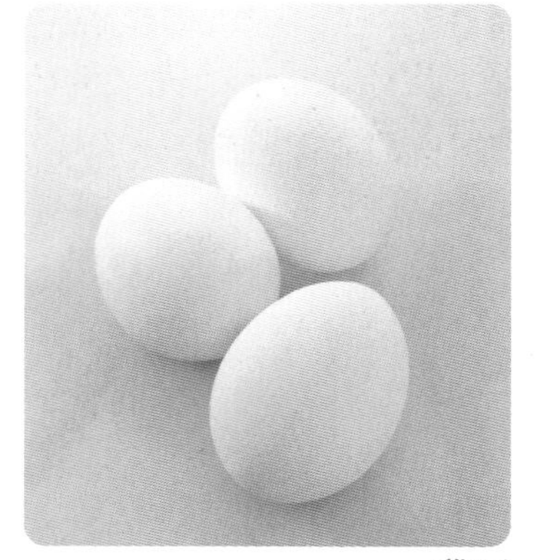

^ 雞蛋

雞蛋的營養非常豐富，蛋白主要提供優質蛋白質，有助修復身體組織、皮膚、頭髮，以及製造荷爾蒙，且蛋白中的蛋白質含量有 10.2%左右，而水分卻有 88%之多，而熱量、脂肪、碳水化合物、糖等含量都很低，是減重瘦身最佳的食物！

不過，要留意的是，因雞蛋蛋白質含量高，若蛋白質攝取過多，會轉化為脂肪儲存在體內，反而會令體重增加。另外，攝取過多蛋白質亦可能讓身體製造過多尿酸，有可能導致痛風及關節痛，因此，在進食雞蛋或其他肉類時，應注意攝取量。

非減重期或飲食控制期，食用雞蛋，建議整顆蛋一起食用：即蛋白蛋黃一起食用，這樣營養更充足哦！

滷蛋白　營養標示		
每一份量	100 公克	
本包裝含	1 份	
	每份	每 100 公克
熱量	42.5 大卡	42.5 大卡
蛋白質	10.2 公克	10.2 公克
脂肪	0.1 公克	0.1 公克
飽和脂肪	0.0 公克	0.0 公克
反式脂肪	0.0 公克	0.0 公克
碳水化合物	0.2 公克	0.2 公克
糖	0.0 公克	0.0 公克
鈉	153 毫克	153 毫克

舒肥 嫩里肌、松阪豬、伊比利豬

烹飪難度 ★★★★★

依體重算好每天需要吃多少的蛋白質，換算成肉類重量，分切好、真空、舒肥，完成後放在冷凍裡可保存 3 個月，退冰後只要微波 1 分鐘即可食用，是非常方便常備肉品！

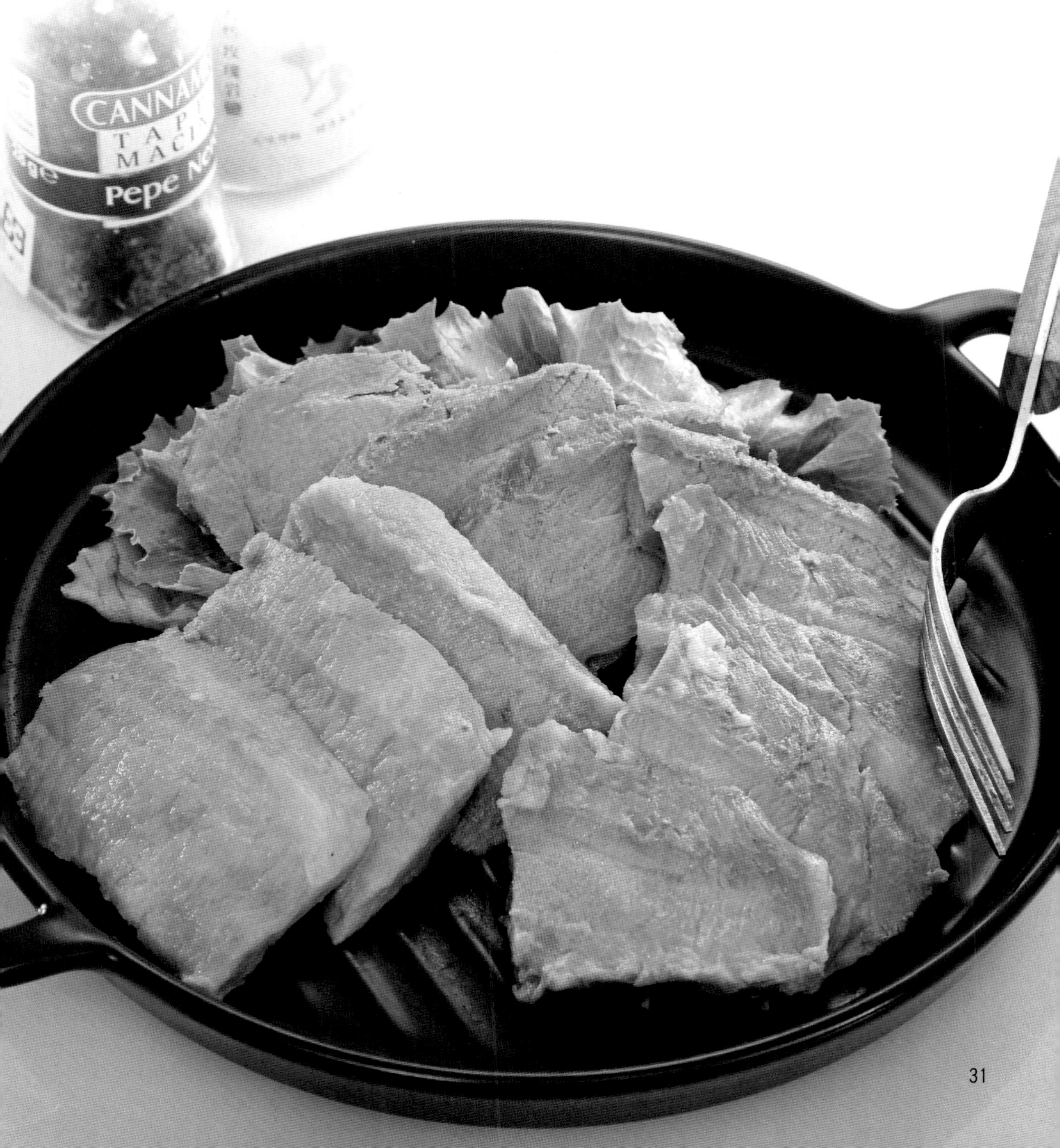

配方

材料（公克 g）	
豬里肌	200
伊比利豬	200
松阪豬	200

調味料（公克 g）	
玫瑰鹽	少許
黑胡椒	少許

步驟

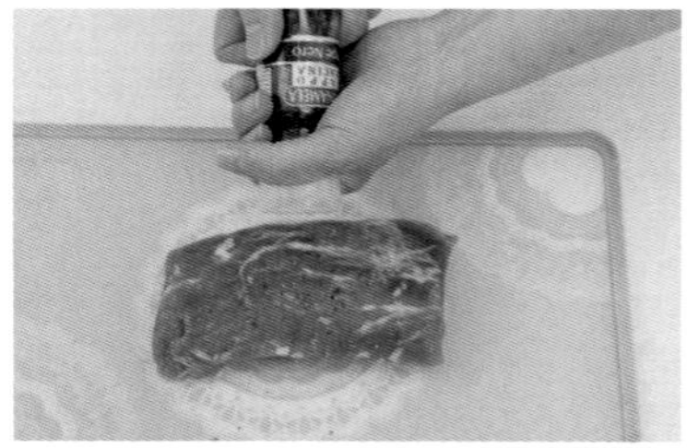

1 肉類表面撒上玫瑰鹽、黑胡椒，抹勻，醃30分。

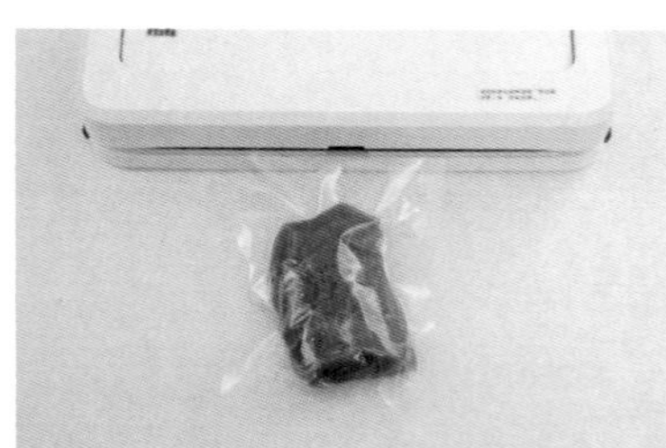

2 裝入袋中，真空。

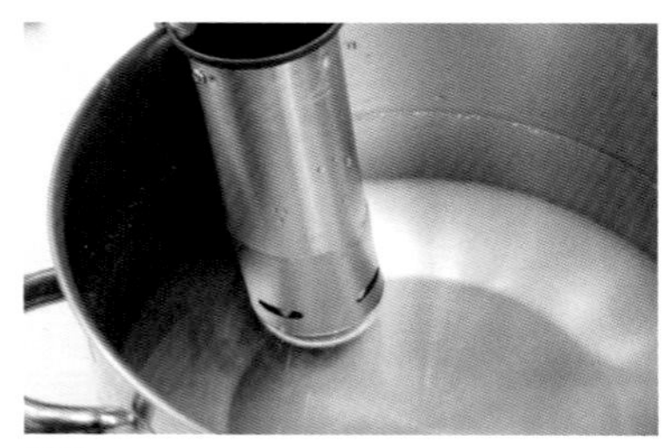

3 取一個深鍋，放入舒肥棒，加水至低水位。

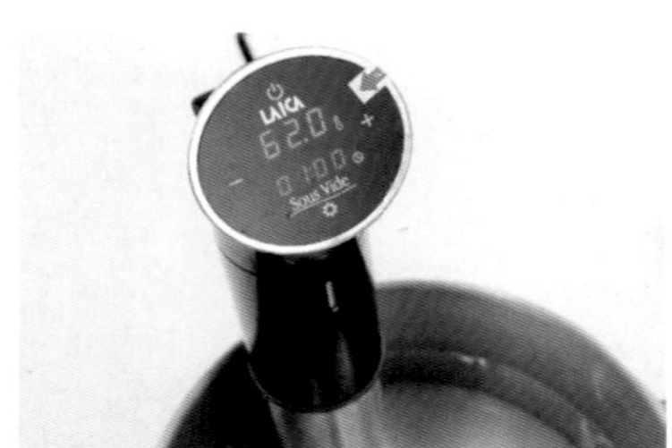

4 舒肥棒設定 62 度。

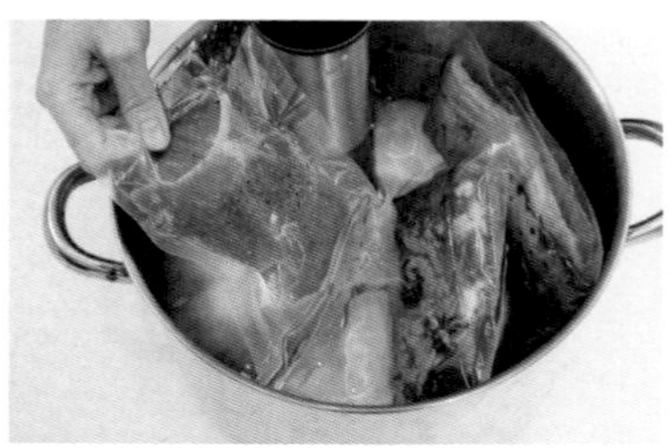

5 溫度到了，放入真空好的肉。

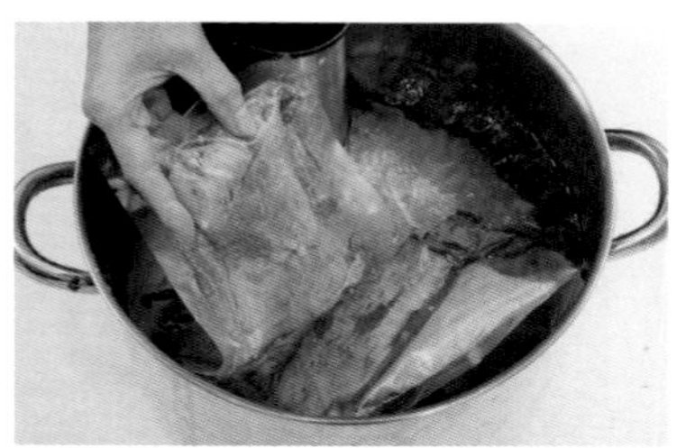

6 舒肥 60 分鐘。

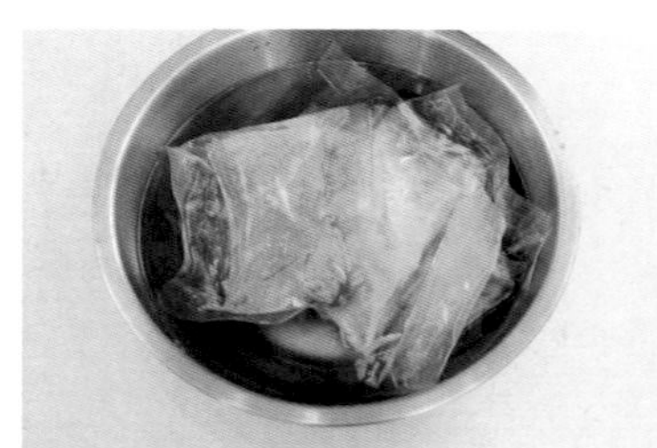

7 時間到，將肉從深鍋中取出，放入冷水中放涼。

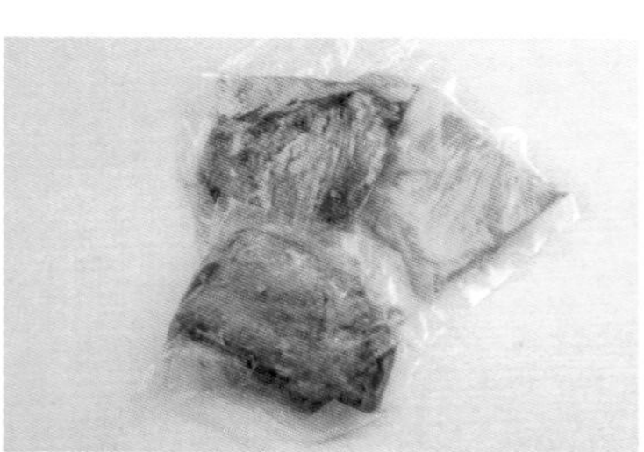

8 放涼的肉品，放入冷凍中，可保存 3 個月。

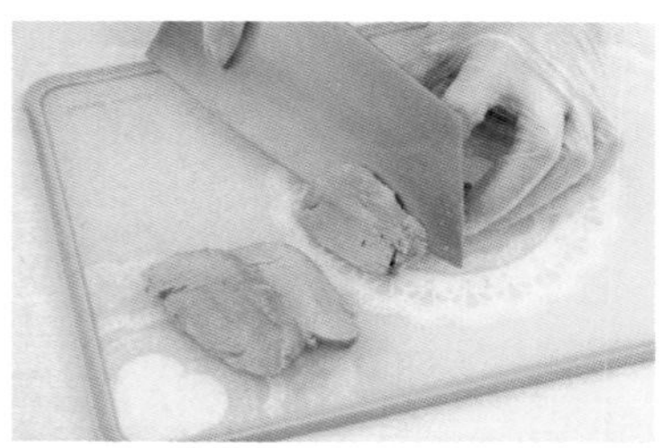

9 退冰後，切片，放入微波爐，蓋蓋子，強火加熱 1 分鐘，即可食用。

舒肥法說明

舒肥法（Sous Vide）源於法文 Cuisine Sousvide
指的是真空低溫烹調，由於唸起來像「舒肥」
在台灣使用這音譯詞指作「低溫烹調」的料理手法

Sous Vide 字面的意思是「真空狀態」，意思是烹調前，先將食材裝在密封袋裡，使用真空機將裡面的空氣排除，讓食材真空狀態並且立即密封，接著將真空包裝的食材，利用精確的溫度控制和循環，在穩定的低溫加熱下長時間烹煮，以達到殺菌和讓蛋白質變性，和傳統的高溫蒸、烤、炒有很大的不同。

使用低溫烹煮的舒肥法烹調出來的食材，有許多優點：

①食材真空，隔絕氧氣，保有食材的新鮮度，減少細菌孳生，並且可以延長食物的保存期限。

②舒肥烹調的溫度低於沸點，可以鎖住食材的營養和水分，利用精準控制加熱的溫度和時間，食物可以呈現出最佳口感。

③烹調不破壞食材質地，維持食材的原汁原味，操作簡單，失敗率低。

④舒肥完成的食物熟度均勻，口感和嫩度超棒，尤其是大塊的肉類食材，不會有外熟內生、也不會有過老、過熟、太硬的狀況。

⑤無油煙料理，烹調過程不用一直站在旁邊看著爐火，輕鬆烹調。

⑥舒肥棒、舒肥機的耗電量很低，節能減碳。

⑦可以一次多準備一些肉品舒肥，完成後如果沒有馬上食用，放入冰箱冷凍庫，可保存三個月以上。或是冷藏保存，可保存一星期以上。食用前，真空包裝可以直接微波加熱，節省料理時間，方便快速。

豬里肌

豬里肌的油脂含量較少，口感極佳而且含有豐富的蛋白質。低溫舒肥的里肌肉，吃起來更軟嫩、順口。

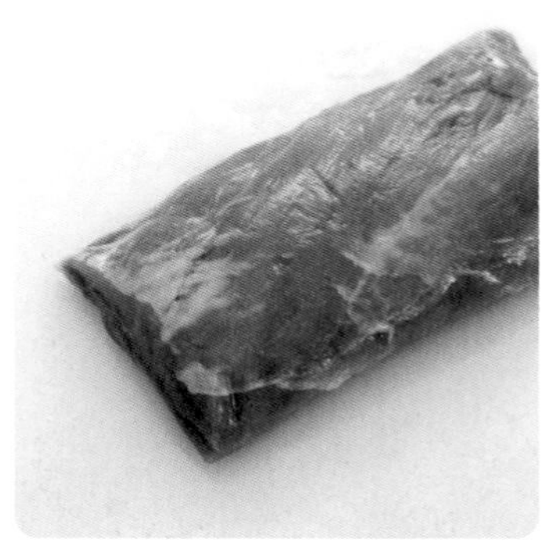

^ 豬里肌

豬里肌　營養標示		
每一份量	100 公克	
本包裝含	1 份	
	每份	每 100 公克
熱量	112.6 大卡	112.6 大卡
蛋白質	19.6 公克	19.6 公克
脂肪	3.8 公克	3.8 公克
飽和脂肪	1.6 公克	1.6 公克
反式脂肪	0.0 公克	0.0 公克
碳水化合物	0.0 公克	0.0 公克
糖	0.0 公克	0.0 公克
鈉	41 毫克	41 毫克

松阪豬

松阪豬名稱源自松阪牛，松阪牛是日本知名品牌，和神戶牛、近江牛並稱為日本三大和牛。取名叫松阪豬，是為了顯示「我們和松阪牛一樣好吃」，但松阪豬指的是豬部位的名稱，松阪牛指的則是品牌。

松阪豬是頂級肉品的代表，是豬頰與下巴連結的地方，是整頭豬最珍貴的地方，一隻豬只能取 2 塊、大約 500 到 600 克、數量稀少，吃起來有脆脆的口感。這個部位的肉因為被油脂包覆著，取用時必須小心的修掉油脂才能取出來，非常費工，所以又稱黃金六兩肉。

松阪豬　營養標示		
每一份量	100 公克	
本包裝含	1 份	
	每份	每 100 公克
熱量	182.7 大卡	182.7 大卡
蛋白質	17.5 公克	17.5 公克
脂肪	11.9 公克	11.9 公克
飽和脂肪	4.2 公克	4.2 公克
反式脂肪	0.0 公克	0.0 公克
碳水化合物	1.4 公克	1.4 公克
糖	0.0 公克	0.0 公克
鈉	65 毫克	65 毫克

伊比利豬

伊比利豬：有「世界上最好吃的豬肉」美稱，是西班牙國寶級的肉品。伊比利豬生長於西班牙南部及西南部，因為地中海的氣候和特殊的飼養方式，使伊比利豬生長成為最尊貴的品種。嚴格來說，基因純度要達75%以上，才稱得上是「伊比利豬」。

伊比利豬從小被放養在野外，以食用野草、香草和橄欖維生。肥育期間大量食用橡實，在體內消化吸收後，經過檢驗證實，伊比利豬的脂肪成份，多含有與橄欖油類似的不飽和脂肪酸，所以，伊比利豬又被稱為「會走路的橄欖樹」。

一般豬肉的脂肪，通常分佈在瘦肉的上方，伊比利豬與其他品種豬肉不同的地方，就在於他的肉裡，擁有像大理石紋路一樣美麗的油花，肉裡蘊藏著橡樹果實的芳香，加熱烹調後，肉香四溢，口感與頂級和牛相似哦。由於養成耗時、成本高，台灣進口的伊比利豬，以生鮮肉品來說，比一般台灣豬肉價格大約貴上五至六倍。由此就可看出伊比利豬不凡的身價。

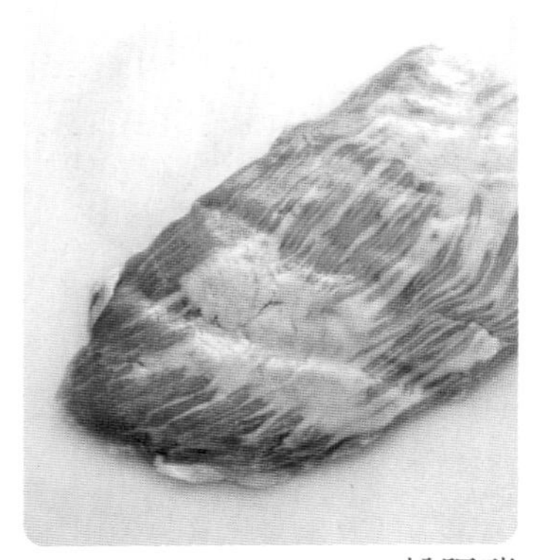

^ 松阪豬

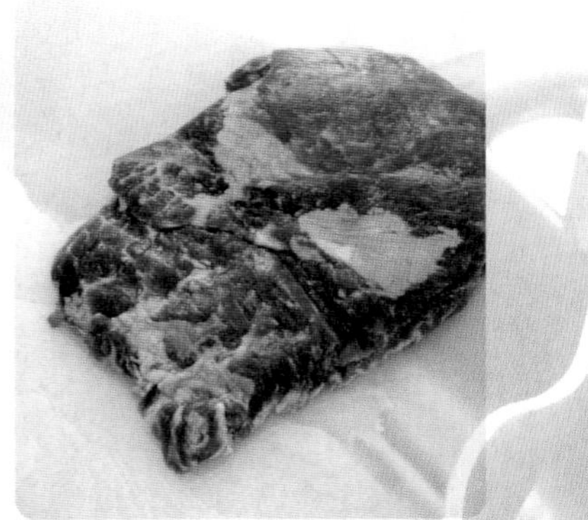

^ 伊比利豬

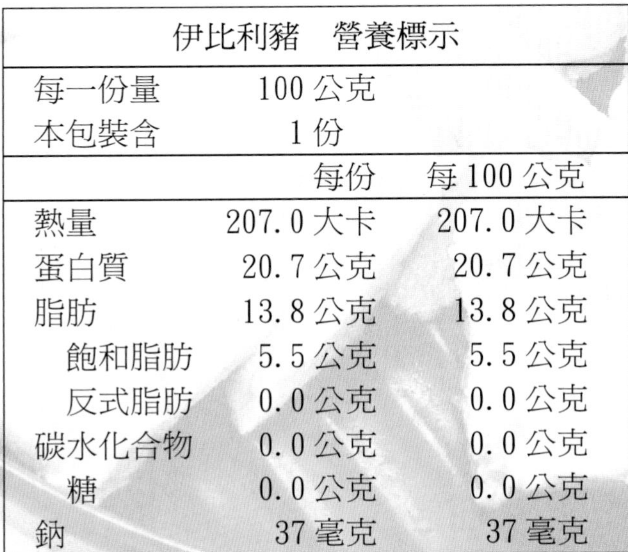

伊比利豬　營養標示		
每一份量	100 公克	
本包裝含	1 份	
	每份	每 100 公克
熱量	207.0 大卡	207.0 大卡
蛋白質	20.7 公克	20.7 公克
脂肪	13.8 公克	13.8 公克
飽和脂肪	5.5 公克	5.5 公克
反式脂肪	0.0 公克	0.0 公克
碳水化合物	0.0 公克	0.0 公克
糖	0.0 公克	0.0 公克
鈉	37 毫克	37 毫克

舒肥嫩雞胸

烹飪難度 ★★★★★

雞胸肉的熱量及脂肪量，比其他的肉類低，蛋白質含量高，是增肌減脂的好肉品。低溫舒肥後的雞胸肉，口感柔嫩多汁，可以單吃，或是搭配生菜做成溫沙拉，絕對美味哦！

每 100 公克

熱　量

97.7

蛋　白　質	：	22.4
碳水化合物	：	0
糖	：	0

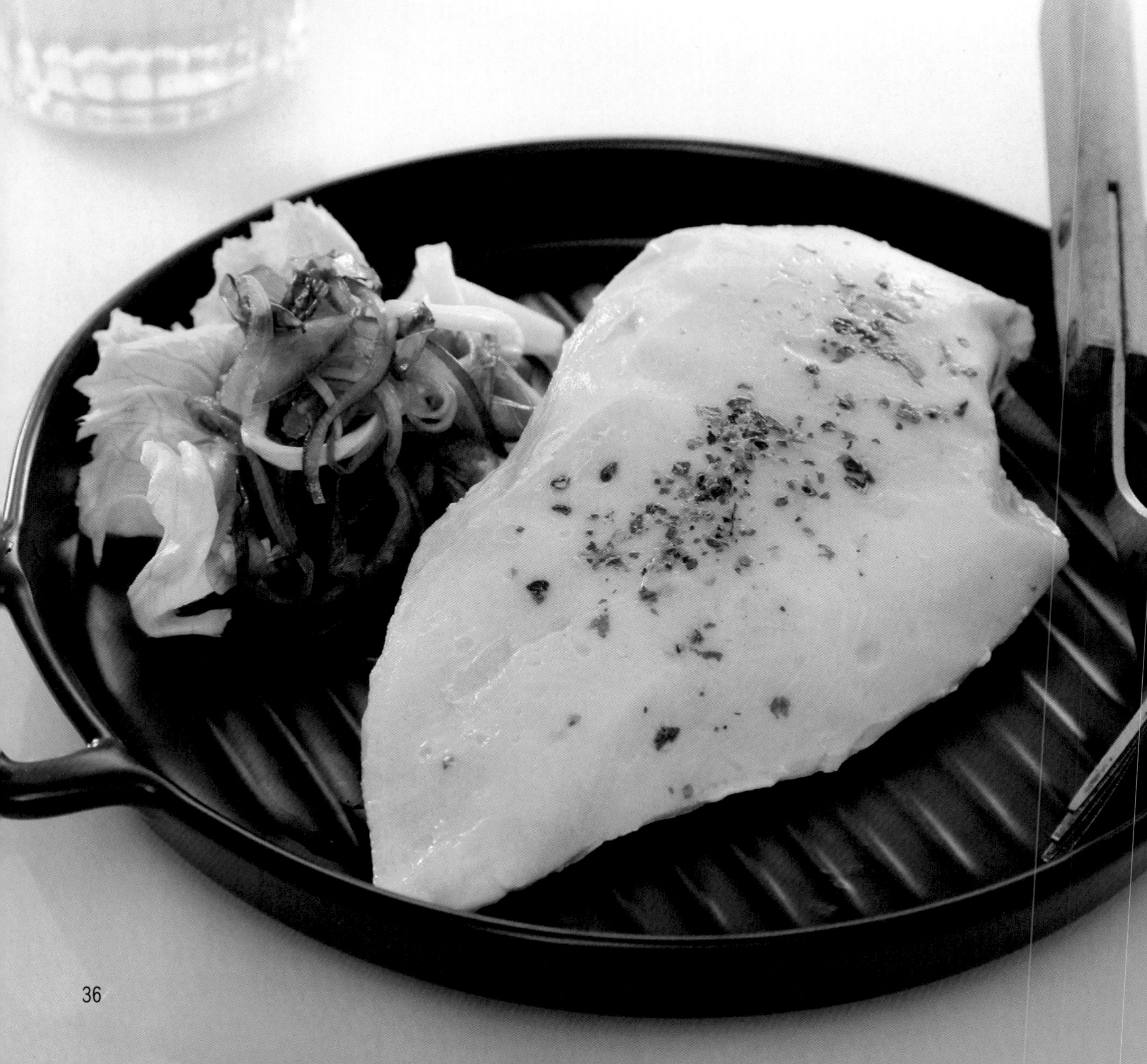

配方

材料（公克 g）		調味料（公克 g）	
雞胸肉	200	玫瑰鹽	少許
		義式香料	少許

步驟

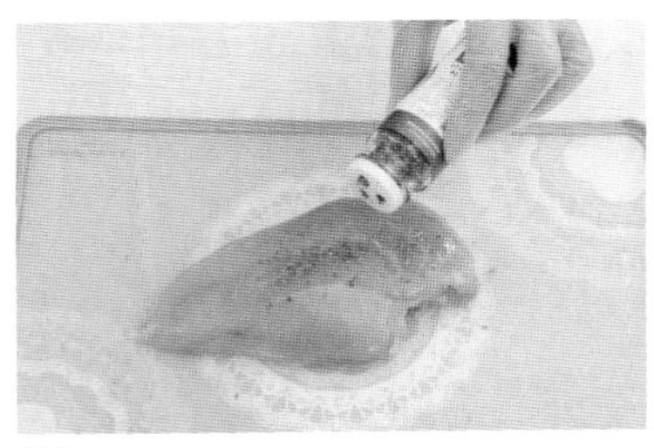

1 雞胸肉表面撒上玫瑰鹽、義式香料，抹勻，醃 30 分鐘。

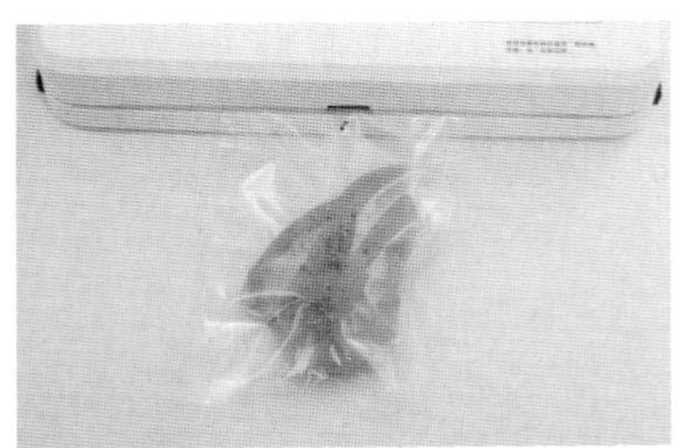

2 裝入袋中，真空。

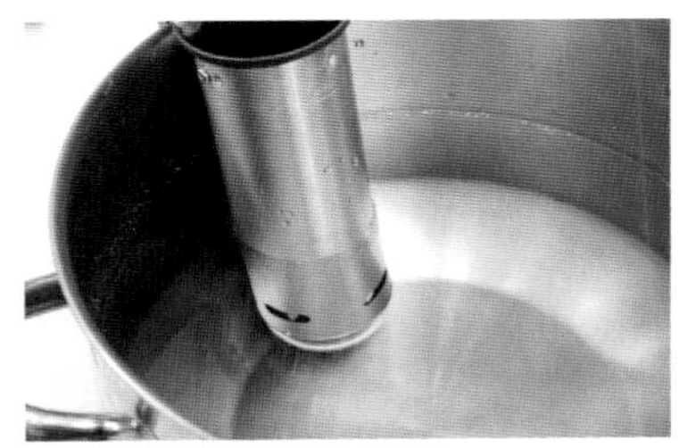

3 取一個深鍋，放入舒肥棒，加水至低水位。

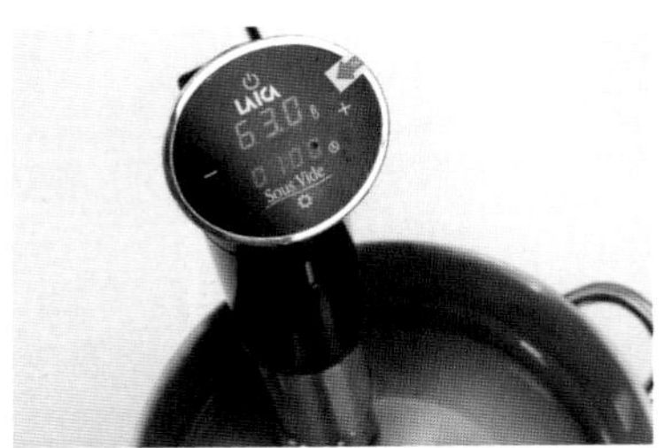

4 舒肥棒設定 63 度。

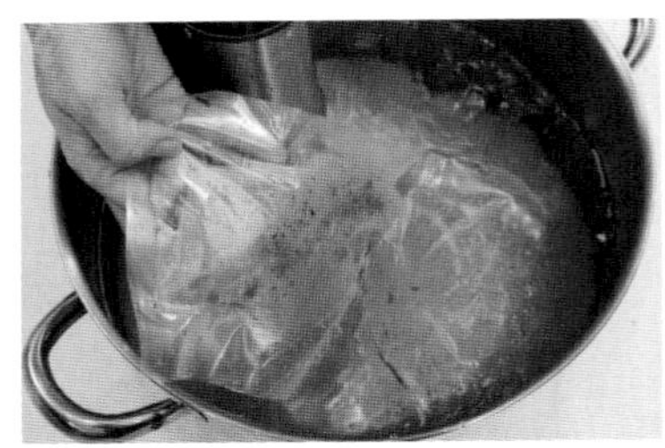

5 溫度到了，放入真空好的雞胸肉。

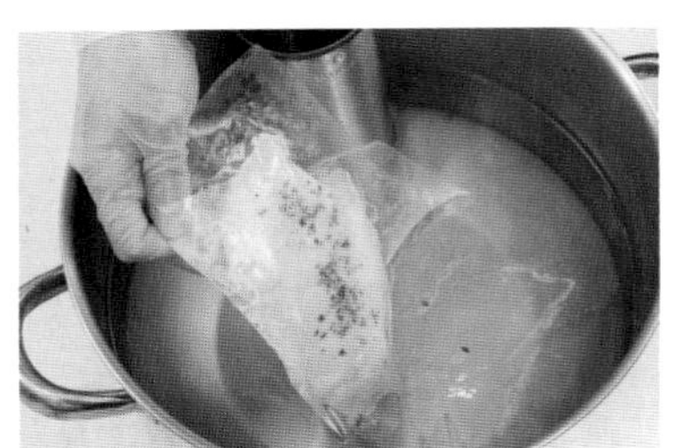

6 舒肥 60 分鐘。

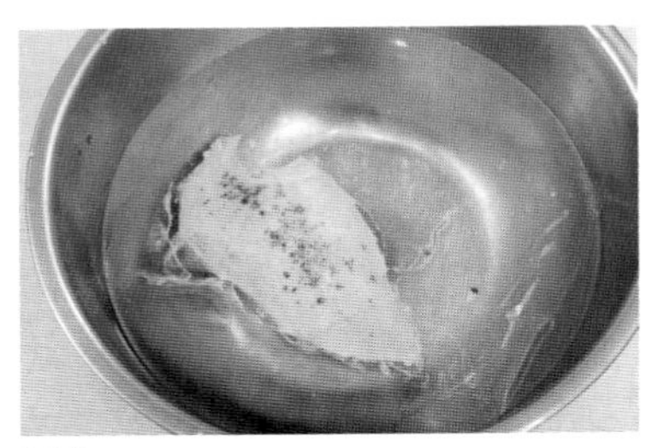

7 時間到，將雞胸肉從深鍋中取出，放入冷水中放涼。

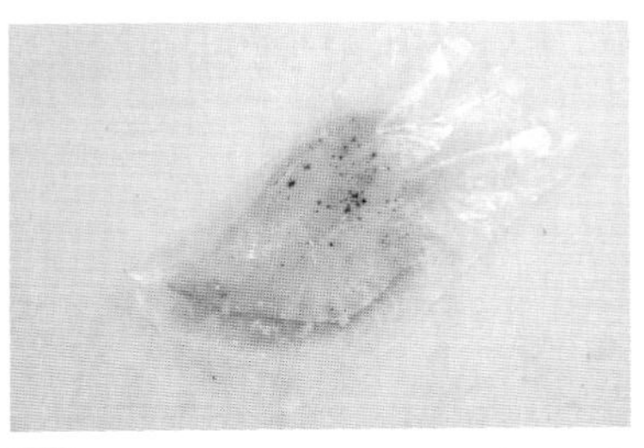

8 放涼的雞胸肉，放入冷凍中，可保存 3 個月。

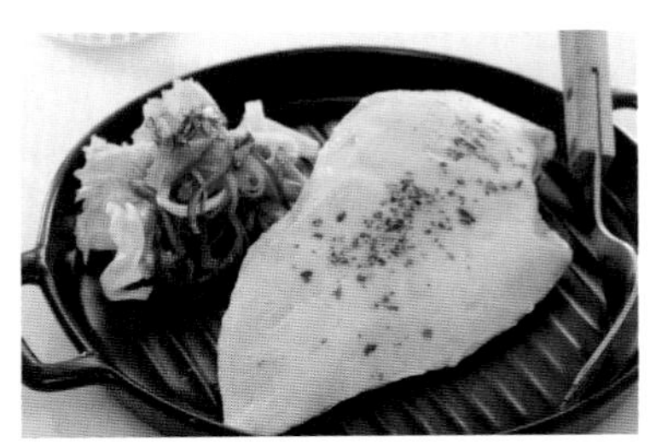

9 完成。

雞胸肉

雞胸肉中的熱量以及脂肪含量比較低，適量食用不需要擔心發胖，對減肥具有一定促進作用，其次雞胸肉中含有豐富的營養價值，可以為減肥中的人，提高日常所需的能量，維持身體的營養平衡。

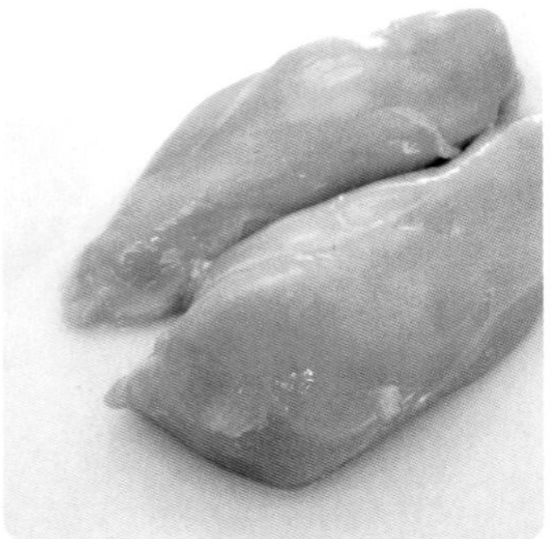

^ 雞胸肉

雞胸肉　營養標示		
每一份量	100 公克	
本包裝含	1 份	
	每份	每 100 公克
熱量	97.7 大卡	97.7 大卡
蛋白質	22.4 公克	22.4 公克
脂肪	0.9 公克	0.9 公克
飽和脂肪	0.3 公克	0.3 公克
反式脂肪	0.0 公克	0.0 公克
碳水化合物	0.0 公克	0.0 公克
糖	0.0 公克	0.0 公克
鈉	49 毫克	49 毫克

舒肥嫩菲力

烹飪難度 ★★★★★

牛肉是一種非常營養的肉品，含有多種適合人體吸收的營養元素，且多食用牛肉，也有增肌減脂的功效哦！

每 100 公克

熱 量

179.1

蛋白質	20.6
碳水化合物	0.1
糖	0

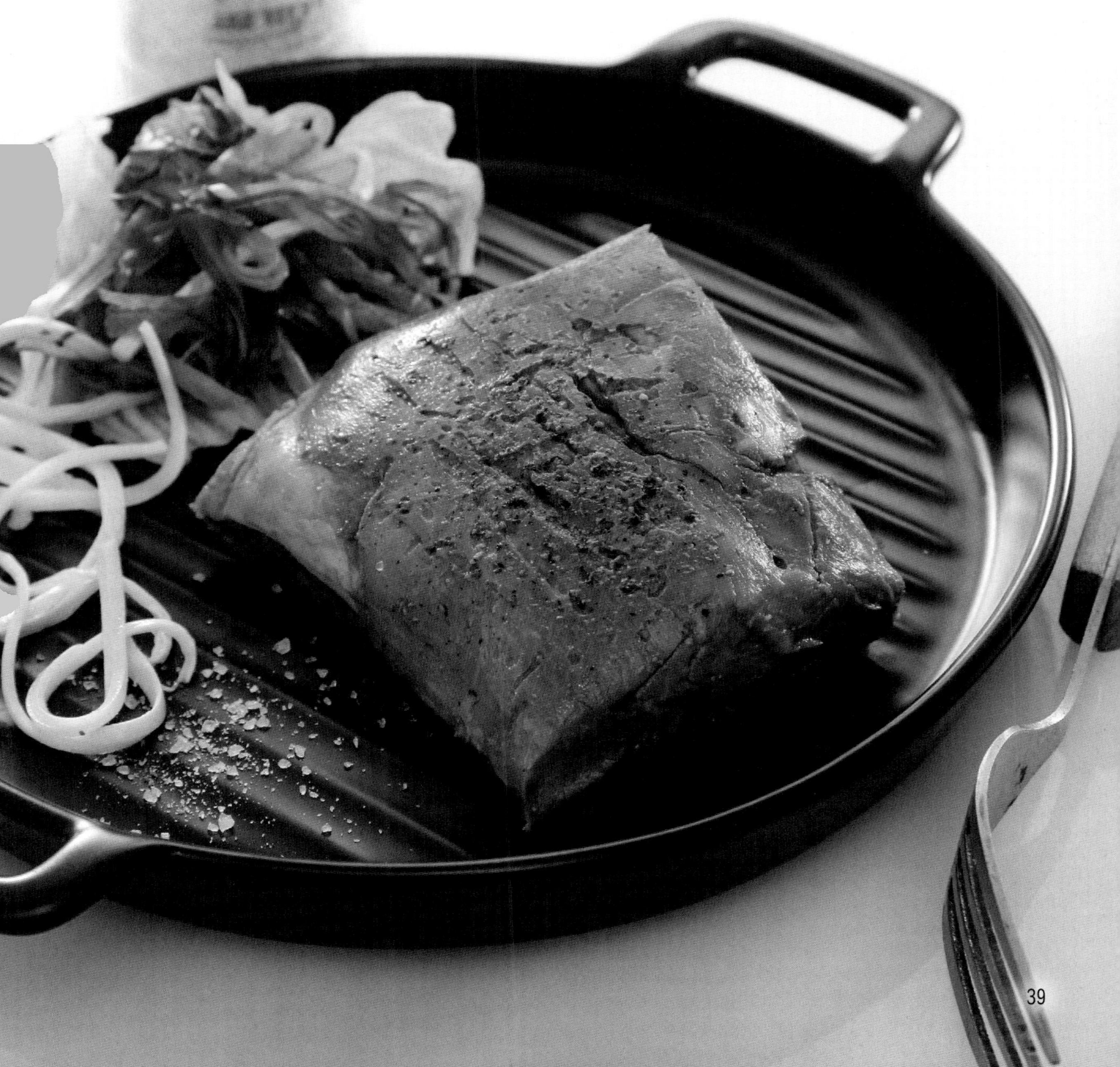

配方

材料（公克 g）	
菲力牛肉	200

調味料（公克 g）	
玫瑰鹽	少許
黑胡椒	少許

步驟

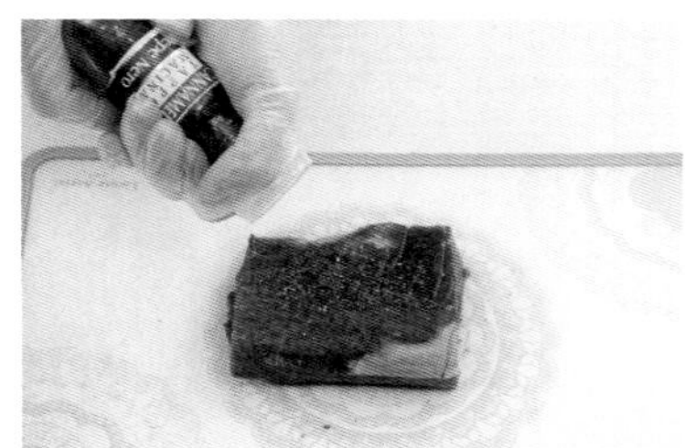

1 菲力牛肉表面撒上玫瑰鹽、黑胡椒，抹勻，醃 30 分鐘。

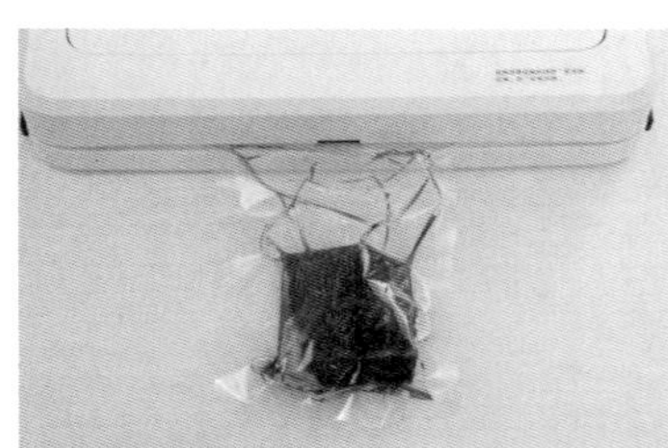

2 裝入袋中，真空。

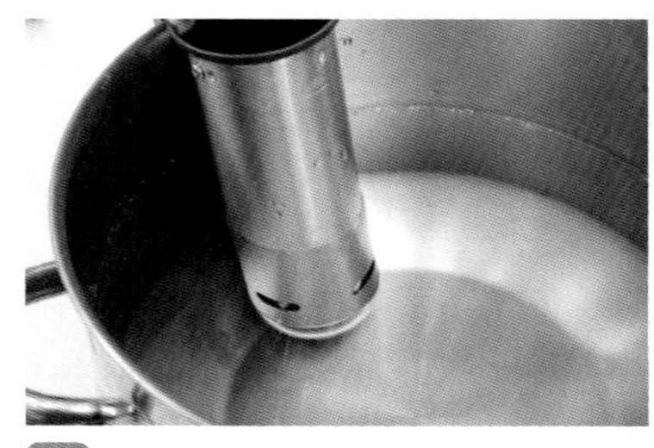

3 取一個深鍋，放入舒肥棒，加水至低水位。

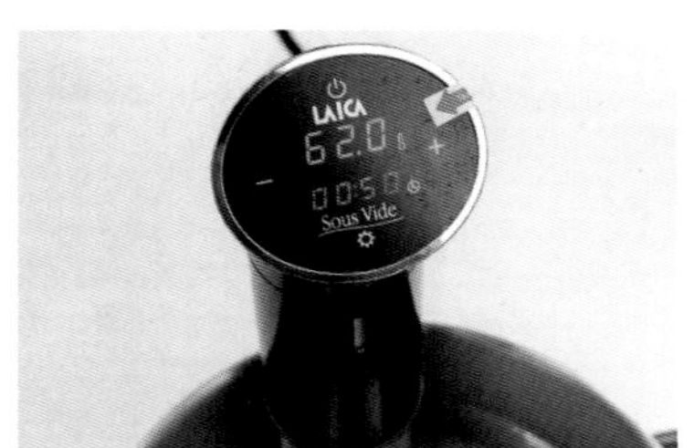

4 舒肥棒設定 62 度。

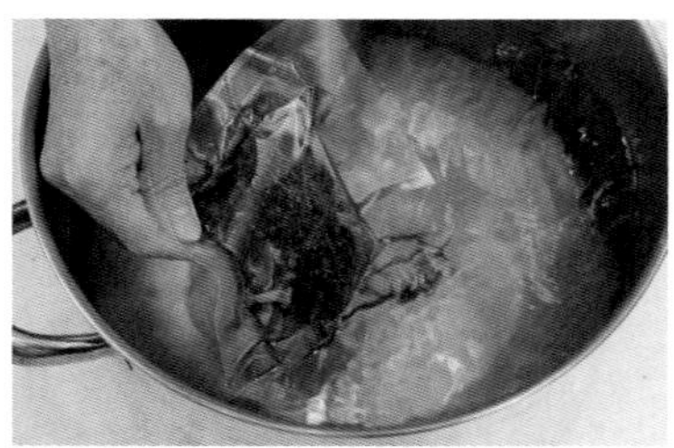

5 溫度到了，放入真空好的菲力牛肉。

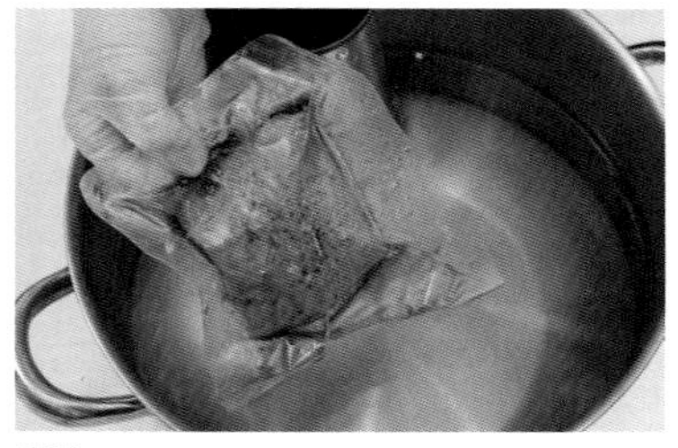

6 舒肥 40 分鐘。

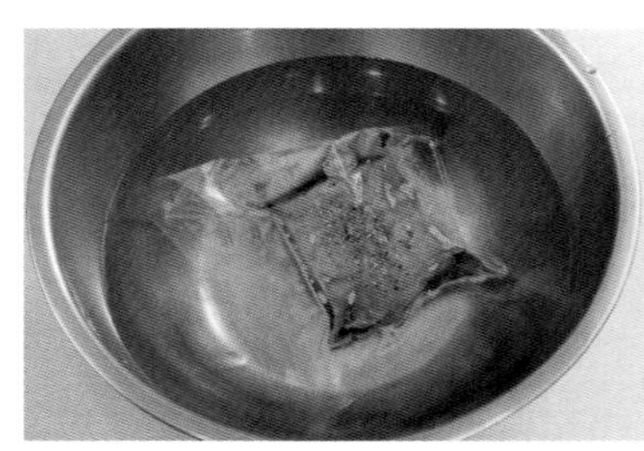

7 時間到，將菲力牛肉從深鍋中取出，放入冷水中放涼。

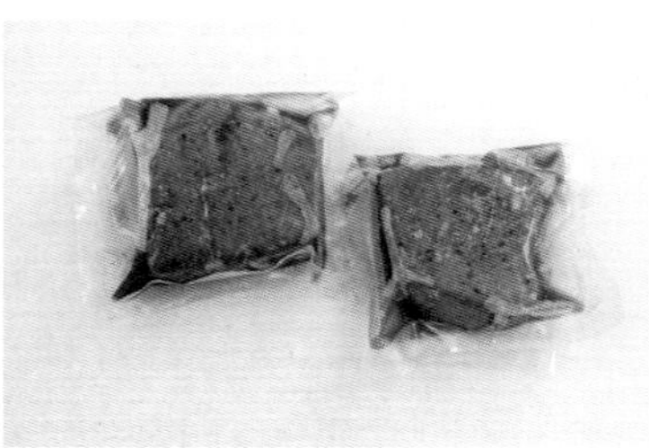

8 放涼的菲力牛肉，放入冷凍中，可保存 3 個月。

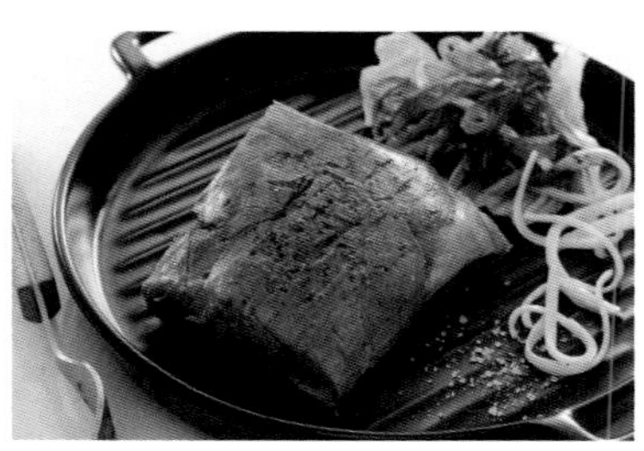

9 完成。

菲力牛肉

牛肉的營養非常豐富，蛋白質含量很高，裡面的胺基酸適合人體的需求，而且含有很多的礦物質，有鈣、鐵、硒、鉀、磷、A、B、胺基酸等。尤其鐵元素的含量，與其他肉品相比，高出很多，裡面有人體容易吸收的動物性血紅蛋白鐵，對人體的生長及發育有很大的幫助。

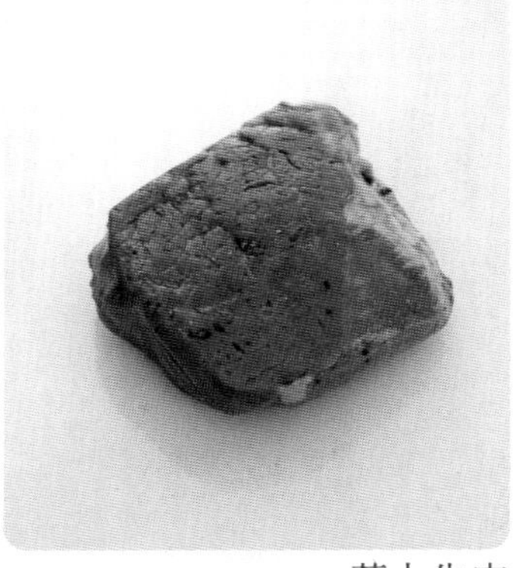

^ 菲力牛肉

菲力指的是 Filet Mignon 牛的里脊肉（也就是腰內肉），這個部位的運動量最少，所以是牛身上最嫩的部位，油花也較少，所以相較起其他部位的牛肉，熱量較低一些。

因為油花較少的關係，一般煎的烹調方式，很容易煎的太老，不好嚼。用舒肥的方式烹調，低溫熟成，嫩度剛剛好，非常美味。

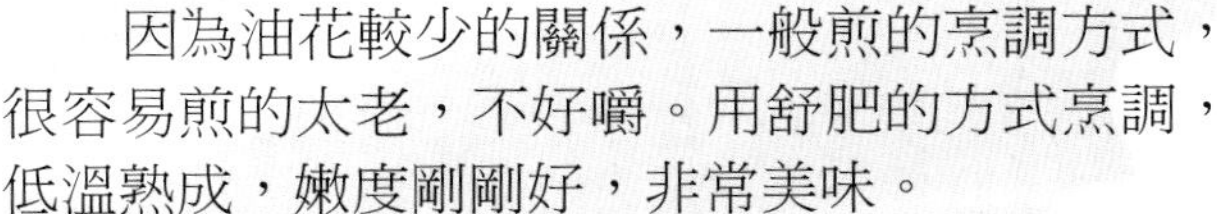

菲力牛肉　營養標示		
每一份量	100 公克	
本包裝含	1 份	
	每份	每 100 公克
熱量	179.1 大卡	179.1 大卡
蛋白質	20.6 公克	20.6 公克
脂肪	10.7 公克	10.7 公克
飽和脂肪	4.9 公克	4.9 公克
反式脂肪	0.0 公克	0.0 公克
碳水化合物	0.1 公克	0.1 公克
糖	0.0 公克	0.0 公克
鈉	47 毫克	47 毫克

舒肥鮭魚

烹飪難度 ★★★★★

鮭魚含有豐富的蛋白質、Omega-3 脂肪酸、鈣、鐵、維生素 B 群、維生素 D、維生素 E 等豐富的營養素，被譽為魚中至尊。

每 100 公克

熱　量

168.3

蛋白質	：	20.7
碳水化合物	：	0
糖	：	0

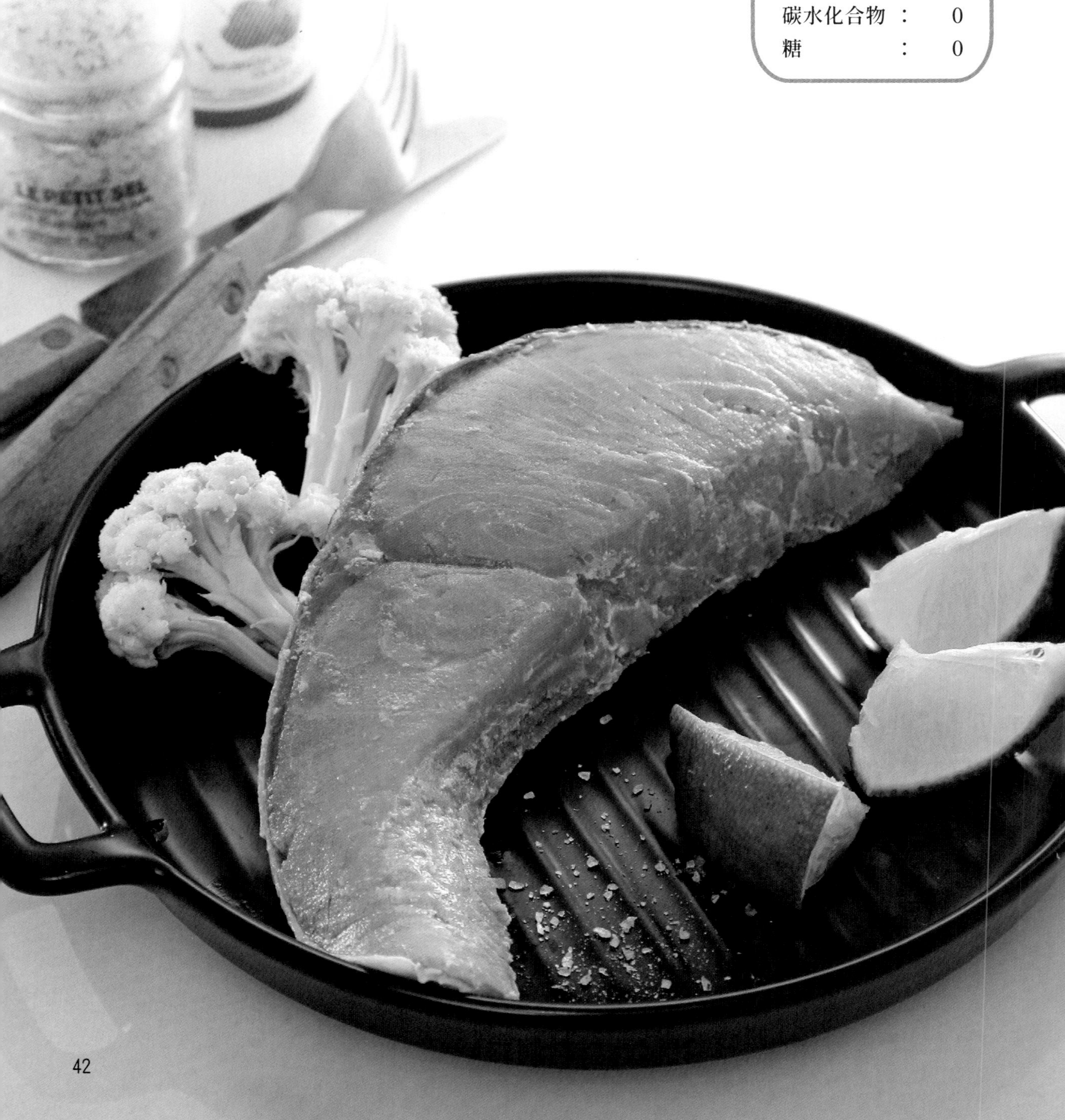

配方

材料（公克 g）	
鮭魚	1 片

步驟

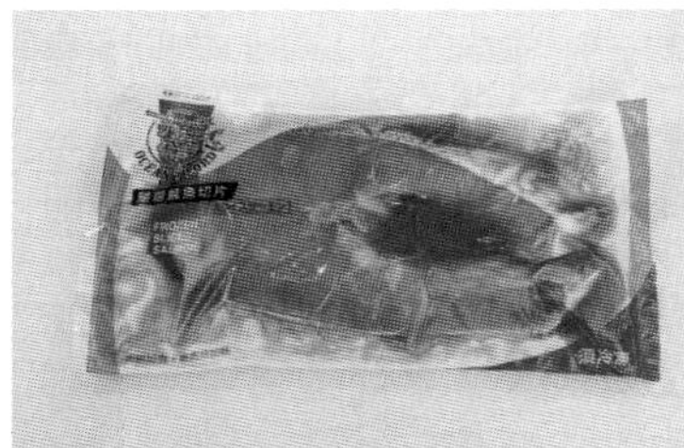

1 購買已經真空好的鮭魚（或可以買沒真空的自己做真空）。

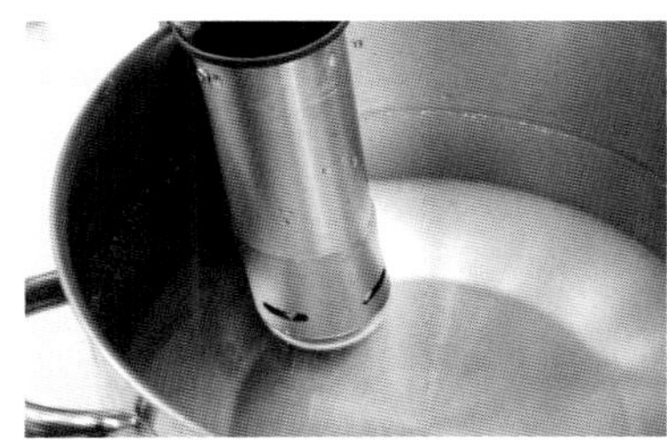

2 取一個深鍋，放入舒肥棒，加水至低水位。

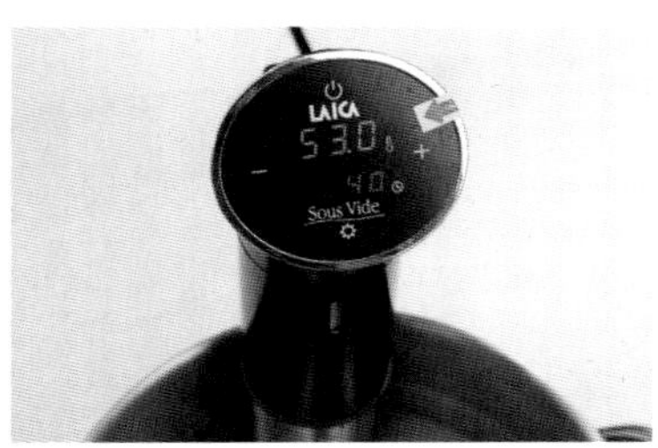

3 舒肥棒設定 53 度。

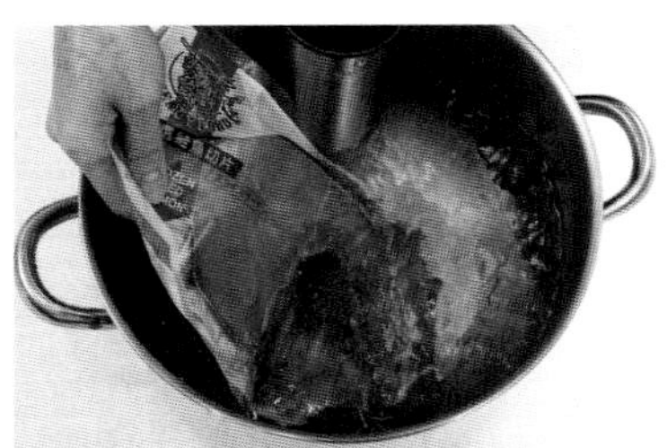

4 溫度到了，放入真空好的鮭魚。

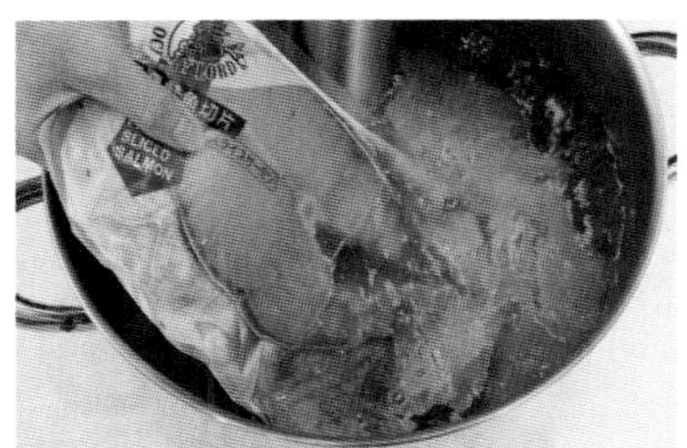

5 舒肥 40 分鐘。

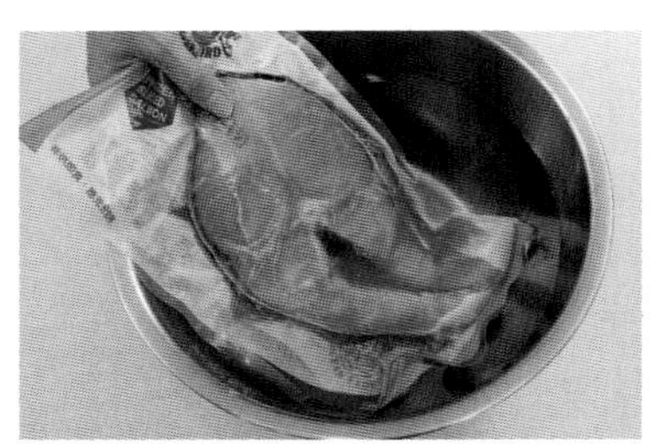

6 時間到，將鮭魚從深鍋中取出，放入冷水中降溫放涼。

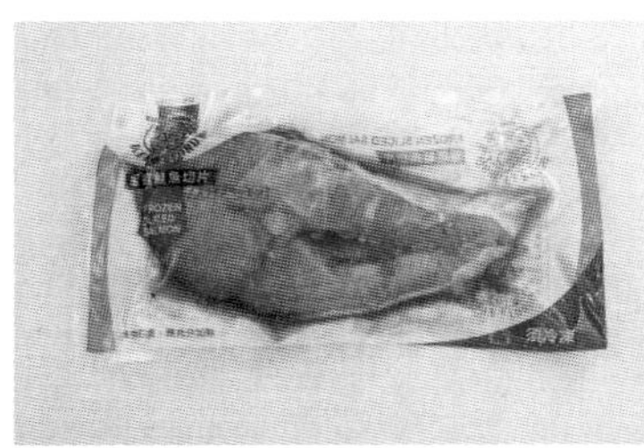

7 放涼的鮭魚，放入冷凍中，可保存 3 個月。

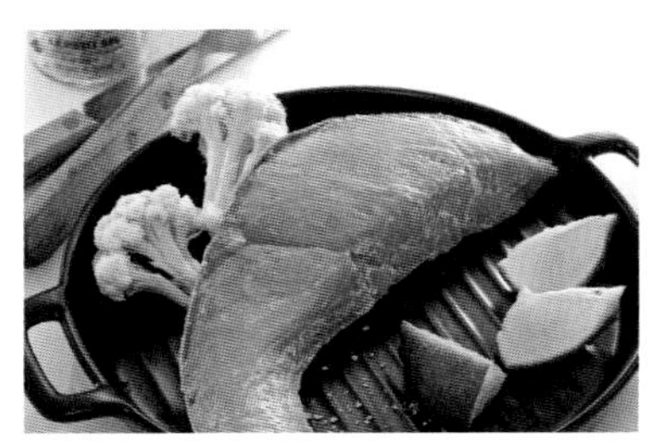

8 退冰後，切片，放入微波爐，強火加熱 1 分鐘，即可食用。

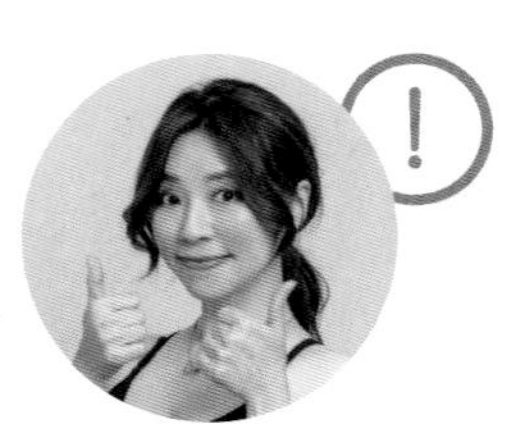

鮭魚

鮭魚擁有優質蛋白質，有助於增肌減脂、瘦小腹，鮭魚含有人體無法自行合成的 omega-3 不飽和脂肪酸，它是運動健身訓練者的「健身食物」首選。

鮭魚含有優質脂肪，有 55% 單元不飽和脂肪酸，還提供必需脂肪酸 EPA 和 DHA，因此具有清血、降低血膽固醇、預防視力減退、活化腦細胞及預防心血管疾病等功效。此外，鮭魚中的維生素 B 群可以消除疲勞；維生素 D 可幫助鈣質吸收，屬於營養價值極高的食物。

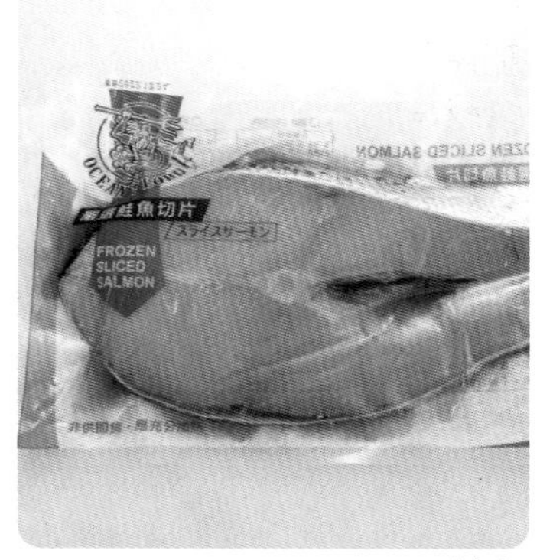

^ 鮭魚

鮭魚　營養標示		
每一份量	100 公克	
本包裝含	1 份	
	每份	每 100 公克
熱量	168.3 大卡	168.3 大卡
蛋白質	20.7 公克	20.7 公克
脂肪	9.5 公克	9.5 公克
飽和脂肪	1.9 公克	1.9 公克
反式脂肪	0.0 公克	0.0 公克
碳水化合物	0.0 公克	0.0 公克
糖	0.0 公克	0.0 公克
鈉	40 毫克	40 毫克

花椰菜米

烹飪難度 ★★★★★

一碗花椰菜米的熱量只有白飯的八分之一，不但熱量低，又能增加飽足感，可以達到減重效果，是近年歐美人士都喜歡的瘦身食材。

每 100 公克

熱量

23.7

蛋白質	：	1.8
碳水化合物	：	3.9
糖	：	0

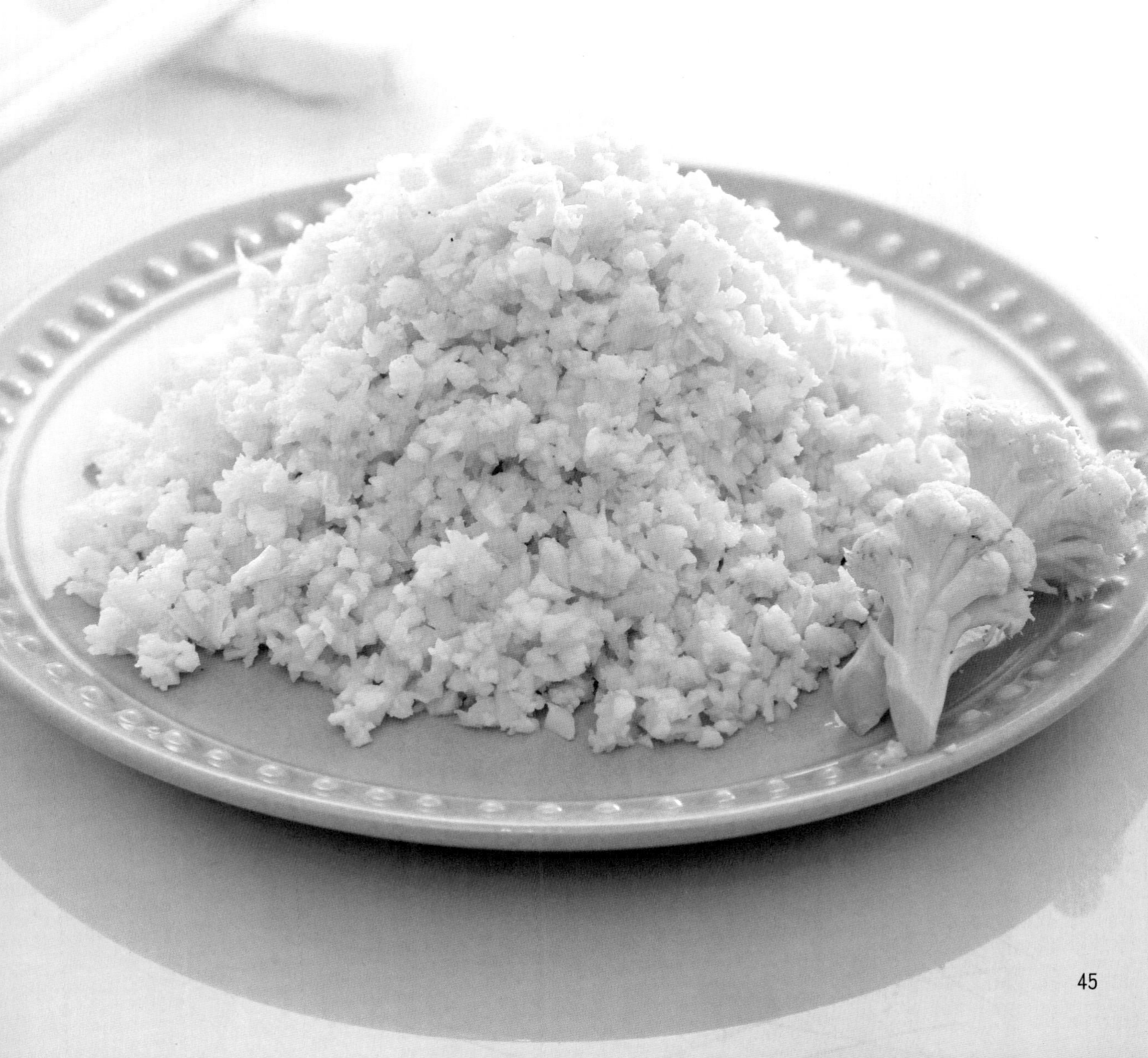

配方 <一次製作份量 200 克，可分成 2 份，冷凍儲存>

材料（公克 g）	
白花椰菜	200
檸檬汁	10

步驟

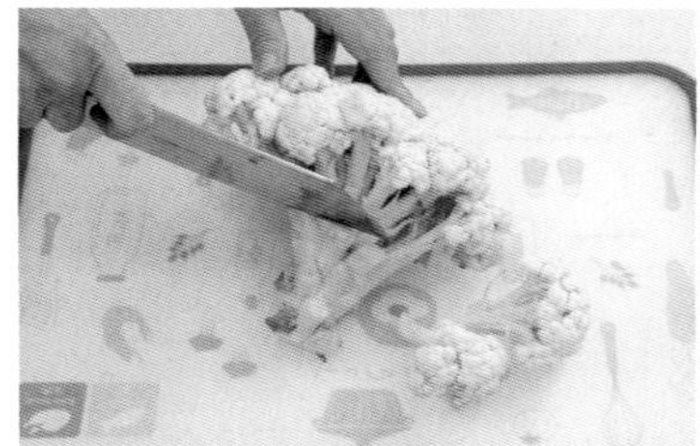

1 白花椰菜去掉葉子，將莖和花蕾切開。

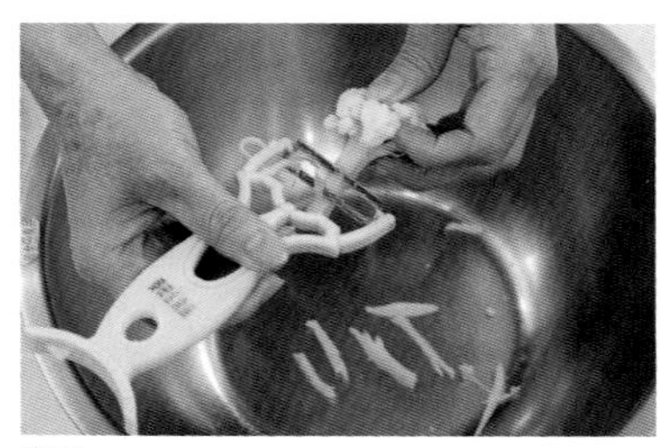

2 把莖部的粗邊削掉。

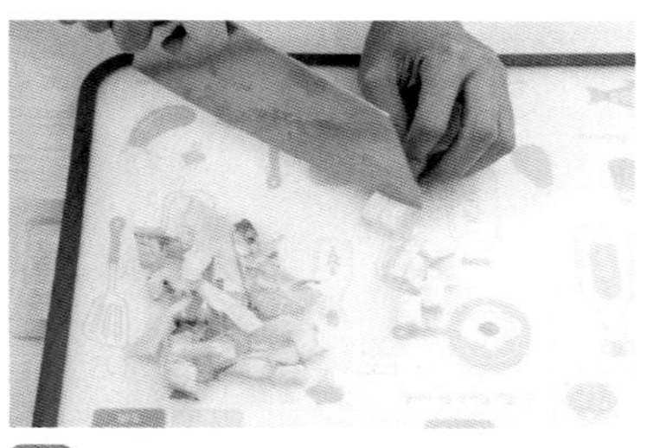

3 將花莖切 1 公分小塊，花蕾分成小朵。

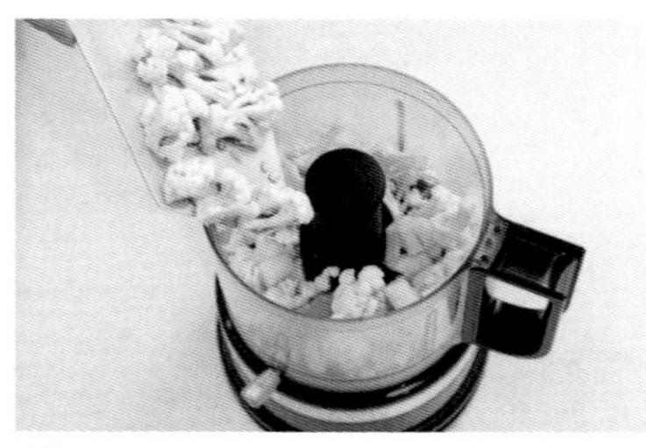

4 切好的莖和花蕾一起放入調理機中。

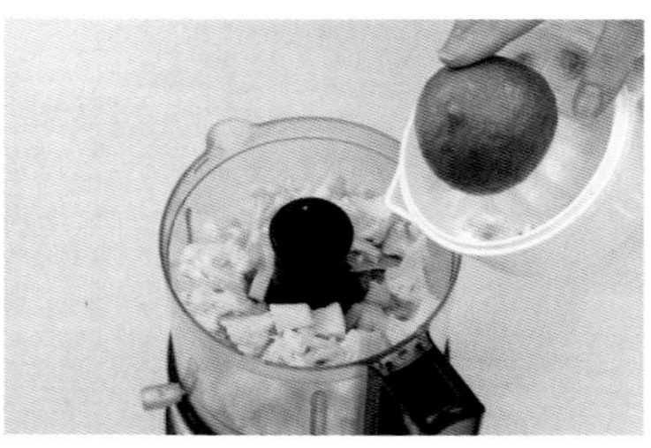

5 加入檸檬汁（防止花椰菜米氧化變色）。

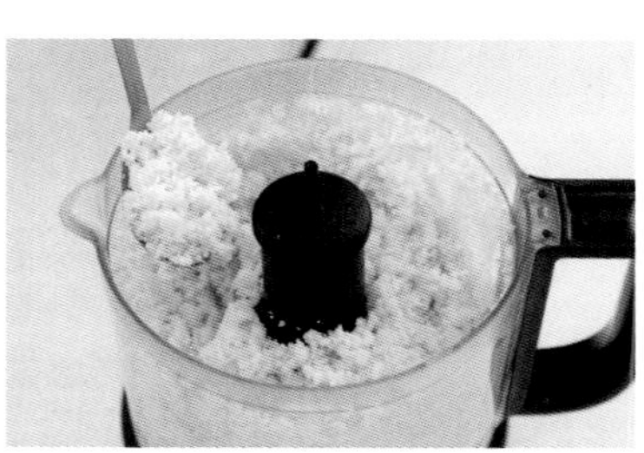

6 打碎成米粒大小。

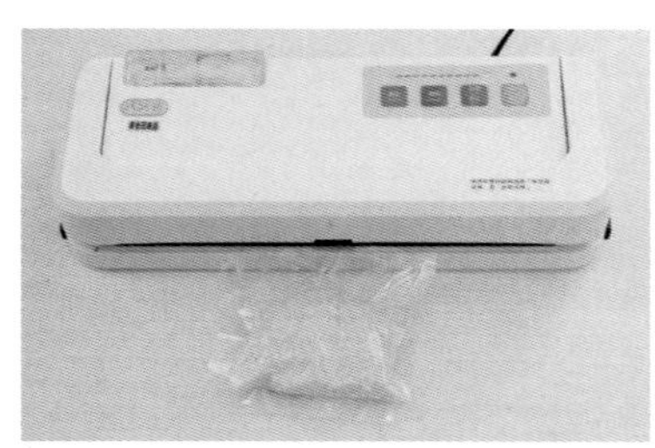

7 分成 100 公克小包裝，真空，放入冷凍可保存 3 個月。

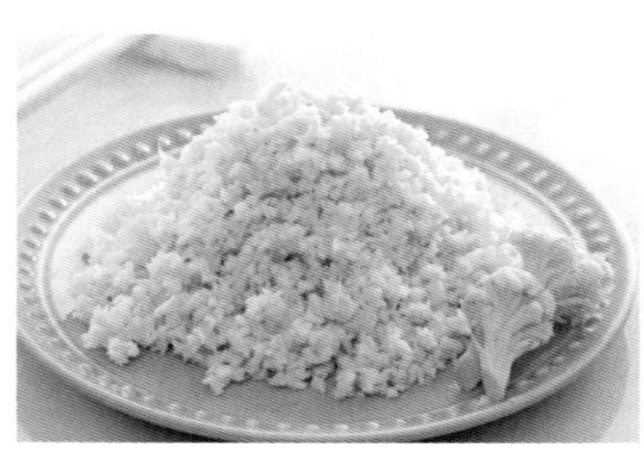

8 冷凍取出，不需退冰，直接放入微波爐加熱或與其他食材一起烹調。

花椰菜米

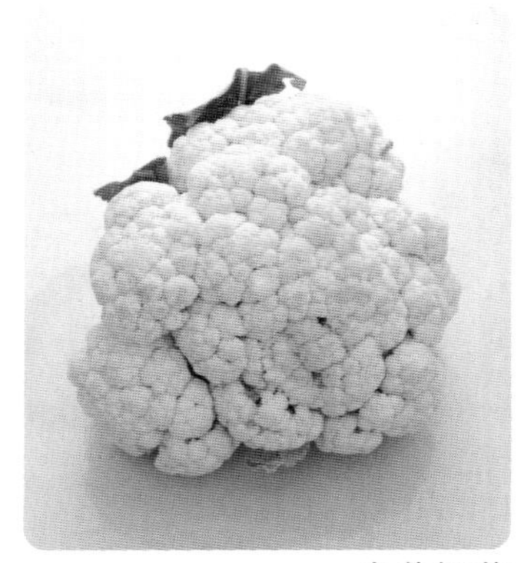
^ 白花椰菜

100 公克的白飯，熱量大約是 183 卡，100 公克的花椰菜米，熱量只有 23.7 卡，熱量少了 7 倍。所以近年風行美國的花椰菜米，是減重、低醣飲食或生酮飲食的新寵兒。

花椰菜在蔬菜界裡，有減重之王的稱號。

花椰菜的維生素 B、C、鉀、膳食纖維等含量都很高，具有抗氧化、抗發炎及抗癌等功效。因為外觀看起來就像是白米飯一樣，所以被稱為花椰菜米。

一次可以多準備一些，真空好後，放在冷凍裡保存，食用前取出，與其他食材混合好，一起加熱即可食用，健康、美味、方便、快速。

花椰菜米　營養標示		
每一份量	100 公克	
本包裝含	1 份	
	每份	每 100 公克
熱量	23.7 大卡	23.7 大卡
蛋白質	1.8 公克	1.8 公克
脂肪	0.1 公克	0.1 公克
飽和脂肪	0.0 公克	0.0 公克
反式脂肪	0.0 公克	0.0 公克
碳水化合物	3.9 公克	3.9 公克
糖	0.0 公克	0.0 公克
鈉	12 毫克	12 毫克

糙米薏仁飯

烹飪難度 ★★★★★

糙米的熱量比白米低，可以幫助人體新陳代謝及排除毒素，搭配低脂、低熱量的薏仁，是減重期的理想主食。

一碗

熱　量

219.5

蛋白質	：	6.4
碳水化合物	：	42.4
糖	：	0

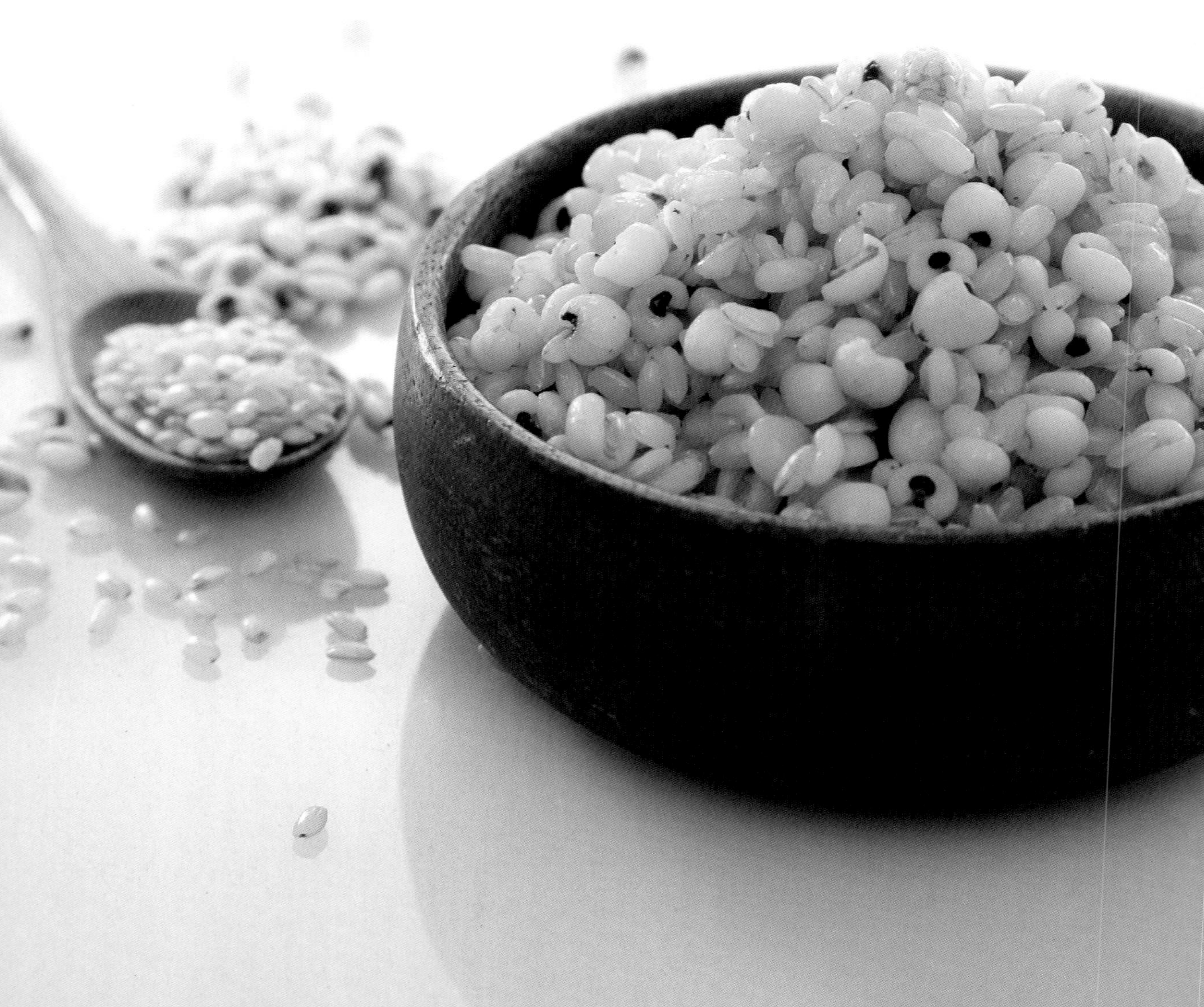

配方＜一碗＞

材料（公克 g）	
糙米	30
薏仁	30
熱水	120cc

調味料（公克 g）	
香油	少許

步驟

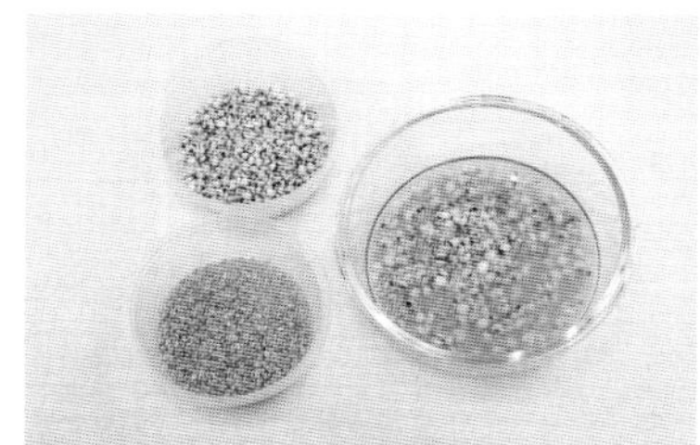

1 糙米和薏仁洗乾淨，加熱水浸泡一晚。

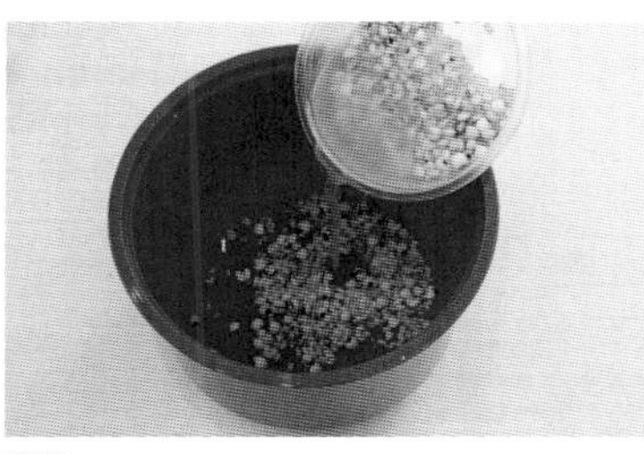

2 泡好的糙米薏仁，全倒入微波專用煮飯鍋中。

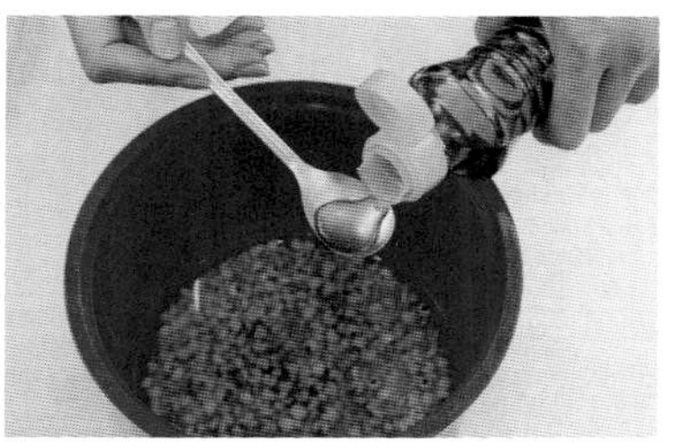

3 加入少許香油。

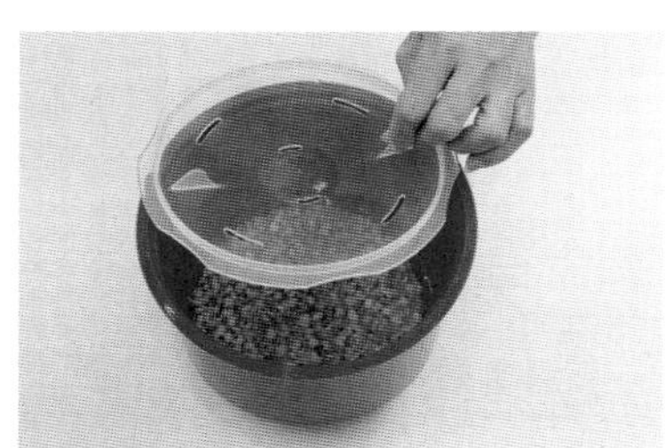

4 蓋上內蓋。

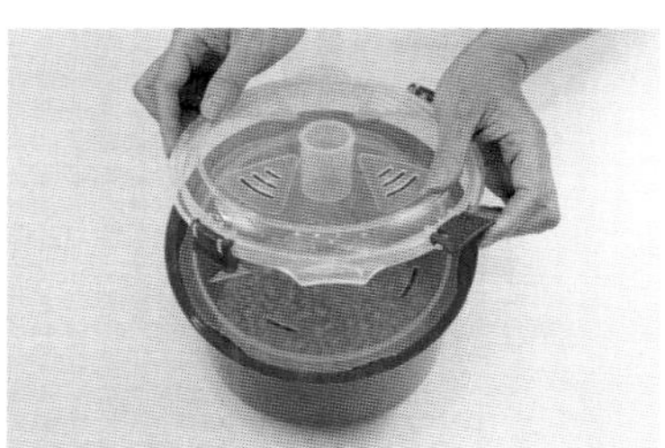

5 蓋上上蓋。

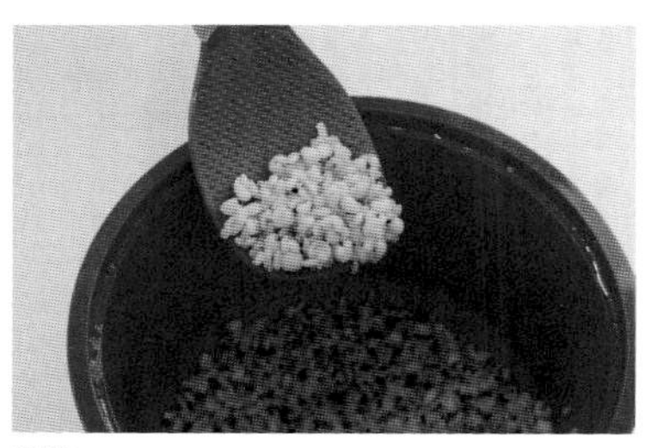

6 放入微波爐中，強火微波 8 分鐘，燜 3 分鐘，即可食用。

糙米薏仁飯

　　糙米，在日本被稱為玄米，指的是稻穀脫去外殼後，留下胚芽與米糠的部份，熱量比白米低，富含膳食纖維，以及豐富的蛋白質、維生素A、B、E、K等營養素，重點是有防止老化的米糠醇。可以幫助人體新陳代謝及排除毒素，是最健康的瘦身食材。

　　糙米因為質地比白米硬，食用時要多咀嚼，慢慢進食，隨著食用時咀嚼次數的增加，會催眠大腦使人產生滿足及飽足感，不用吃太多就會吃飽，對減肥也大有助益。

　　糙米擁有比白米高出6倍的膳食纖維，可以預防及緩解便秘。排便除了排出食物殘渣，血液中多餘的膽固醇及有害物質也能一起排出，所以能幫助身體排毒。

　　薏仁是五穀類中纖維質最高的，低脂、低熱量，是減肥的最佳主食。它還含有豐富的蛋白質、油脂、維生素、礦物質和糖類。有減肥消腫、健脾滲濕、清熱排膿、祛風除濕及美白的功效。

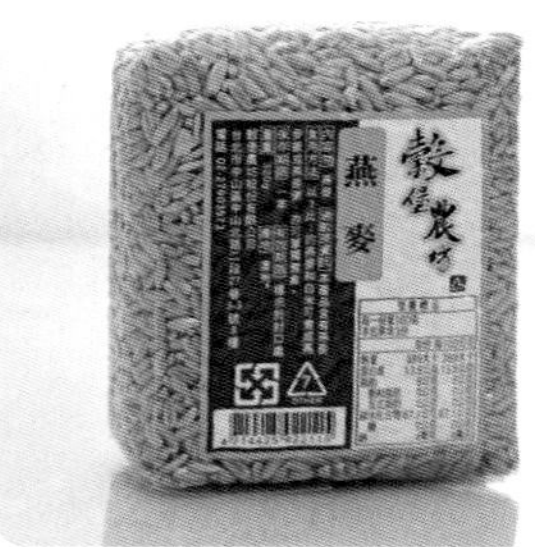

^ 糙米薏仁飯

糙米薏仁飯　營養標示		
每一份量	180公克	
本包裝含	1份	
	每份	每100公克
熱量	219.5大卡	122.3大卡
蛋白質	6.4公克	3.6公克
脂肪	2.7公克	1.5公克
飽和脂肪	0.4公克	0.2公克
反式脂肪	0.0公克	0.0公克
碳水化合物	42.4公克	23.6公克
糖	0.0公克	0.0公克
鈉	1毫克	1毫克

什穀米飯

烹飪難度 ★★★★★

什穀米包括糙米、黑糯米、小米、小麥、蕎麥、芡實、燕麥、蓮子、麥片和紅薏仁混合而成，以上十種穀類可同時煮熟。

具有降血壓、降膽固醇、清除血栓、舒緩神經之功用，對於便秘、高血壓、皮膚病、失眠等...效果不亞於醫藥，最重要的是吃什穀米沒有副作用，是糖尿病及高血壓患者也可以食用的健康穀類。

一碗

熱　量

222.6

蛋白質	：	2.4
碳水化合物	：	51.0
糖	：	0

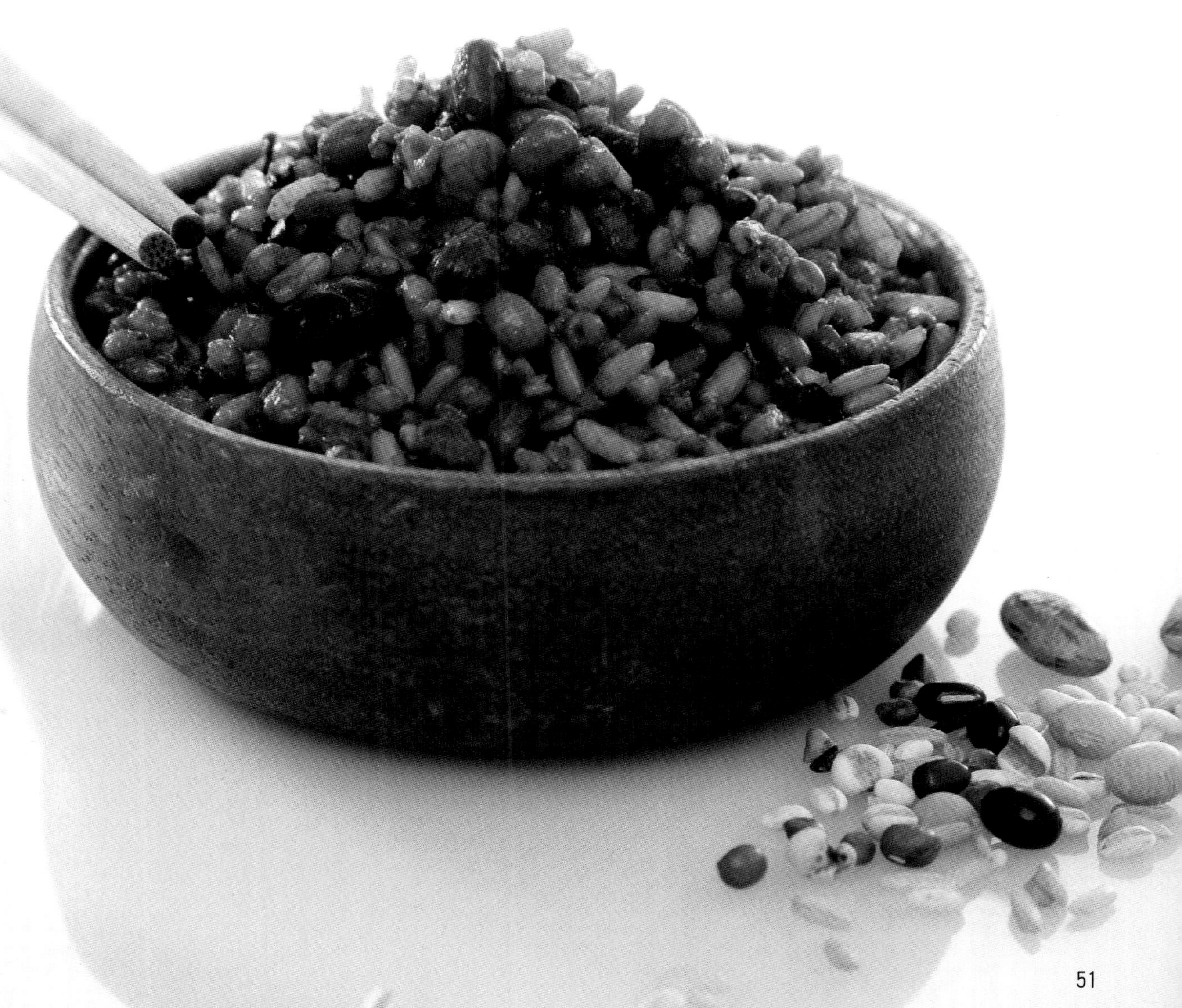

配方 < 一碗 >

材料（公克 g）	
什穀米	60
熱水	120cc

調味料（公克 g）	
香油	少許

步驟

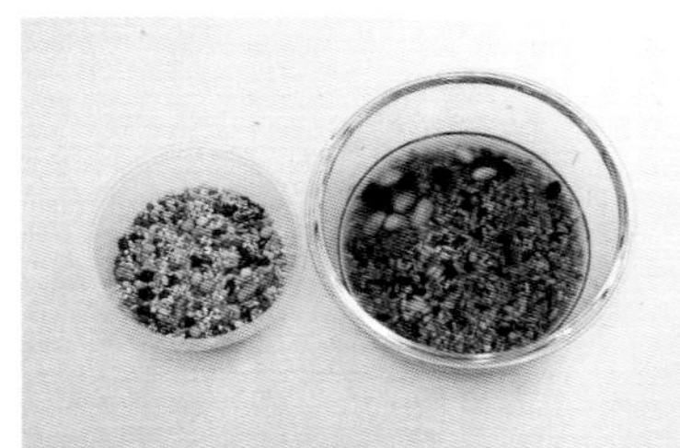

1 什穀米洗乾淨，加熱水浸泡一晚。

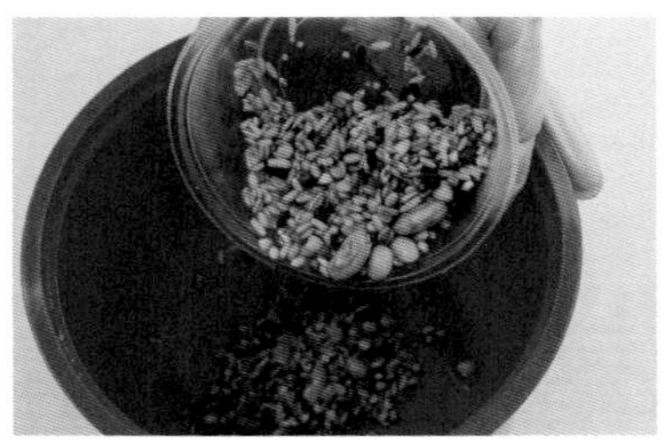

2 泡好的什穀米，全倒入微波專用煮飯鍋。

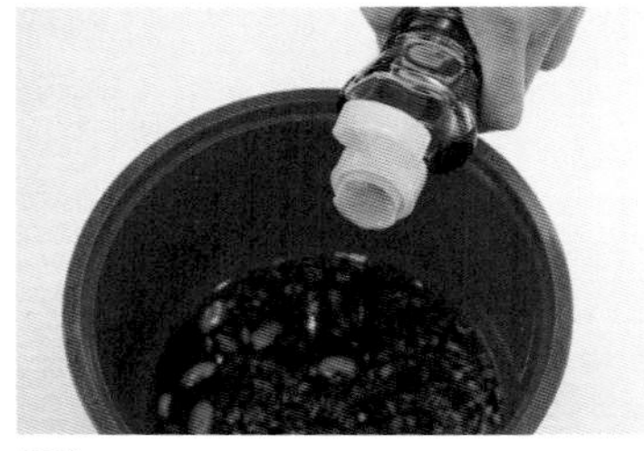

3 加入少許香油。

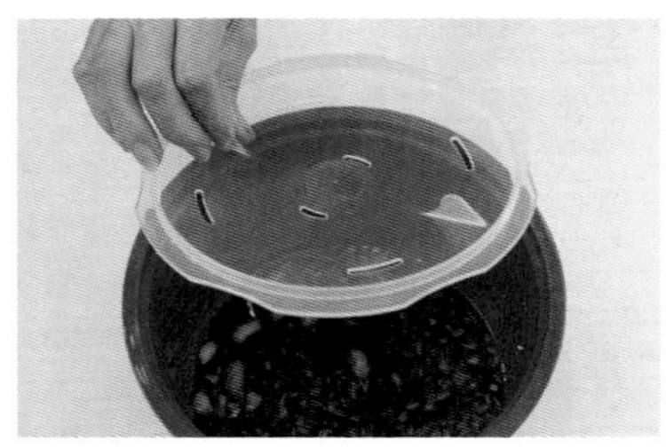

4 蓋上內蓋。

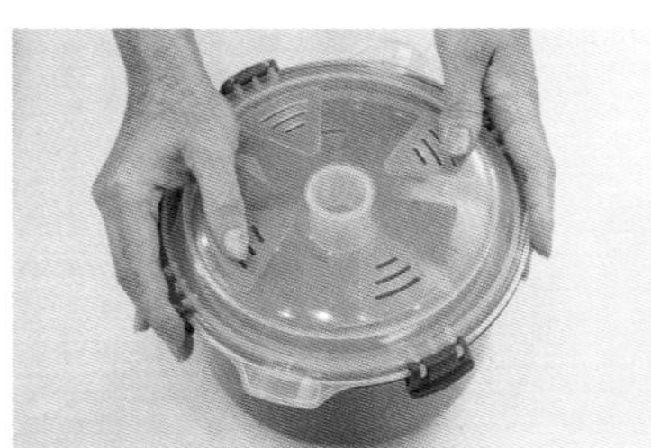

5 蓋上上蓋。

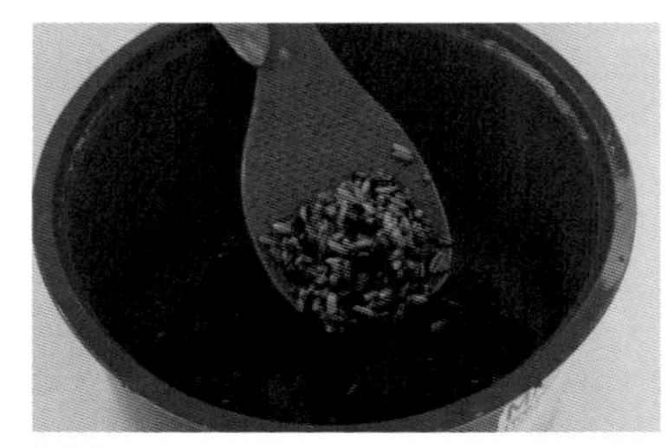

6 放入微波爐中，強火微波 8 分鐘，燜 5 分鐘，即可食用。

什穀米飯

其實所謂的十穀，不是只有十種，正確寫法應該是［ 什穀米 ］，就是什錦綜合穀物的意思。裡面的穀物有：糙米、小麥、燕麥、蕎麥、小米、黑糯米、紅糯米、薏仁、珍珠薏仁、芡實、蓮子、紅豆、綠豆、黃豆、黑糯米、等等。將這些穀物混合在一起，可以同時煮熟，煮熟前要先泡水 6 小時以上，再進行烹煮。

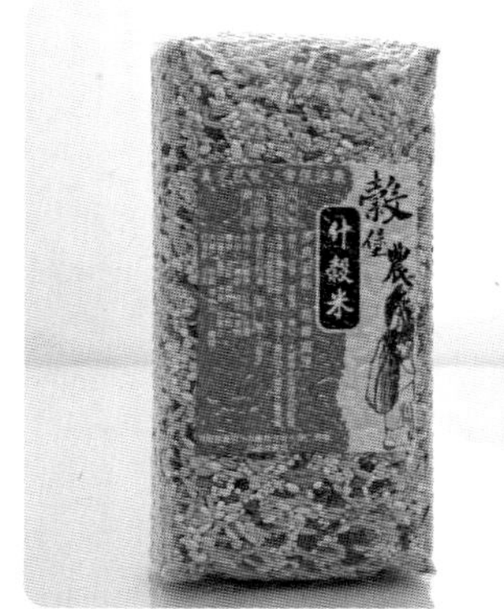

^ 什穀米飯

什穀米被稱為「第六種營養素」，裡面有一百多種有益人體健康的物質。

根據科學分析，成份裡有維生素Ｂ群（Ｂ１、Ｂ２、Ｂ６、Ｂ９、Ｂ１２）、Ｃ、Ａ、Ｅ、Ｋ、Ｄ，礦物質（鈣、鐵、鎂、鉀），微量元素（鋅、鉬、錳、鍺）等等。

常食用什穀米，有降血壓，降膽固醇，清除血栓，舒緩神經的功用，可以預防便秘、高血壓、皮膚病、闌尾炎、失眠、口角炎。還可以促進新陳代謝、促進頭髮生長亮麗、幫助神經傳達、預防血管硬化等功效，對人體好處多多哦。

什穀米飯　營養標示		
每一份量	180 公克	
本包裝含	1 份	
	每份	每 100 公克
熱量	222.6 大卡	123.8 大卡
蛋白質	2.4 公克	1.3 公克
脂肪	1.0 公克	0.6 公克
飽和脂肪	0.0 公克	0.0 公克
反式脂肪	0.0 公克	0.0 公克
碳水化合物	51.0 公克	28.3 公克
糖	0.0 公克	0.0 公克
鈉	1 毫克	0 毫克

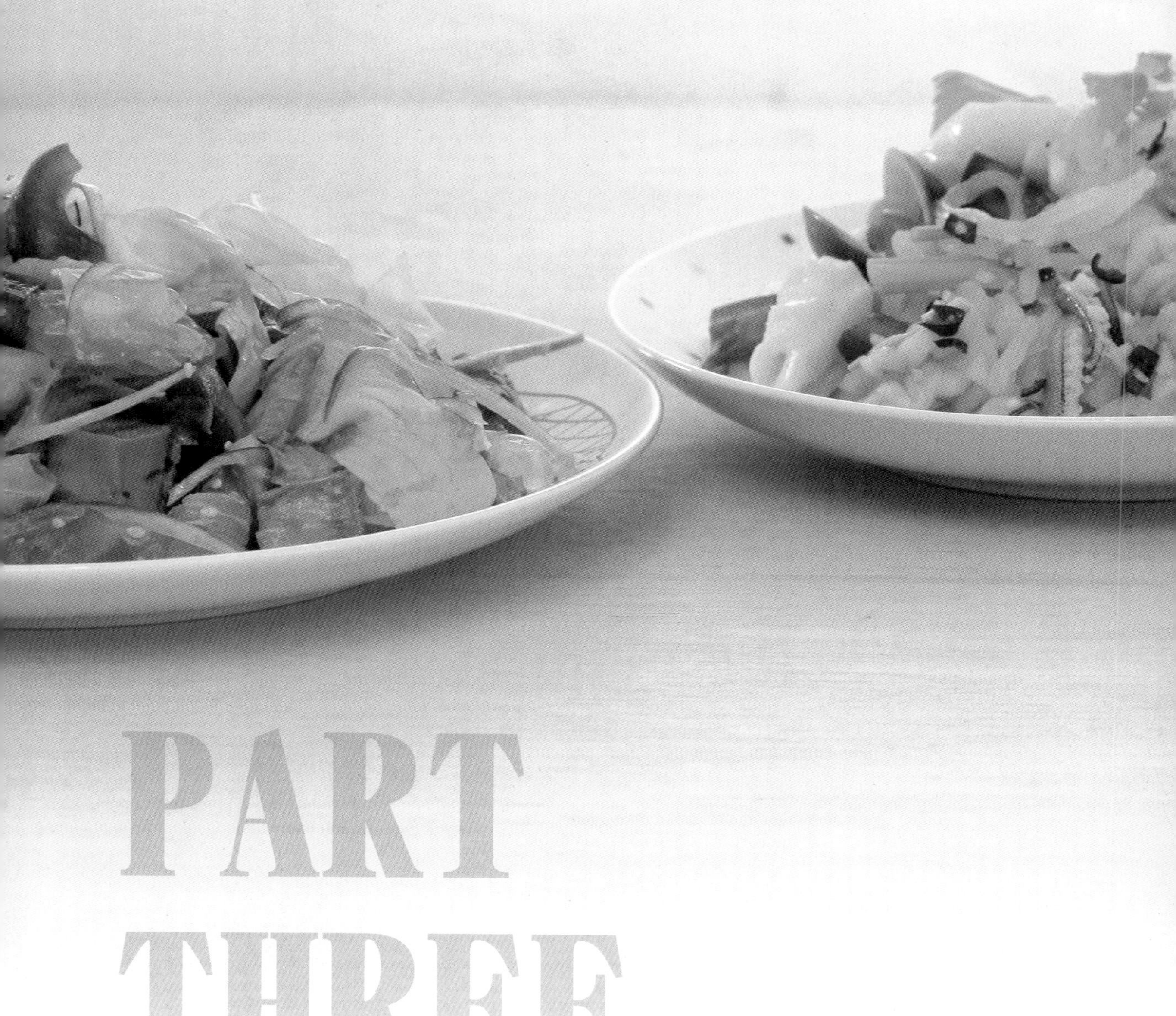

PART THREE

涼拌 & 沙拉

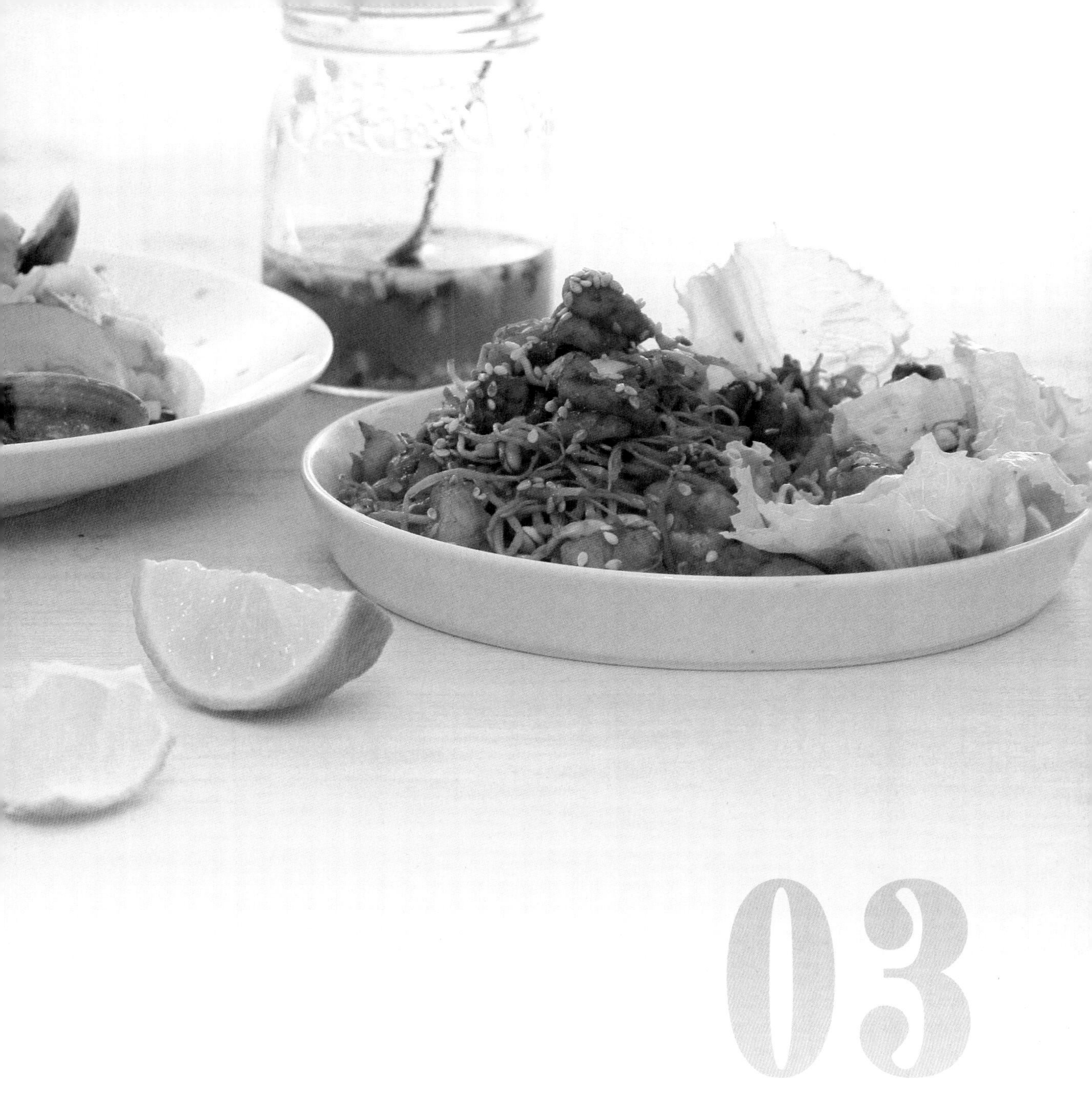

03

口感清爽的沙拉和小菜

能簡單、輕鬆做出無油煙料理

而且吃到高纖、低脂、低醣

既健康又美味，變化多樣的沙拉和小菜

就等你們一起來動手做做看哦！

醋溜薑絲黑木耳

烹飪難度 ★★★★★

使用乾木耳製作需先泡發，乾木耳 50 克，泡發後會變成 200 克。若是使用已經泡發的軟木耳，或是新鮮木耳，直接秤重 200 公克（省略食譜步驟 1-3）。

一餐量

熱 量

191.1

蛋白質	3.7
碳水化合物	31.7
糖	3.7

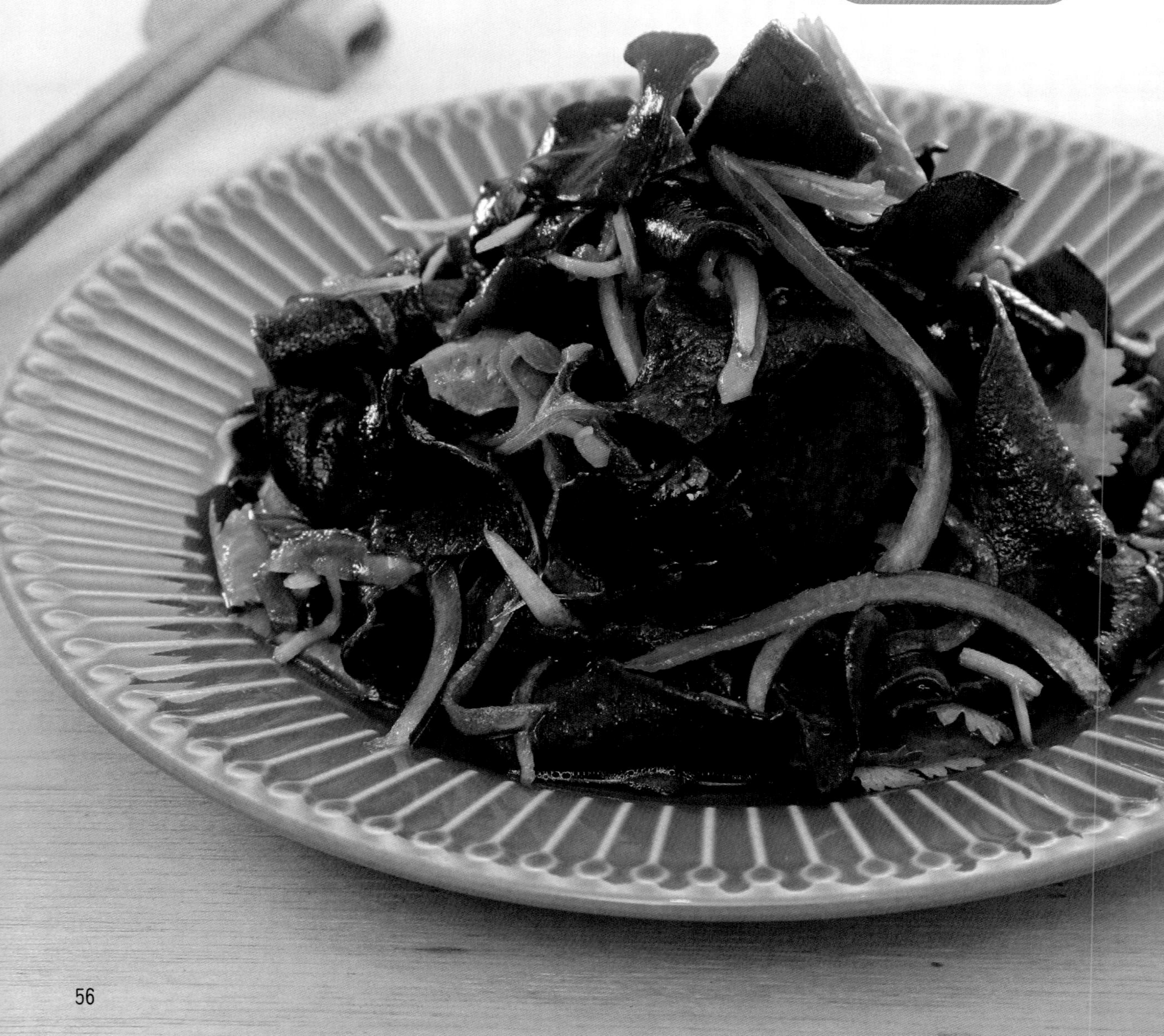

配方 <一餐量>

材料 A（公克 g）	
乾黑木耳	50
細砂糖	15
中筋麵粉	20

材料 B（公克 g）	
紫洋蔥絲	50
胡蘿蔔絲	20
香菜段	少許
嫩薑絲	10

調味料（公克 g）	
鹽	3
赤藻醣醇	5
薄鹽醬油	20
香油	10
烏醋	10

步驟

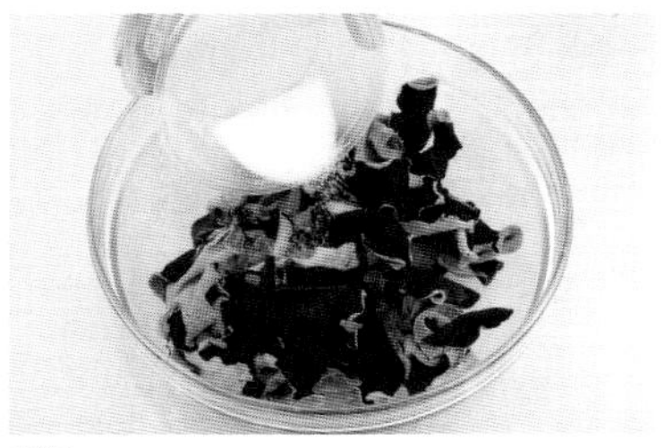

1 乾黑木耳、細砂糖放入容器中。

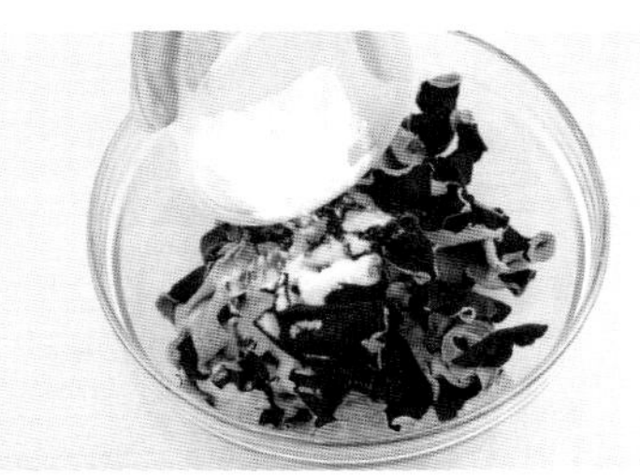

2 加入中筋麵粉。

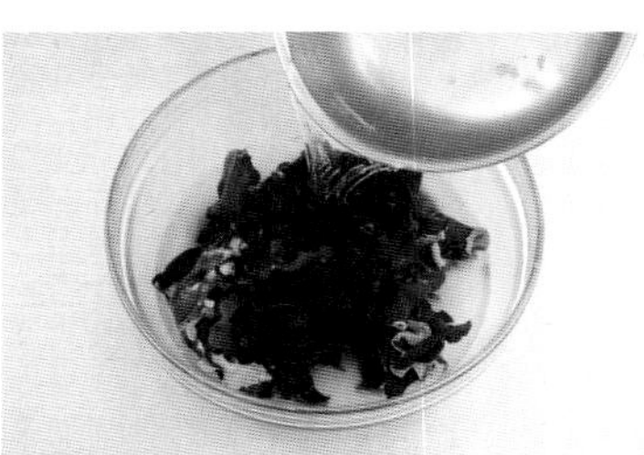

3 再加入熱水，淹過乾黑木耳即可。

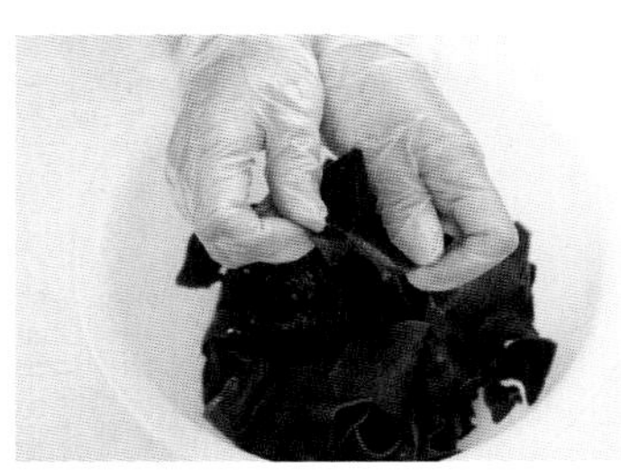

4 浸泡 10 分鐘，將乾木耳泡發，濾掉水，清洗乾淨，再撕成小塊。

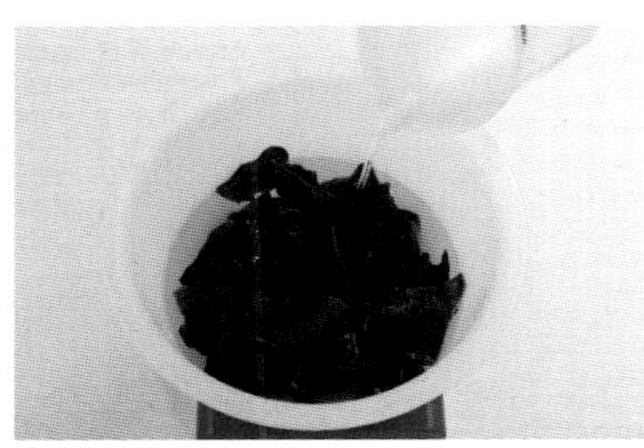

5 加入淹過木耳的水，放入微波爐中，強火，5 分鐘。

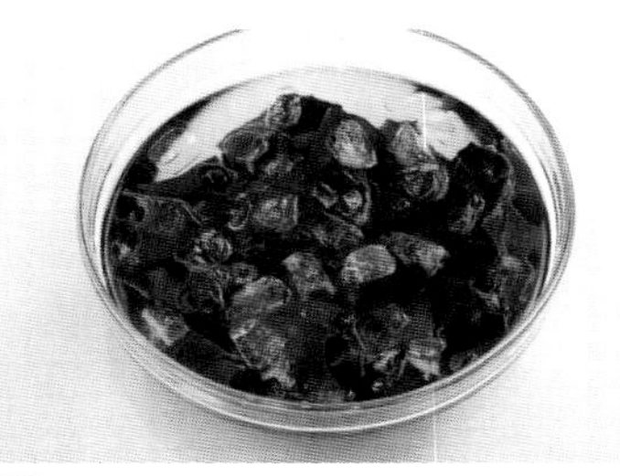

6 將木耳撈出，浸入冰開水中，放涼，撈出瀝乾。

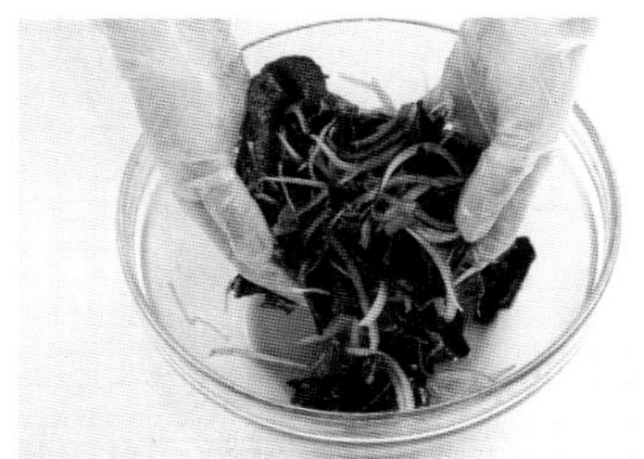

7 加入材料 B（除了香菜段）、調味料，手戴手套拌合均勻。

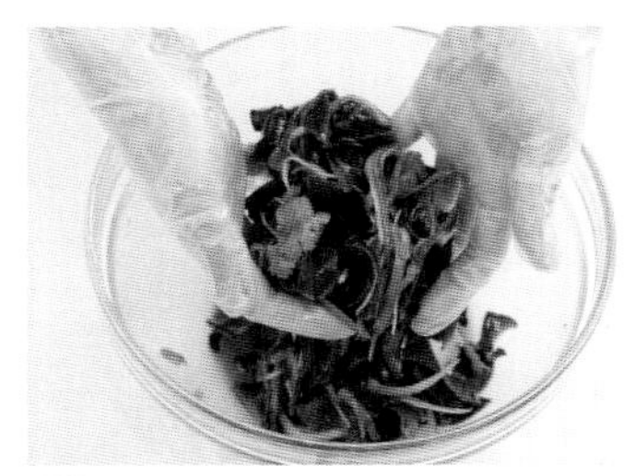

8 再加入香菜段，拌勻。

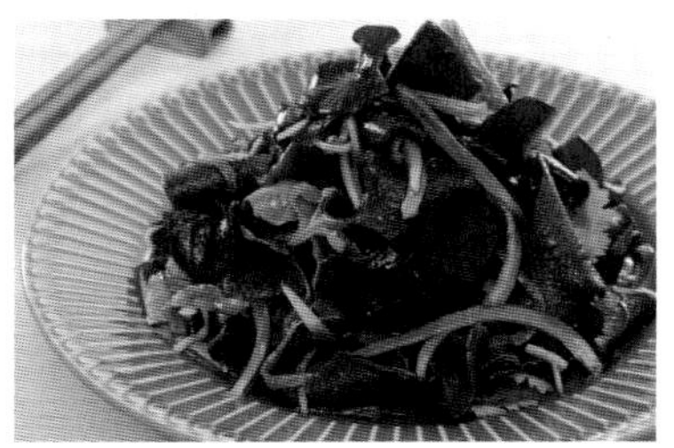

9 完成。

醋溜薑絲黑木耳

營養標示 〈一餐量〉280 公克 〈熱量〉191.1 大卡

蛋白質	3.7	g	水	262.2	g
脂肪	5.5	g	粗纖維	0.0	g
飽和脂肪	0.8	g	膳食纖維	17.0	g
反式脂肪	0.0	g	灰分	5.0	g
碳水化合物	31.7	g	膽固醇	0.0	mg
糖	3.7	g	維生素 A	2446.0	IU
鈉	1027	mg	維生素 E	2.5	mg
鉀	1091.5	mg	維生素 B1	0.0	mg
鈣	81.3	mg	維生素 B2	0.2	mg
鎂	51.5	mg	維生素 B6	0.2	mg
磷	90.3	mg	維生素 B12	0.0	μg
鐵	2.2	mg	維生素 C	4.1	mg
鋅	1.0	mg	菸鹼素	1.7	mg

【麥麥筆記欄】

<table>
<tr><td rowspan="2">木耳</td><td>介紹</td><td>熱量很低，具有養生效果，有「養生萬靈丹」、「植物性燕窩」、「中餐中的黑色瑰寶」等美稱。</td></tr>
<tr><td>特色</td><td>★ 膳食纖維高：人體的清道夫，促進胃腸蠕動，減少食物中脂肪的吸收，是減肥最佳食物。
★ 鐵質含量高：黑木耳的含鐵量比菠菜高出 20 倍，比豬肝高出 7 倍，是各種蔬菜中含鐵量最高，多吃可以補氣血、美容養顏、預防貧血。
★ 富含膠質：可滋潤皮膚，讓皮膚有光澤，幫助腸道排出廢棄物。
★ 含有類核酸物質：可以降低血液中的膽固醇和甘油三酯的含量，連續食用 2 周以上，能有纖體、豐胸的效果。
★ 降低血液黏度，預防動脈硬化，心肌梗塞。適合中老年人及高血壓患者食用。</td></tr>
</table>

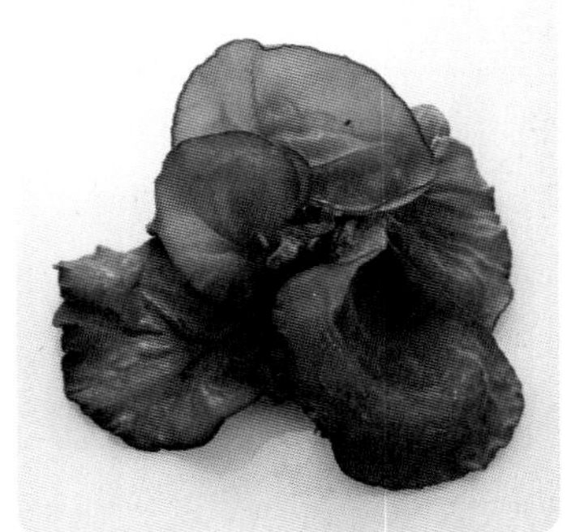

^ 木耳

<table>
<tr><td rowspan="2">紫洋蔥</td><td>介紹</td><td>具有紫色的外觀，味道比白洋蔥辣一點，質地比較脆。</td></tr>
<tr><td>特色</td><td>★ 水分：比白洋蔥少一點，常用來做生菜沙拉。
★ 含有花青素：對心血管具有良好的作用。有很強的抗氧化能力，可以幫助眼部血液循環、舒緩睫狀肌，改善眼睛疲勞。</td></tr>
</table>

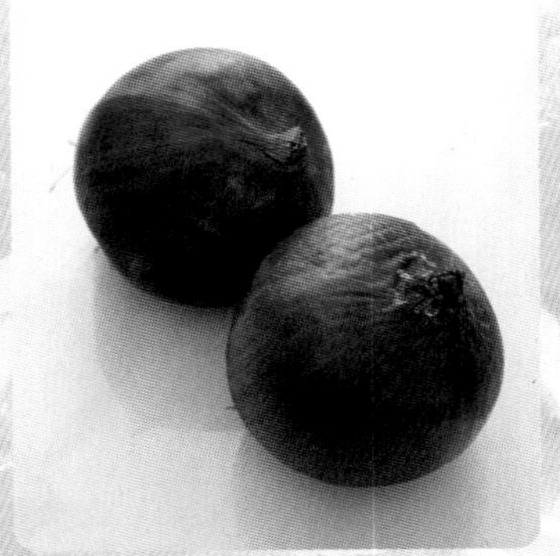

^ 紫洋蔥

和風低脂小黃瓜嫩雞絲

烹飪難度 ★★★★★

小黃瓜熱量很低，每 100 公克僅有 13 大卡的熱量！搭配低脂的舒肥雞胸肉一起食用，健康又有飽足感，非常適合想要控制體重的朋友們食用哦！

一餐量

熱量	118.3
蛋白質	12.8
碳水化合物	9.8
糖	2.1

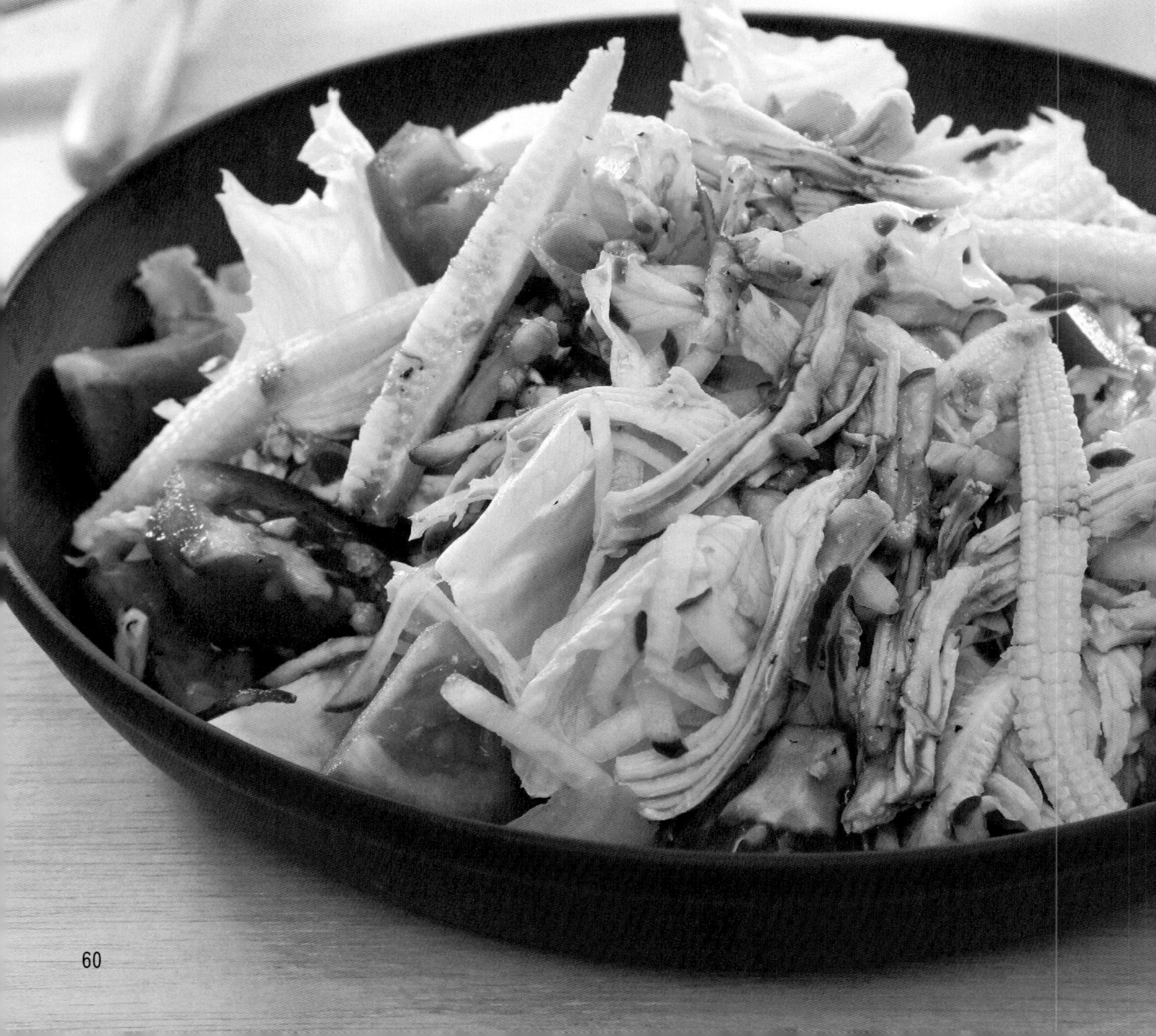

配方 <兩餐量>

材料（公克 g）	
美生菜	100
小黃瓜	50
舒肥雞胸肉	100
牛蕃茄	1 顆
玉米筍	3 支

調味料 A（公克 g）	
薄鹽醬油	15
檸檬汁	7
蜂蜜	7
黑胡椒	少許
橄欖油	5

調味料 B（公克 g）	
蒜末	5

步驟

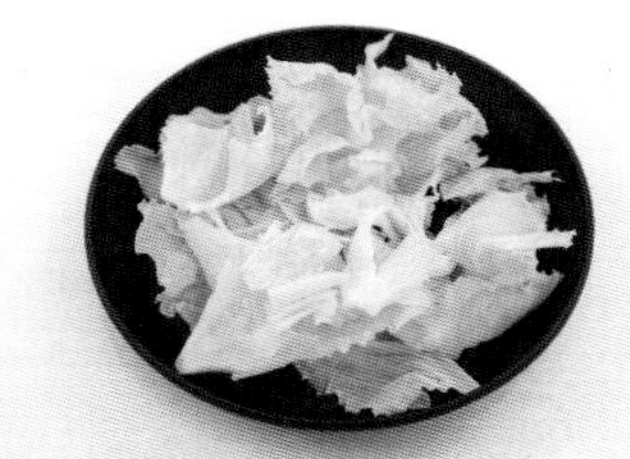

1 美生菜洗淨剝小片，脫乾水分，放入沙拉盤底。

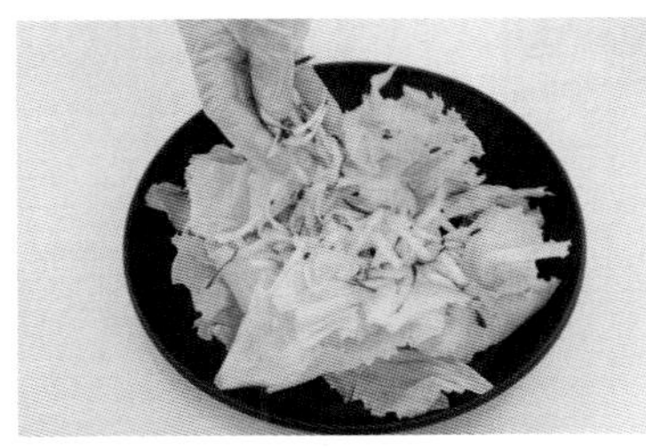

2 小黃瓜洗淨切絲，排放在美生菜上。

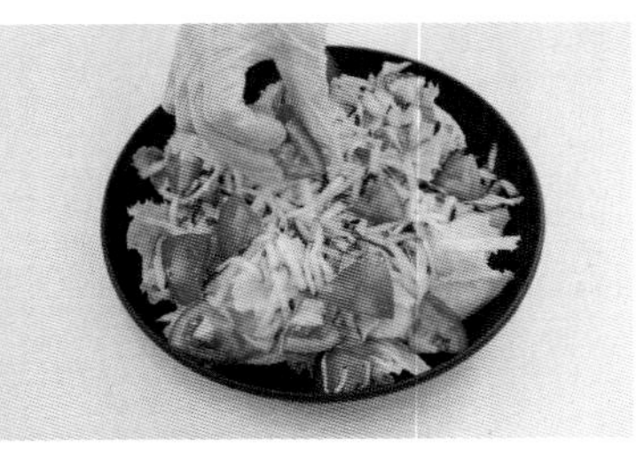

3 牛蕃茄洗淨切小塊，放在生菜上。

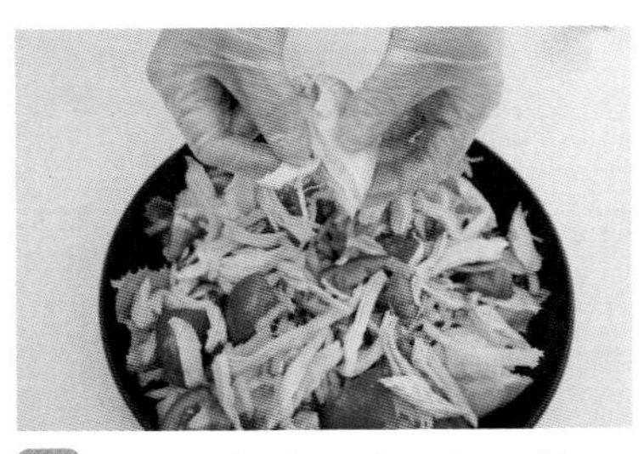

4 舒肥雞胸肉退冰，放入微波爐，強火 1 分 20 秒，剝成絲狀，放在生菜上。

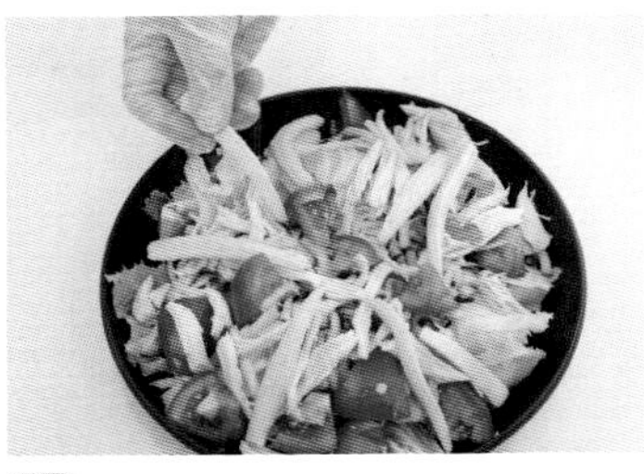

5 玉米筍洗淨，放入微波容器中，撒上少許鹽，強火 1 分 30 秒至熟，放在生菜上。

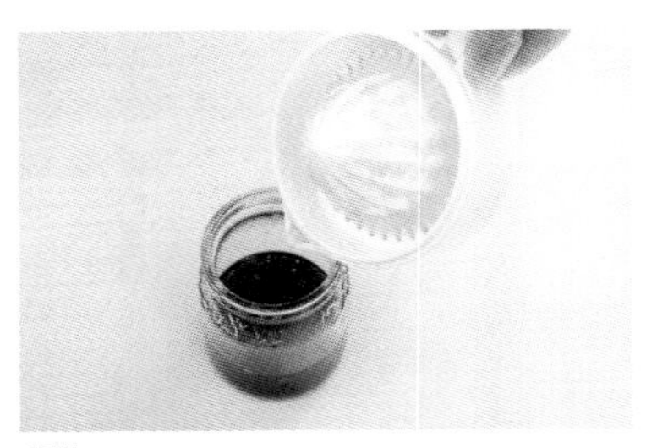

6 調味料 A 放入小罐子裡。

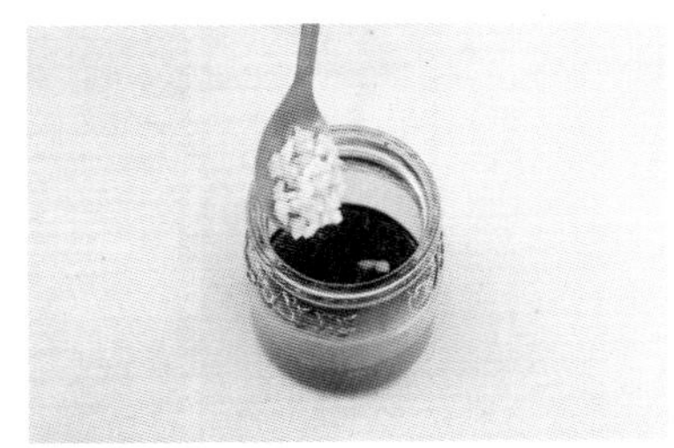

7 加入蒜末。

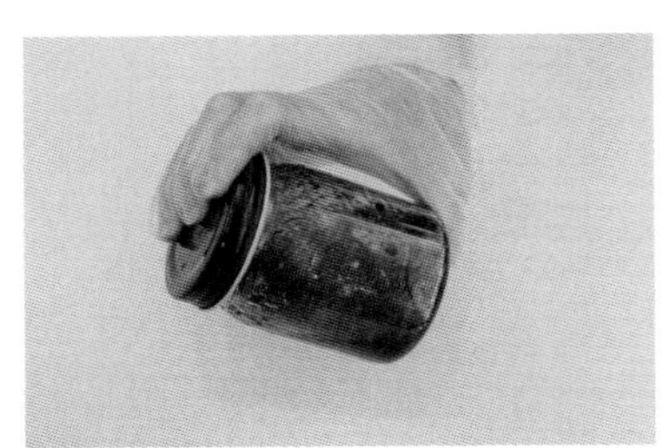

8 罐子蓋緊，將醬汁搖晃均勻。

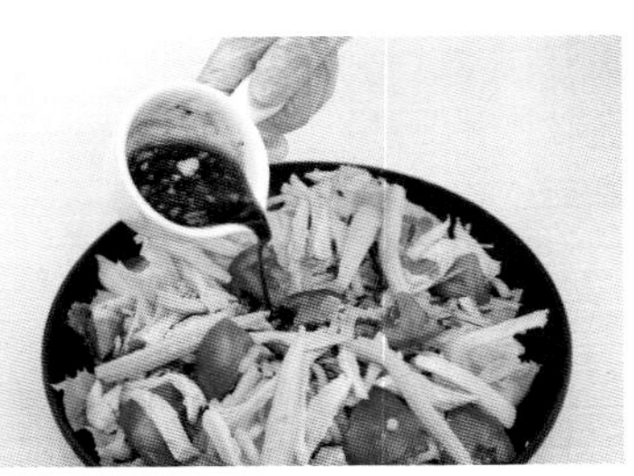

9 食用前將醬汁淋在生菜上，完成。

和風低脂小黃瓜嫩雞絲

營養標示

＜一餐量＞190 公克　＜熱量＞118.3 大卡

蛋白質	12.8	g	水	153.9	g
脂肪	3.1	g	粗纖維	0.0	g
飽和脂肪	0.5	g	膳食纖維	1.7	g
反式脂肪	0.0	g	灰分	1.8	g
碳水化合物	9.8	g	膽固醇	27.7	mg
糖	2.1	g	維生素 A	670.9	IU
鈉	286	mg	維生素 E	1.1	mg
鉀	458.0	mg	維生素 B1	0.1	mg
鈣	21.8	mg	維生素 B2	0.1	mg
鎂	35.9	mg	維生素 B6	0.4	mg
磷	156.4	mg	維生素 B12	0.2	μg
鐵	1.1	mg	維生素 C	12.0	mg
鋅	0.6	mg	菸鹼素	4.5	mg

【麥麥筆記欄】

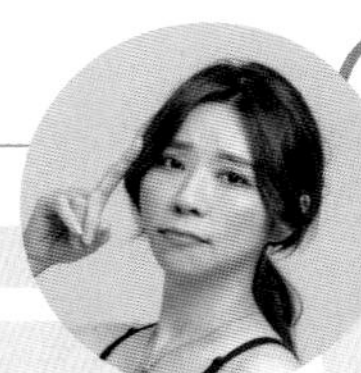

結球萵苣		
	介紹	結球萵苣的水分含量很高，所以跟許多蔬菜相比，熱量也更低，平均每100公克，只有13大卡的熱量左右，非常適合要減重的人吃。
	特色	★ β 胡蘿蔔素含量很豐富，比起高麗菜、花椰菜等其它許多蔬菜還高很多。β 胡蘿蔔素在人體內會轉換成維他命A，增強免疫系統。 ★ 要注意的是，萵苣的鉀含量很高，腎臟病患者，要避免生食。

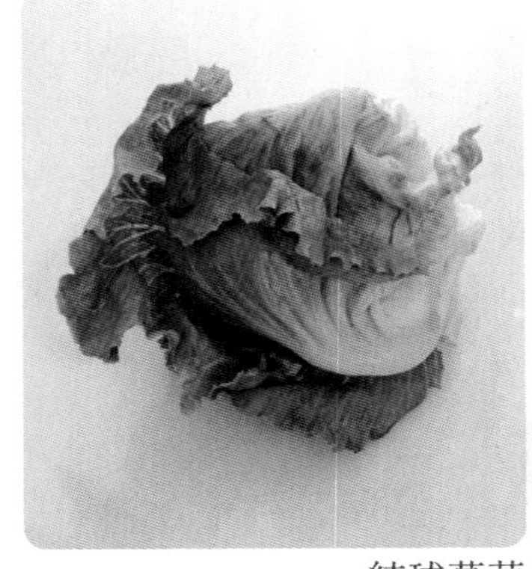

^ 結球萵苣

小黃瓜		
	介紹	屬於低GI食物，不易影響血糖波動，小黃瓜熱量低，每100公克僅有13大卡的熱量！
	特色	★ 新鮮小黃瓜中的丙醇二酸，能夠抑制醣類物質轉換成為脂肪堆積，非常適合想要控制體重的朋友們料理食用。

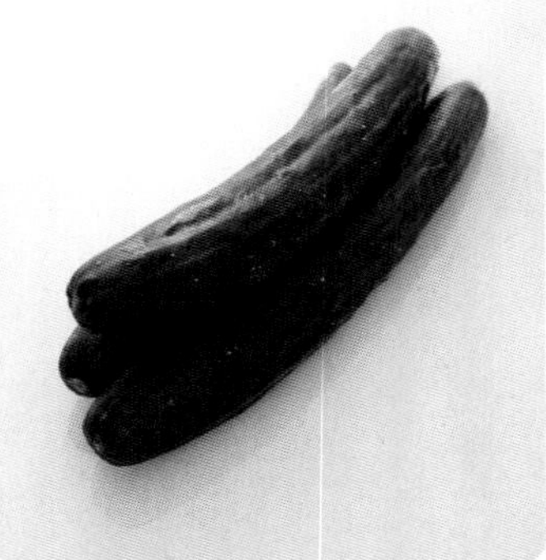

^ 小黃瓜

牛蕃茄		
	介紹	富含茄紅素，而且含有維他命A、B、C、E（表皮顏色愈紅潤含量愈多）。
	特色	★ 含有豐富的茄紅素，具有抗氧化作用，可提升人體免疫力，能防止血液中的壞膽固醇被氧化。 ★ 茄紅素屬於脂溶性的營養素，與油脂一起煮熟後，更容易吸收的到哦。 ★ 茄紅素能誘導癌細胞良性分化和凋謝，抑制癌細胞訊號的傳遞，因而有對抗癌細胞的功效。

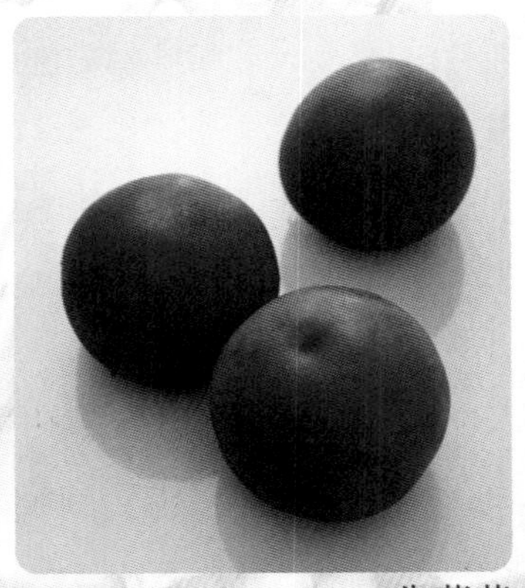

^ 牛蕃茄

紅酒涼拌雙色洋蔥

烹飪難度 

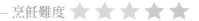

紅酒和洋蔥都對心血管有益，搭配在一起更是味道一絕，下回家中有沒喝完的紅酒，就能拿來涼拌洋蔥，超對味哦！

一餐量

熱　量

166.5

蛋白質	：	4.9
碳水化合物	：	30.2
糖	：	4.7

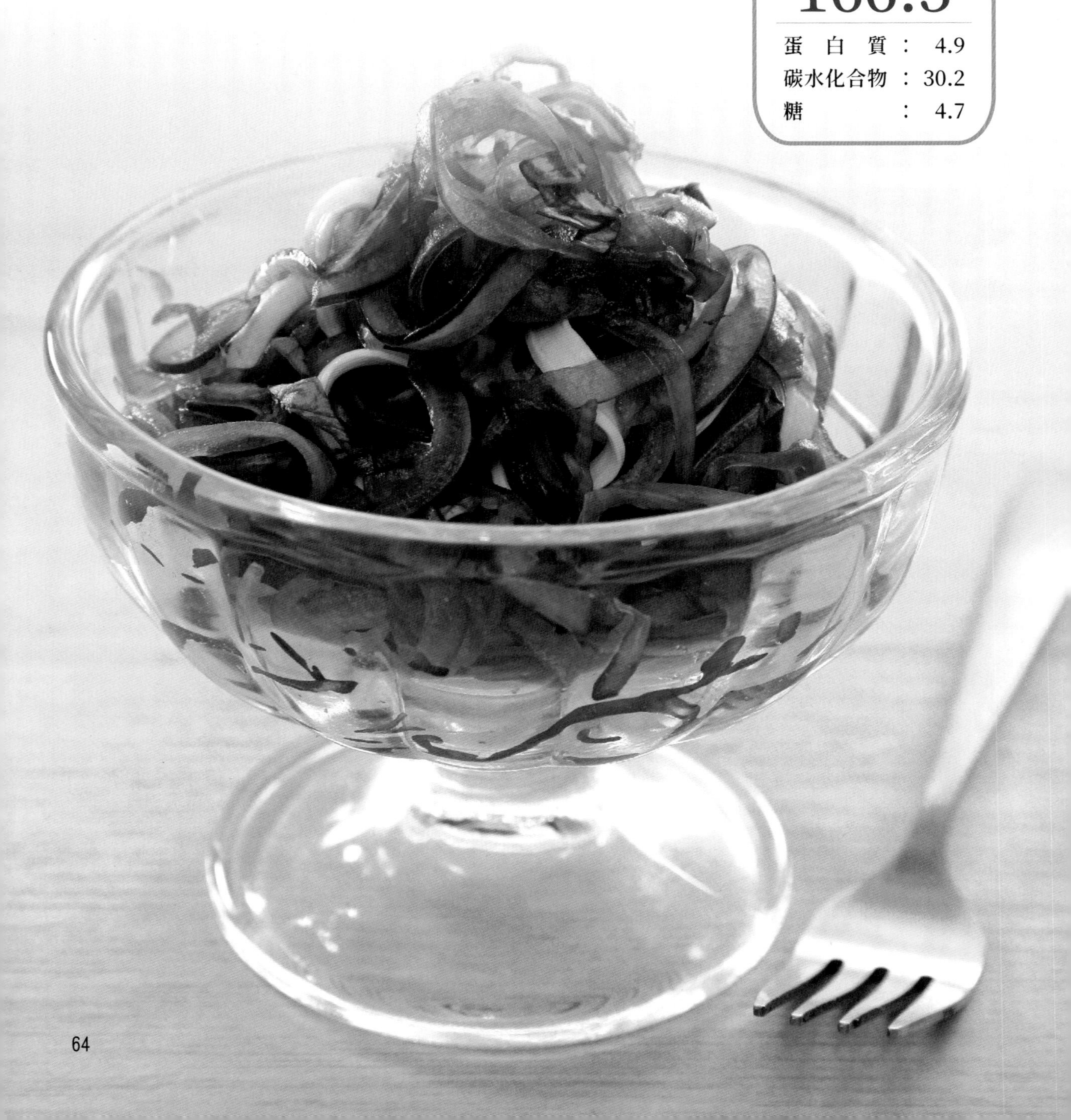

配方 <兩餐量>

材料（公克 g）	
白洋蔥	150
紫洋蔥	150
紅蘿蔔	30
起司條	1 條
甜蘿勃葉	少許

調味料 A（公克 g）	
紅酒	200cc
蜂蜜	40

調味料 B（公克 g）	
檸檬汁	10

步驟

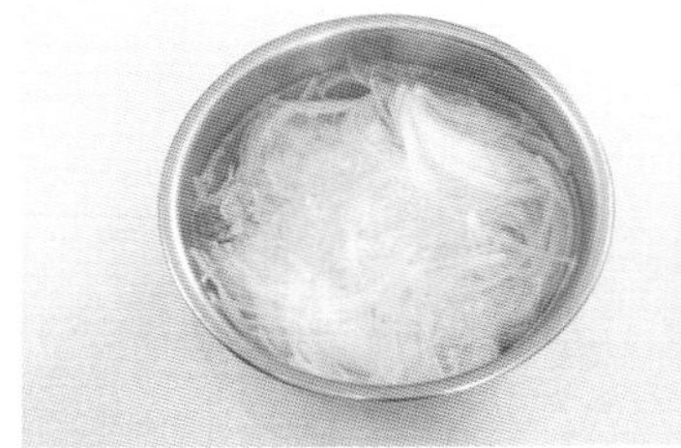

1 白洋蔥洗淨去皮，切細絲，泡在冰水裡。

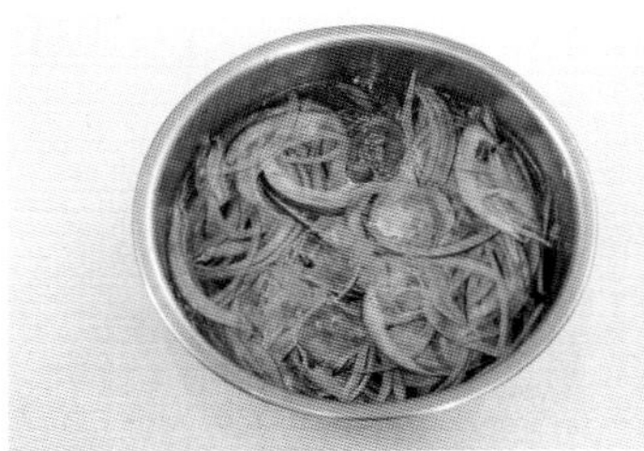

2 紫洋蔥洗淨去皮，切細絲，泡在冰水裡。

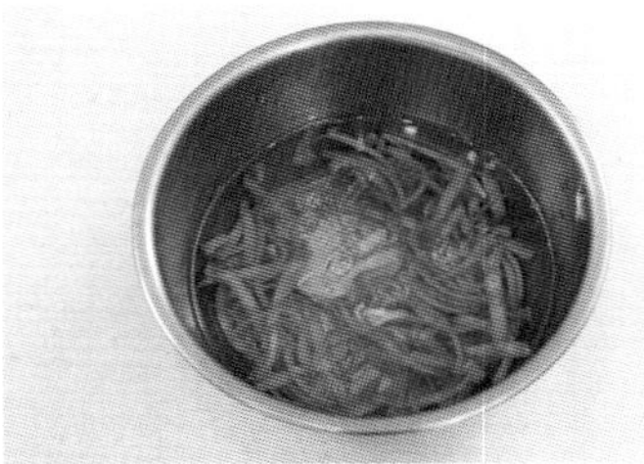

3 紅蘿蔔洗淨去皮，切細絲，泡在冰水裡。

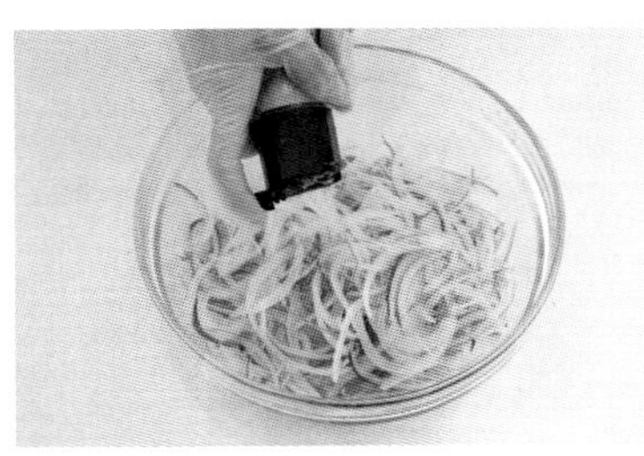

4 步驟 1～3 食材濾乾水分，放入容器中，加些許鹽抓醃至洋蔥出水。

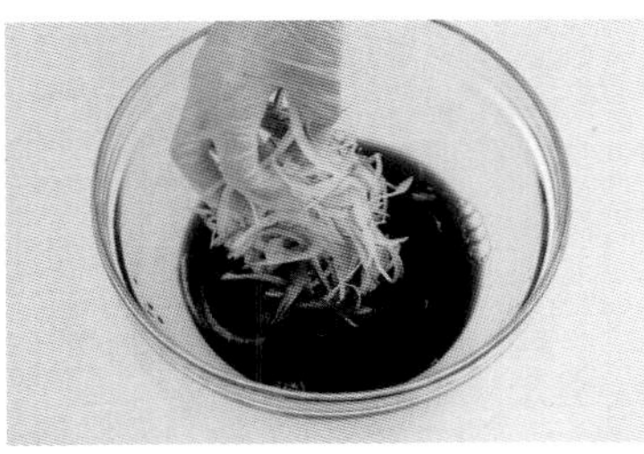

5 洗掉鹽濾掉水分，加入調味料 A 拌勻，放入冰箱，浸泡 10 分鐘。

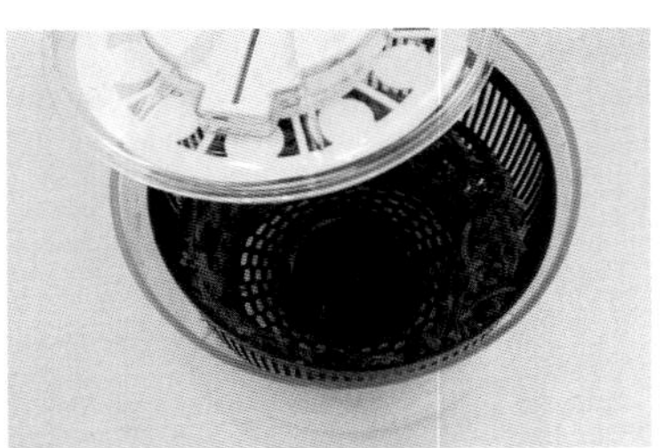

6 食用前將泡好的洋蔥撈出瀝乾。

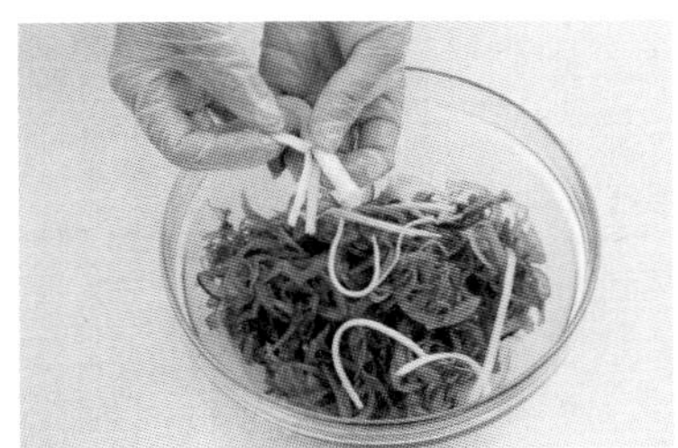

7 起司條撕成絲狀，加入拌勻。

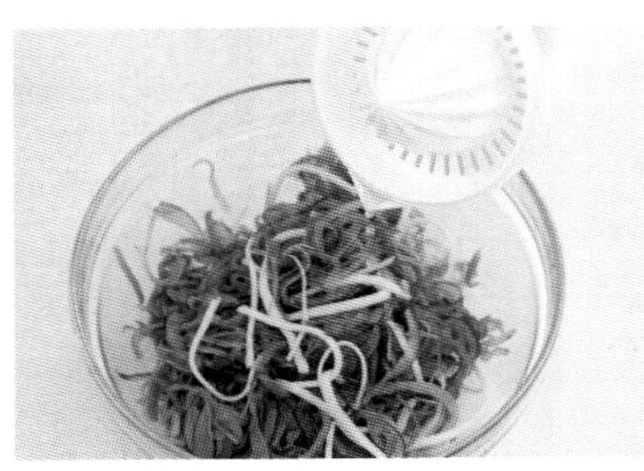

8 加入檸檬汁，拌勻。

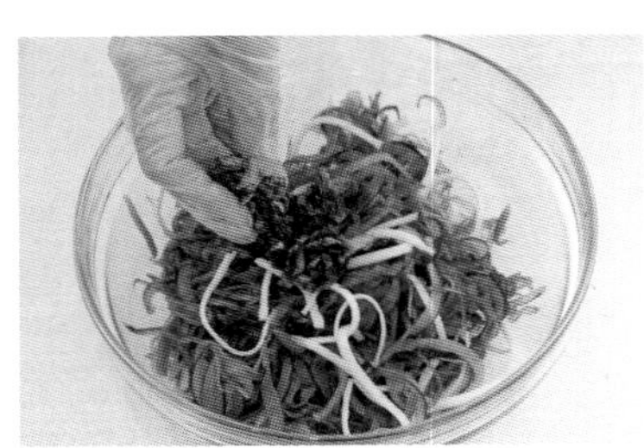

9 撒上切碎的甜蘿勃葉拌勻，完成。

營養標示 <一餐量> 160 公克 <熱量> 166.5 大卡

蛋白質	4.9	g	水	145.0	g
脂肪	2.9	g	粗纖維	0.0	g
飽和脂肪	1.8	g	膳食纖維	3.2	g
反式脂肪	0.0	g	灰分	0.7	g
碳水化合物	30.2	g	膽固醇	0.0	mg
糖	4.7	g	維生素 A	1750.7	IU
鈉	102	mg	維生素 E	0.2	mg
鉀	275.6	mg	維生素 B1	0.0	mg
鈣	35.1	mg	維生素 B2	0.0	mg
鎂	15.4	mg	維生素 B6	0.3	mg
磷	47.4	mg	維生素 B12	0.0	μg
鐵	0.5	mg	維生素 C	10.1	mg
鋅	0.5	mg	菸鹼素	0.7	mg

【麥麥筆記欄】

白洋蔥		
	介紹	白洋蔥有很高的營養價值，是養生菜品中的一種，對人體有許多的保健功能，根據降低血糖臨床試驗，洋蔥具有 80%降血糖的效果，是安全又有效的抗糖尿病食品。
	特色	★ 洋蔥可控制血糖，間接預防 AGE 生成，防止老化。 ★ 洋蔥富含的硒元素和槲皮素，可以抗癌。硒是一種抗氧化劑，能刺激人體免疫反應，抑制癌細胞的分裂和生長。

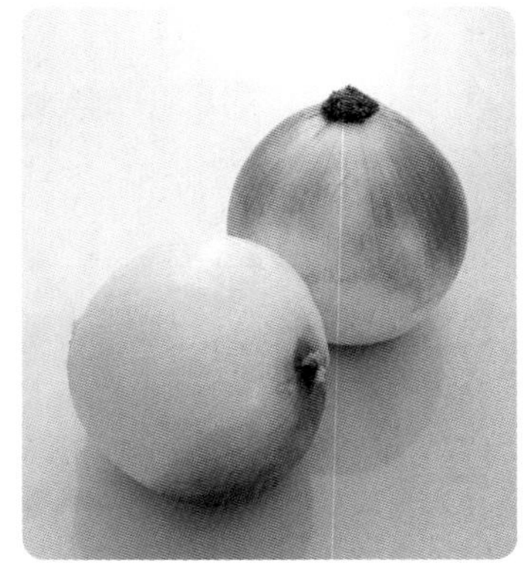

^ 白洋蔥

紅蘿蔔		
	介紹	紅蘿蔔營養成分豐富，有提高人體免疫力、改善眼睛疲勞、貧血等功效。
	特色	★ 含有降血糖物質，是糖尿病患者的好食品，裡面含有槲皮素、山標酚等，能增加冠狀動脈的血流量，降血脂，促進腎上腺素的合成，還有降血壓，強心作用，高血壓、冠心病患者應多食用。 ★ 大量胡蘿蔔素，有補肝明目的作用，可治療夜盲症。胡蘿蔔素轉變成維生素 A，有助於增強身體的免疫功能。

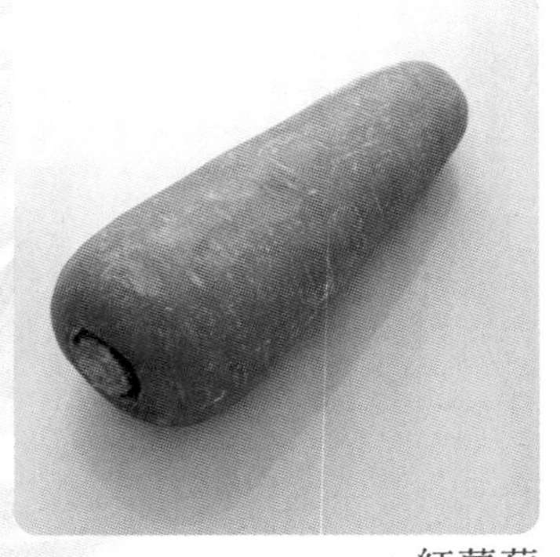

^ 紅蘿蔔

起司棒		
	介紹	是由鮮奶濃縮製成，含豐富的鈣質，食用方便，一支熱量 77 大卡。
	特色	★ 營養成分有：蛋白質、維生素 B 群、鈣、乳酸菌。 ★ 起司中的蛋白質被乳酸菌分解了，所以比牛奶更容易被人體吸收及消化。

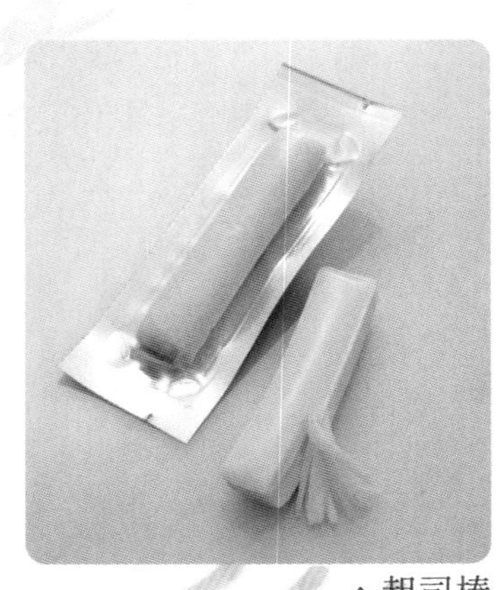

^ 起司棒

韓式黃豆芽拌美生菜蝦鬆

烹飪難度 ★★★★★

黃豆芽是一種味道鮮美、營養豐富的蔬菜，做成韓式辣味，不但口感輕爽味道濃郁，搭配上蝦鬆及美生菜，與店家販售的味道一模一樣！絕妙滋味一定要做做看！

一餐量

熱　量

244.5

蛋　白　質	：15.7
碳水化合物	：19.1
糖	：7.4

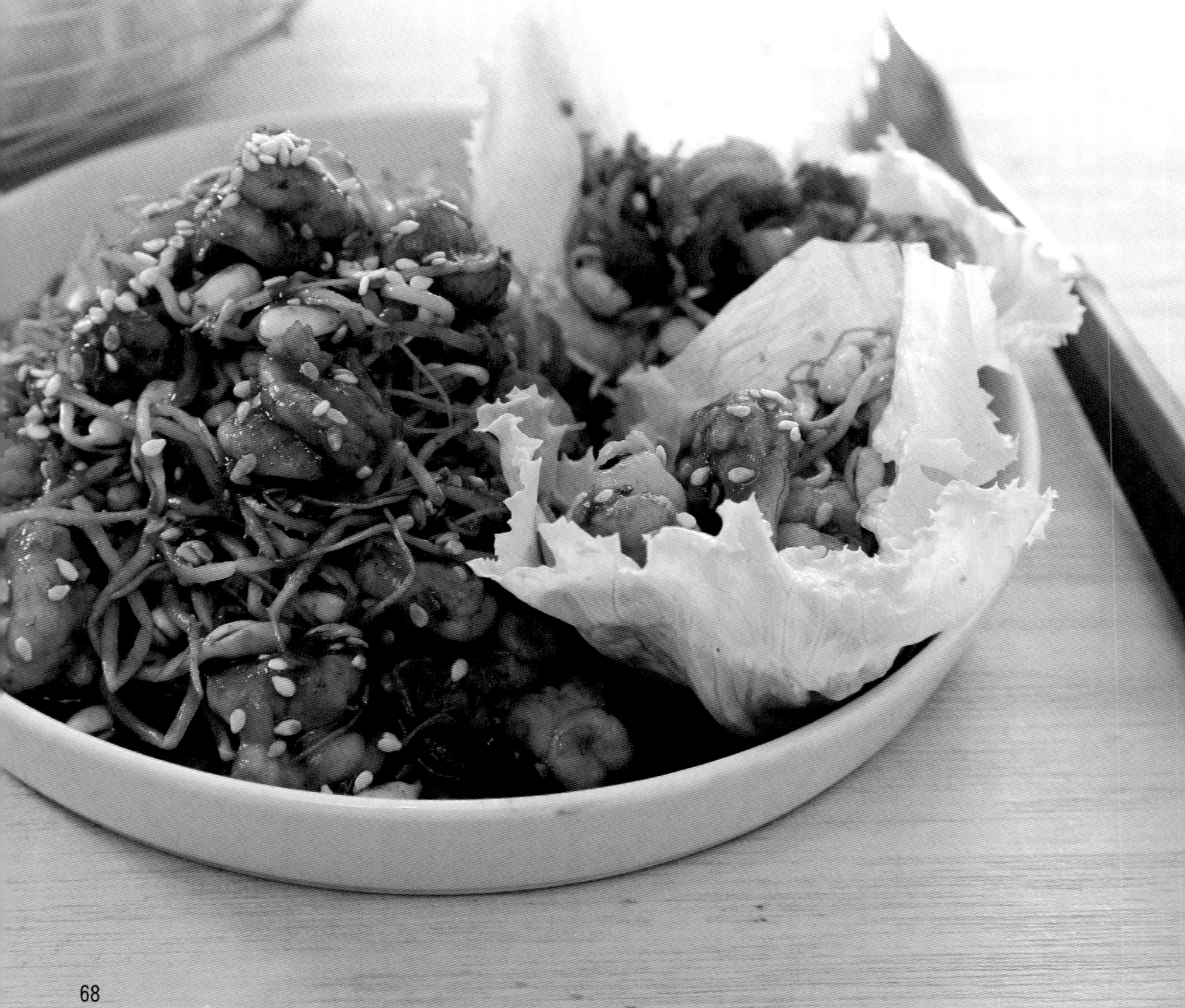

配方 <兩餐量>

材料（公克 g）	
黃豆芽	150
蝦仁	150
韓式泡菜	100
萵苣	10 片
熟白芝麻	10

調味料（公克 g）	
韓國麻油	15
薄鹽醬油	30
韓式辣椒醬	30

步驟

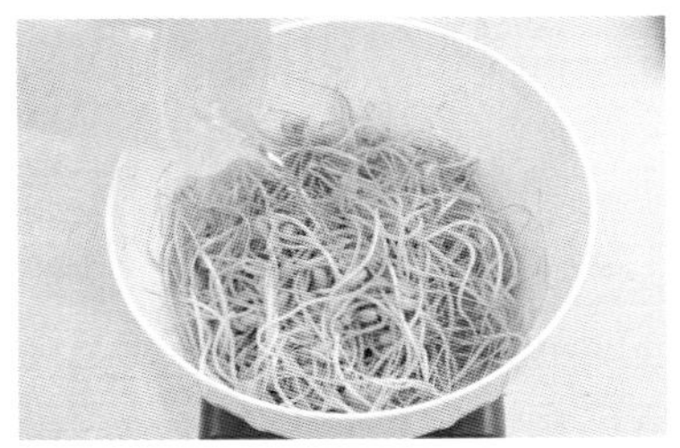

1 黃豆芽洗淨，加水 100 克，鹽 1 克。

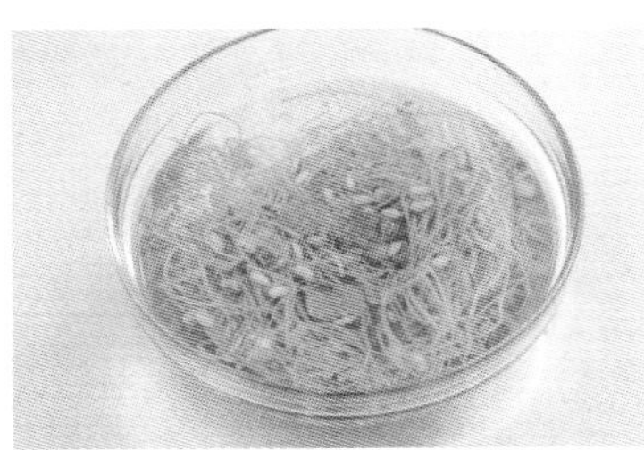

2 放入微波爐中，強火 2 分鐘，取出拌勻，再放入微波爐中，強火 2 分鐘，取出拌勻，共二次。

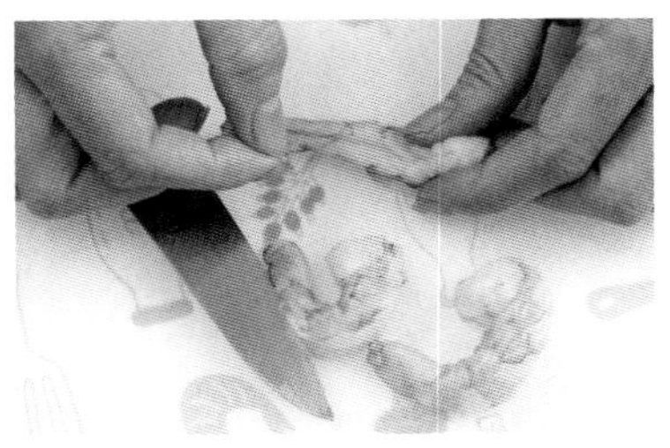

3 蝦仁去泥腸，洗淨。

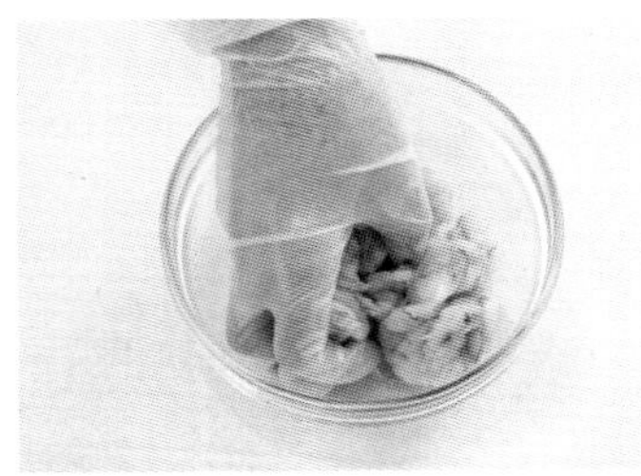

4 加入 1 克的鹽，抓洗乾淨，一切三。

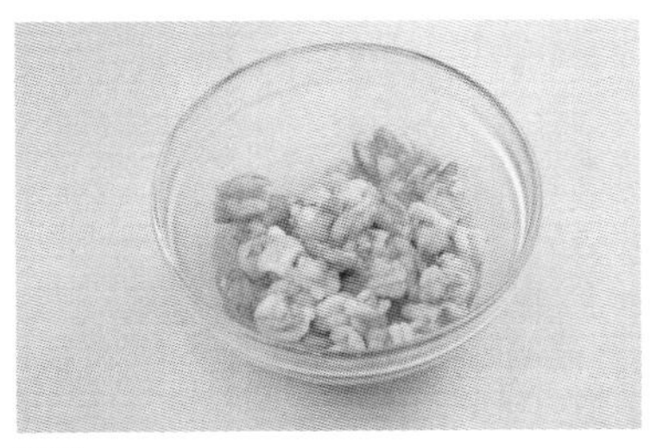

5 洗淨，吸乾水分，加米酒 10 克，放入微波爐中，強火 2 分鐘。

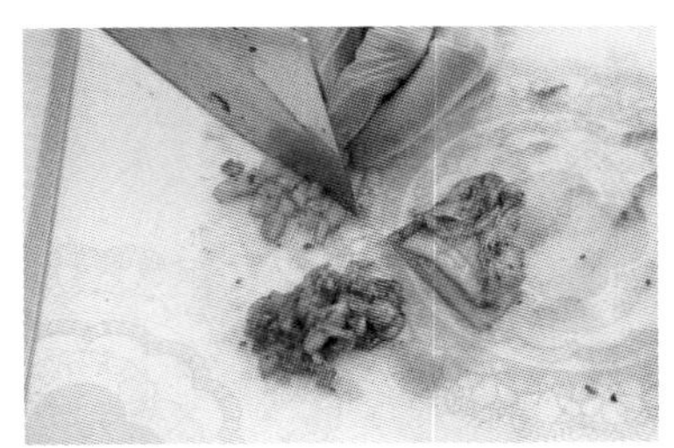

6 泡菜切碎。

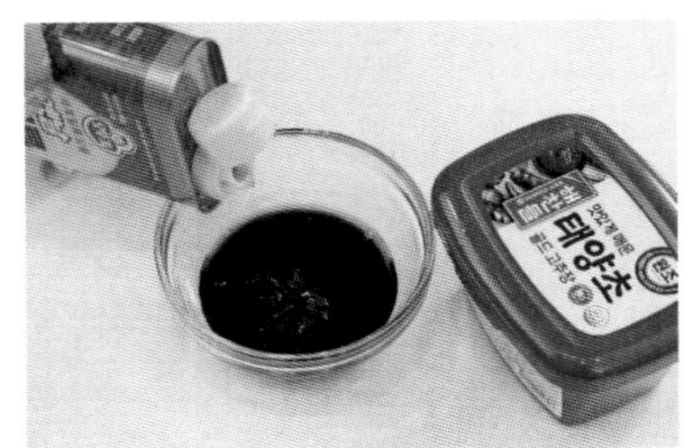

7 調味料攪拌均勻。

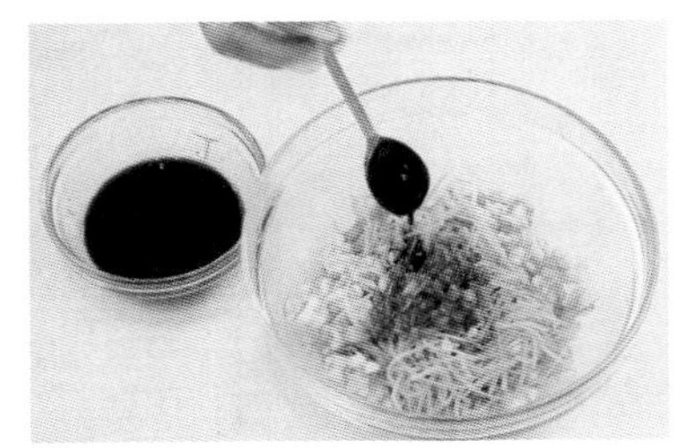

8 將黃豆芽、蝦仁、泡菜混合，加入拌勻的調味料，攪拌均勻。

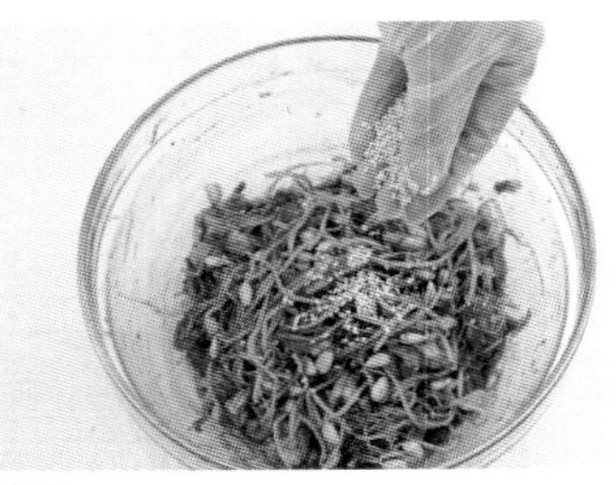

9 撒上熟白芝麻，取適量包入萵苣中食用，完成。

營養標示 <一餐量> 300 公克 <熱量> 244.5 大卡

蛋白質	15.7	g
脂肪	11.7	g
飽和脂肪	1.7	g
反式脂肪	0.0	g
碳水化合物	19.1	g
糖	7.4	g
鈉	1541	mg
鉀	531.2	mg
鈣	118.1	mg
鎂	44.7	mg
磷	302.4	mg
鐵	1.7	mg
鋅	1.2	mg

水	270.6	g
粗纖維	0.0	g
膳食纖維	4.5	g
灰分	2.8	g
膽固醇	118.7	mg
維生素 A	1509.1	IU
維生素 E	15.1	mg
維生素 B1	0.1	mg
維生素 B2	0.1	mg
維生素 B6	0.6	mg
維生素 B12	1.1	μg
維生素 C	12.6	mg
菸鹼素	1.4	mg

【麥麥筆記欄】

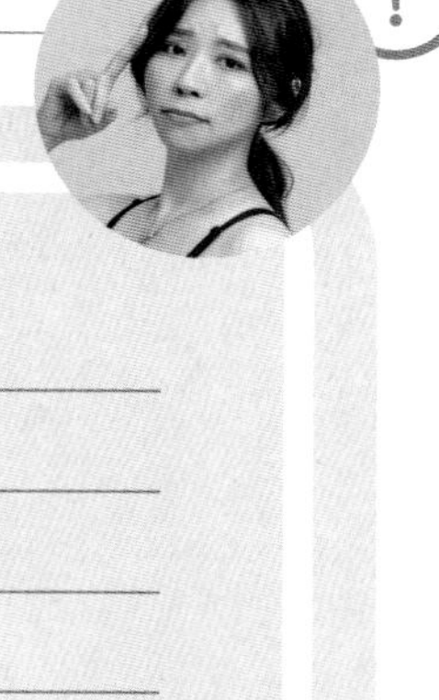

黃豆芽	介紹	黃豆芽是黃豆用水泡發芽的，含有很高的蛋白質和維生素。
	特色	★ 每 100 克黃豆芽裡，含有蛋白質 5.4 克，脂肪 1.2 克，碳水化合物 2.5 克，粗纖維 1 克，維生素主要有維生素 B 群和維生素 A、C 和 E，微量元素主要為鉀、鈣、鎂、磷及多種胺基酸，是一種營養滿分的蔬菜。 ★ 蛋白質含量很豐富，含有人體需要的胺基酸，可以增強免疫力。 ★ 黃豆芽裡含很多維生素 E，可以有效清除體內自由基，達到抗氧化的作用。

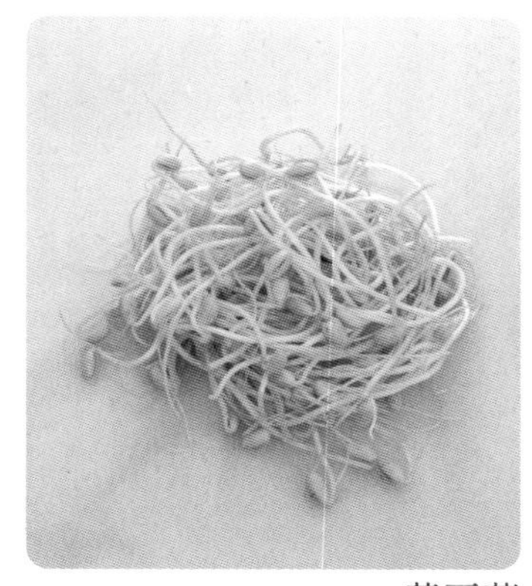
^ 黃豆芽

泡菜	介紹	泡菜是以白菜或其他蔬菜發酵製成，用鹽抓醃使蔬菜脫水後，再以簡單的糖、鹽、洋蔥、大蒜、薑、辣椒和韓國辣椒粉調味醃漬入味。
	特色	★ 自然生成的乳酸菌會促使蔬菜發酵。 ★ 含有對腸道有益的益生菌，多食用能增強免疫力。

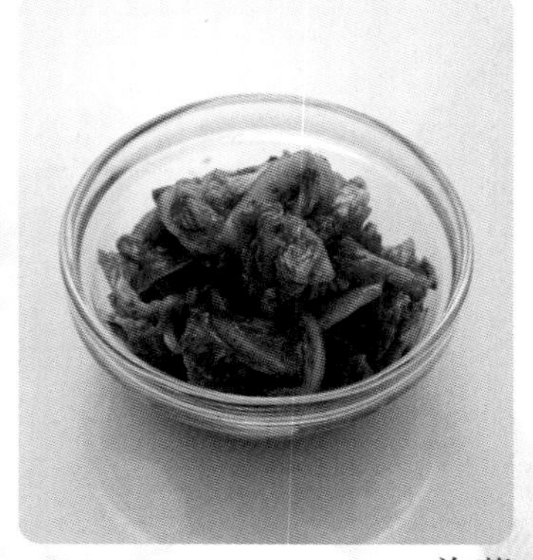
^ 泡菜

韓國辣椒醬	介紹	遵循古法，使用最原始的辣椒醬配方和食材製作而成的辣椒醬。
	特色	★ 沒有添加多餘的調味料，所以可以吃到辣椒的香氣。 ★ 原料中沒有砂糖，卻有麥芽發酵後所帶出的自然甘甜，使辣椒醬拌在食物裡搭配時，溫潤有層次。

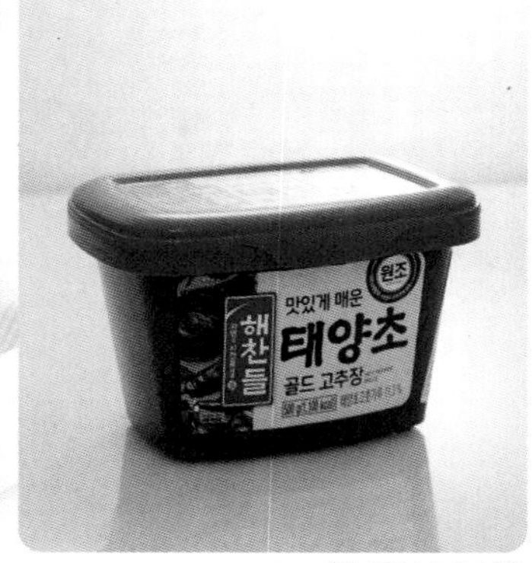

^ 韓國辣椒醬

韓式柚子蛋白丁沙拉

烹飪難度 ★★★★★

中秋節時常常有很多柚子吃不完，這時候就很適合做這道韓式柚子蛋白丁沙拉！柚子不但有降低膽固醇的功效還能幫助減肥、美容等。搭配生菜做成沙拉，口感輕爽無負擔，香甜的味道令人欲罷不能哦！

一餐量

熱量
272.2

蛋白質	：11.0
碳水化合物	：18.8
糖	：2.2

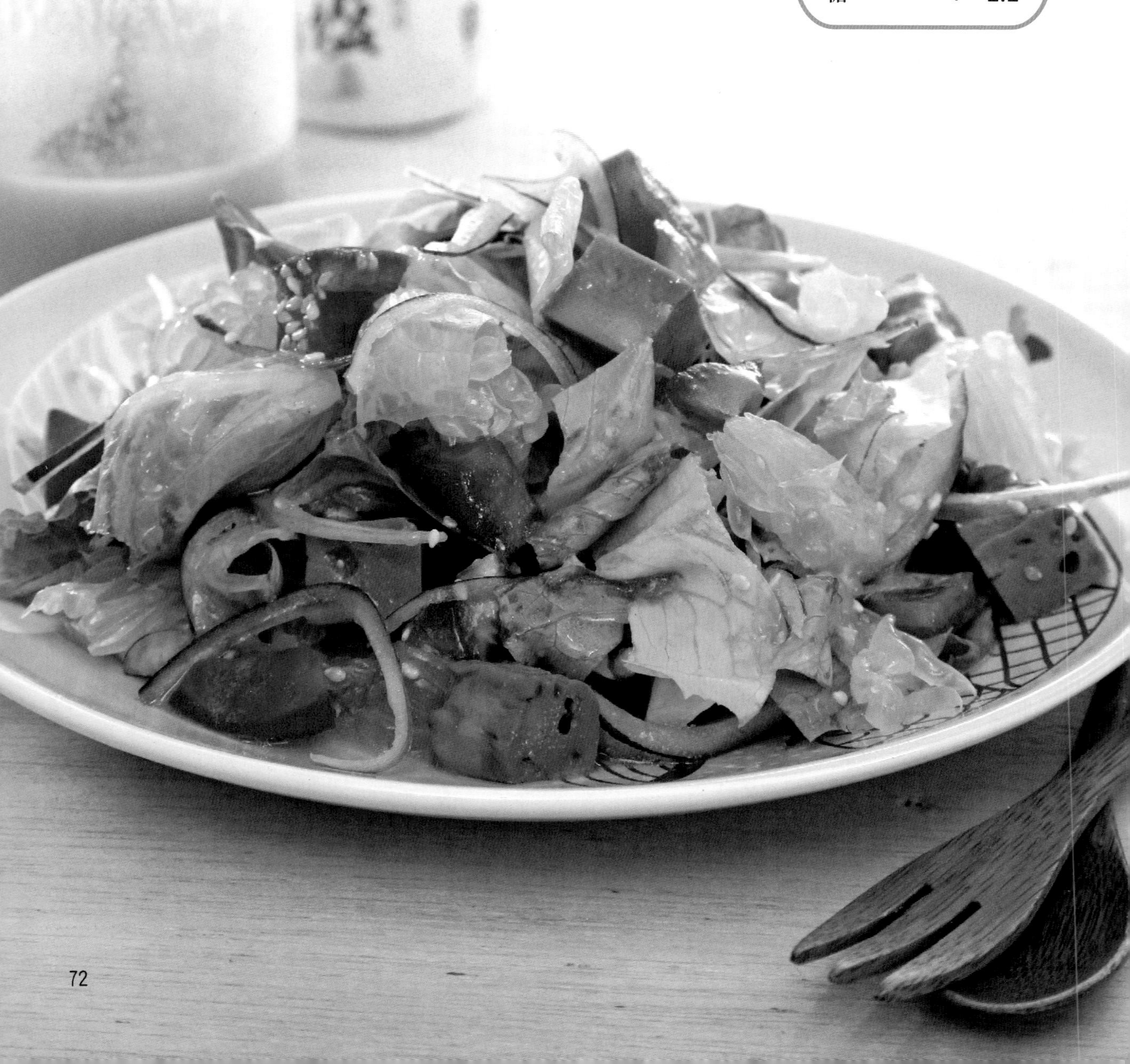

配方 <兩餐量>

材料（公克 g）	
剝好的柚子肉	100
滷蛋白丁	100
蘿蔓生菜	200
牛蕃茄	50
紫洋蔥	20

調味料 A（公克 g）	
羅勒橄欖油	30
柚子汁	15
蘋果醋	15
蜂蜜	15
黃芥末	15

調味料 B（公克 g）	
柚子鹽	少許
熟白芝麻	10

步驟

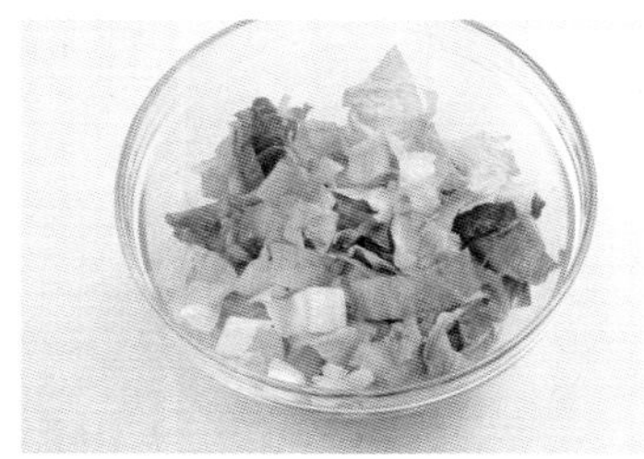

1 蘿蔓生菜洗淨切成小段，脫水。

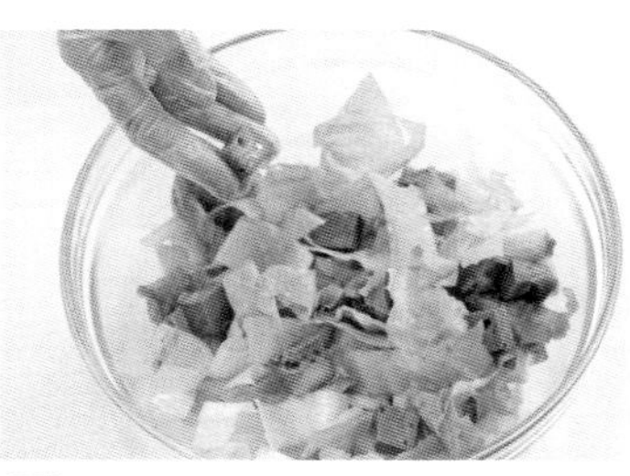

2 撒上滷蛋白丁。

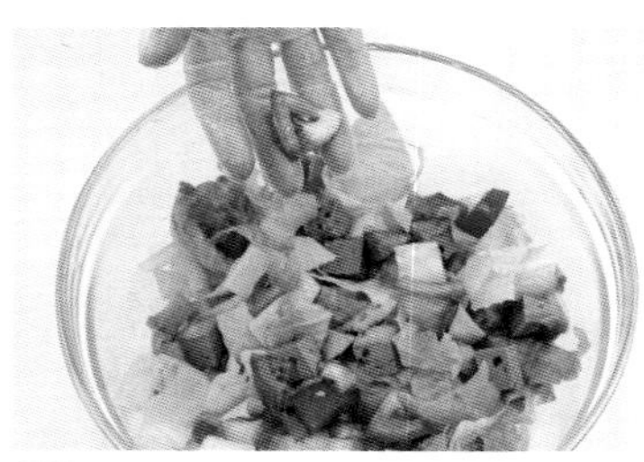

3 加入切小塊的牛蕃茄。

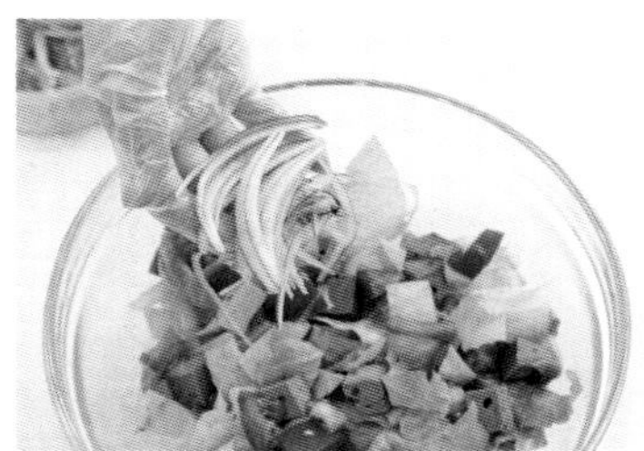

4 加入切絲的紫洋蔥。

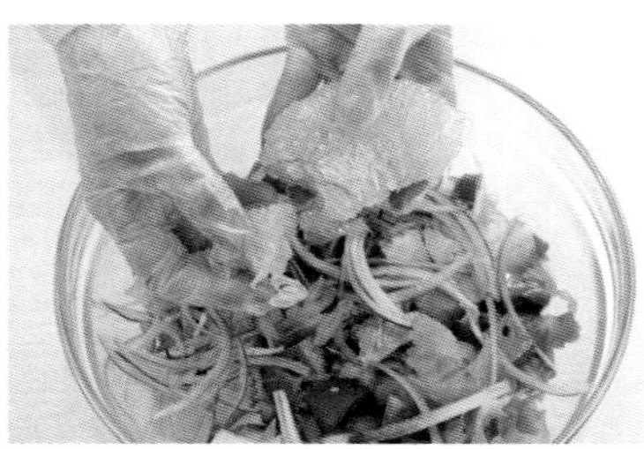

5 加入剝好的柚子肉。

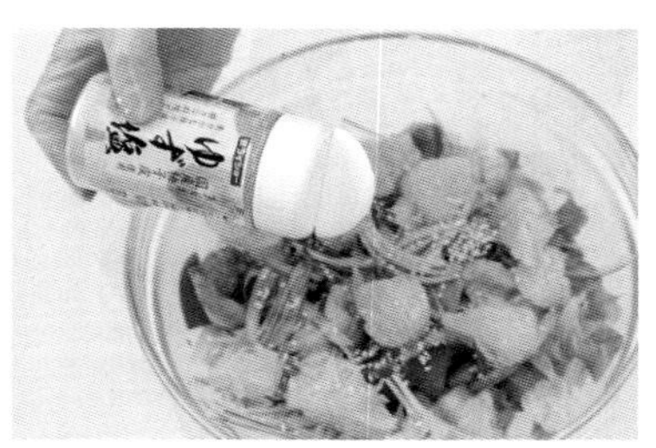

6 撒上調味料 B，拌勻。

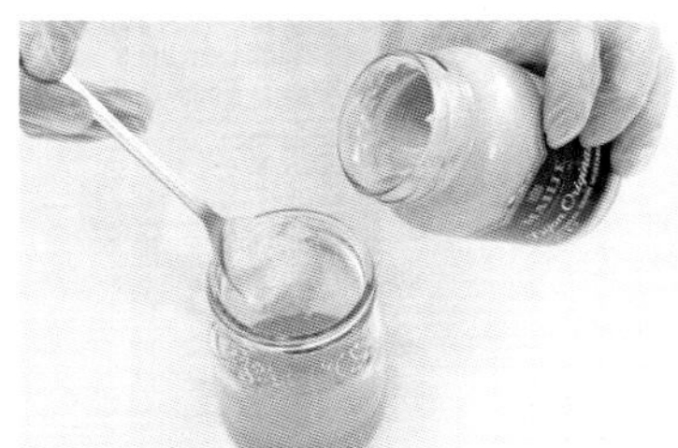

7 將調味料 A 放入罐子。

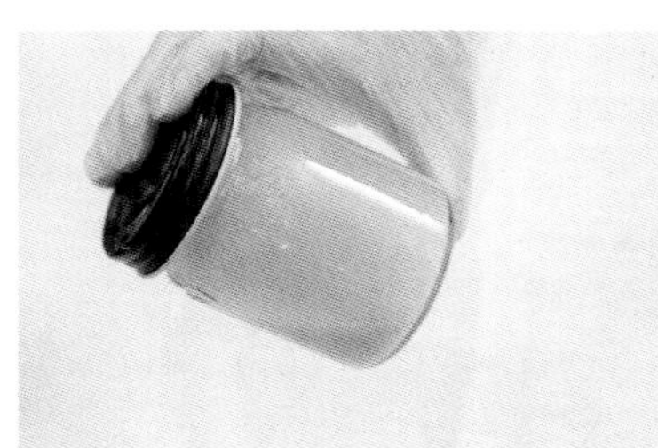

8 蓋上蓋子，搖均。

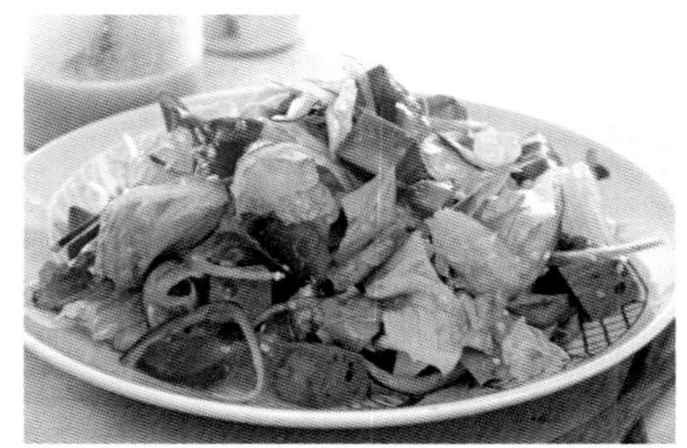

9 拌勻沙拉擺入盤中、食用前淋上醬汁，完成。

營養標示 <一餐量> 280 公克 <熱量> 272.2 大卡

蛋白質	11.0	g	水	218.6	g
脂肪	17.0	g	粗纖維	0.0	g
飽和脂肪	19.4	g	膳食纖維	2.8	g
反式脂肪	0.0	g	灰分	3.9	g
碳水化合物	18.8	g	膽固醇	0.0	mg
糖	2.2	g	維生素 A	2173.7	IU
鈉	1006	mg	維生素 E	1.3	mg
鉀	510.2	mg	維生素 B1	0.0	mg
鈣	91.0	mg	維生素 B2	0.3	mg
鎂	45.3	mg	維生素 B6	0.2	mg
磷	80.1	mg	維生素 B12	0.1	μg
鐵	1.8	mg	維生素 C	35.5	mg
鋅	0.8	mg	菸鹼素	0.8	mg

【麥麥筆記欄】

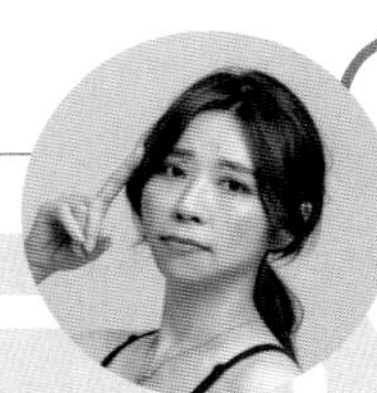

<table>
<tr><td rowspan="2">柚子</td><td>介紹</td><td>柚子中含有碳水化合物、粗纖維、豐富的維生素C，及豐富的鈣、鉀、鎂、磷等微量元素，是一種纖維質高，營養多的水果。</td></tr>
<tr><td>特色</td><td>★ 有健胃、助消化、化痰、平喘、解酒的功效。
★ 裡面含有的維生素，能強化皮膚的毛細孔，幫助恢復皮膚受損的組織。所以常吃柚子，能讓皮膚漂亮細緻零毛孔。
★ 身體虛寒的人不要多吃，容易拉肚子。
★ 服用藥物的病人，不宜吃柚子，容易產生頭暈、心悸、心律不整、血壓降低的情況。</td></tr>
</table>

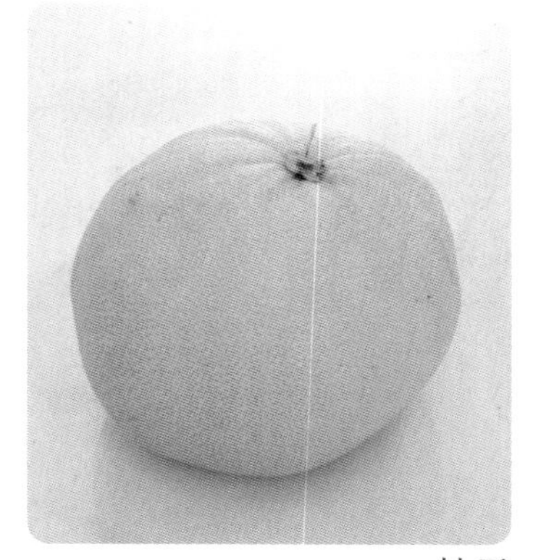

^ 柚子

<table>
<tr><td rowspan="2">蘋果醋</td><td>介紹</td><td>用切碎蘋果和蘋果汁混合發酵所製成。成品像蘋果汁一樣，含有維生素B1、B2、葉酸、菸鹼酸和維生素C，另外還含有少量的礦物質：鈉、磷、鉀、鈣、鐵和鎂等等。</td></tr>
<tr><td>特色</td><td>★ 用餐時或用餐後，飲用蘋果醋，可以有效控制因進食產生的血糖和胰島素反應，可以控制血糖。
★ 常喝蘋果醋有助減重、降低身體質量指數（BMI）、減少內臟脂肪、腰圍和血清甘油三酯。</td></tr>
</table>

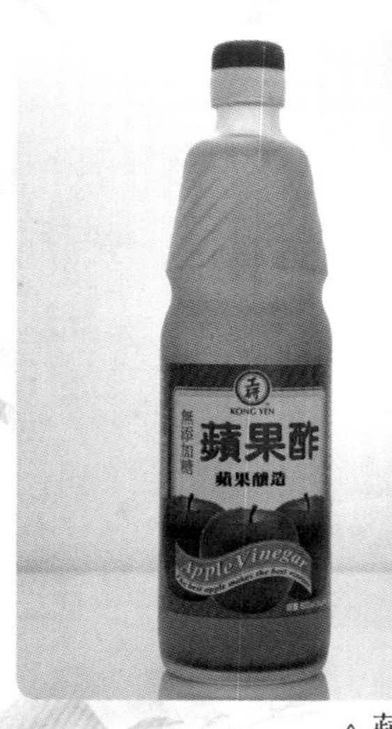

^ 蘋果醋

泰式海鮮涼拌沙拉

烹飪難度 ★★★★★

使用數種海鮮製作而成的涼拌沙拉，一定是海鮮老饕的絕佳選擇，拌上泰式酸辣醬汁，酸酸甜甜又辣辣的，減肥餐也可以吃得很開心！且海鮮的蛋白質含量高，熱量低，是最適合減重期的食物哦！

一餐量

熱　量

187.2

蛋白質	25.2
碳水化合物	17.1
糖	1.8

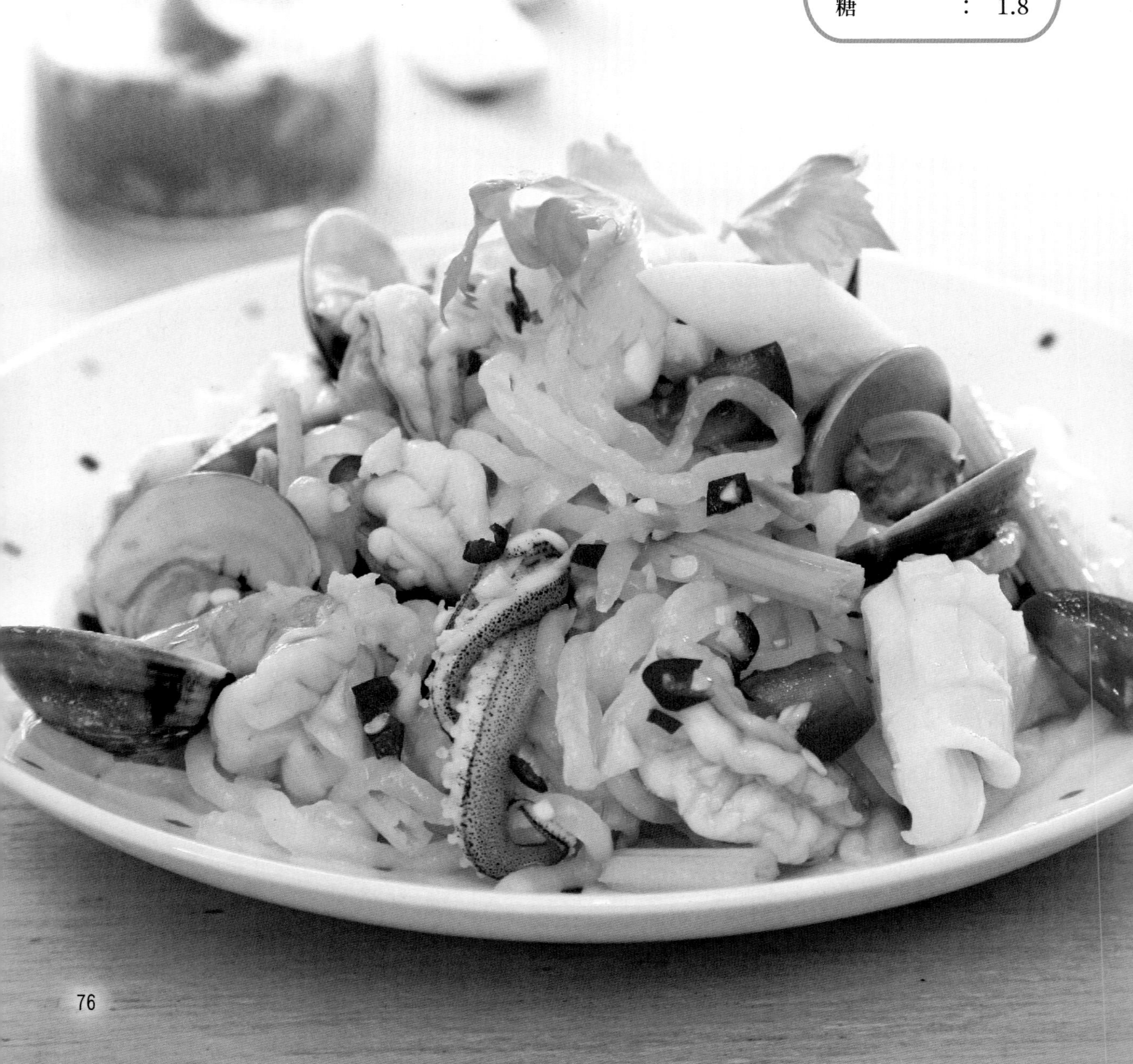

配方 <兩餐量>

材料A (公克g)		材料B (公克g)		調味料 (公克g)	
蛤蜊	300	鹽	適量	蒜末	8
中卷	100	米酒	30	辣椒末	3
蝦仁	100	芹菜段	30	蜂蜜	15
蒟蒻絲	1包	牛蕃茄	1顆	魚露	25
薑	2片	芹菜葉	適量	檸檬汁	30

步驟

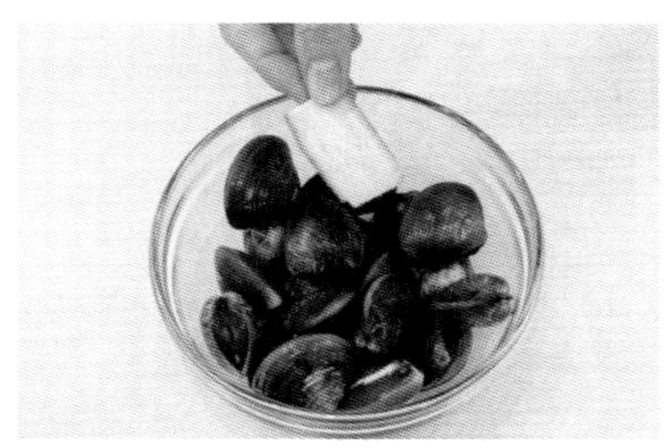

1 蛤蜊洗淨吐沙，加米酒15克，薑1片，強火微波1分40秒。

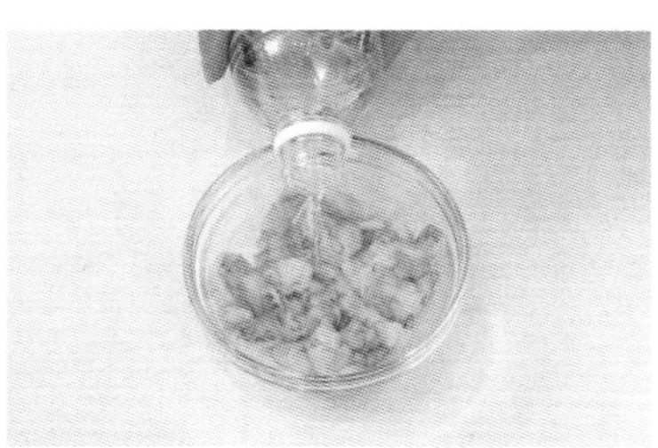

2 蝦仁去泥腸洗淨，用鹽1克抓醃，加米酒15克，強火微波2分鐘。

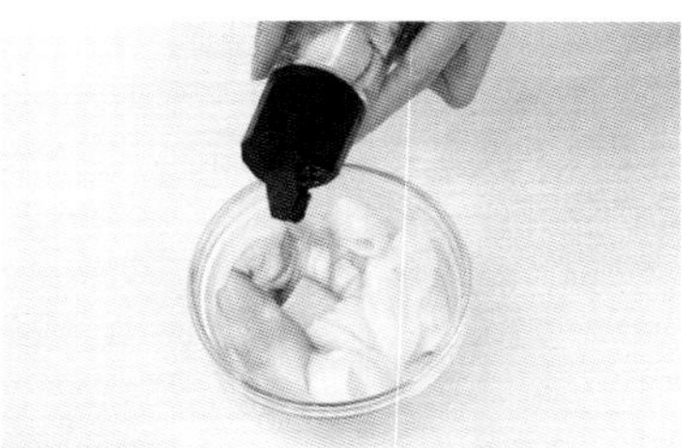

3 中卷洗淨，切花紋，加鹽1克、米酒15克、薑1片，強火微波2分鐘。

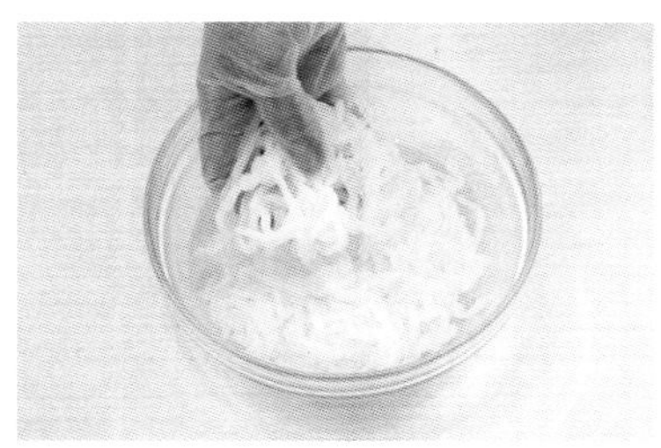

4 蒟蒻絲用開水洗淨。

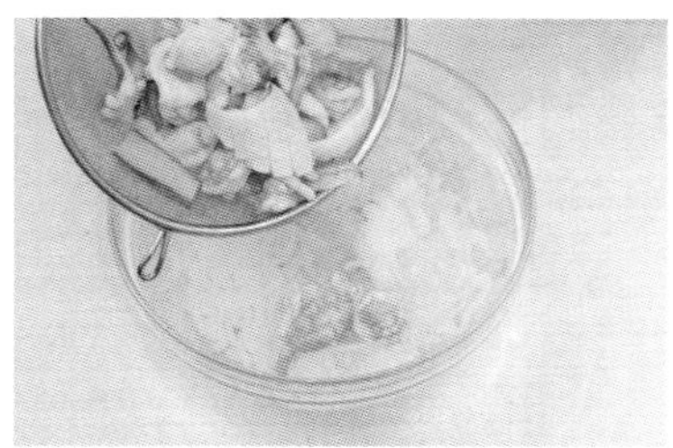

5 用冰水浸泡蒟蒻絲、中卷、蝦仁。

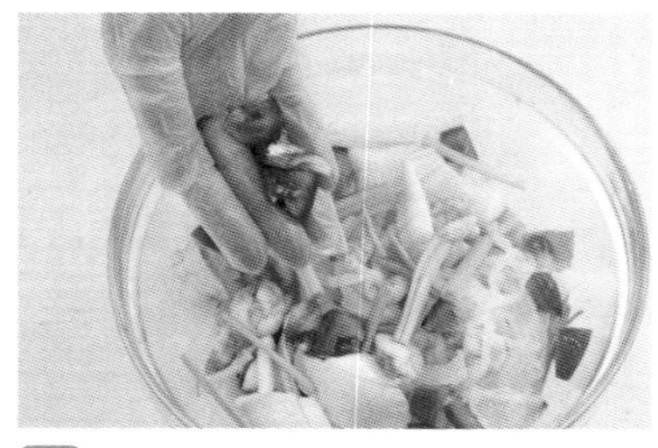

6 加入切滾刀的蕃茄塊、芹菜段。

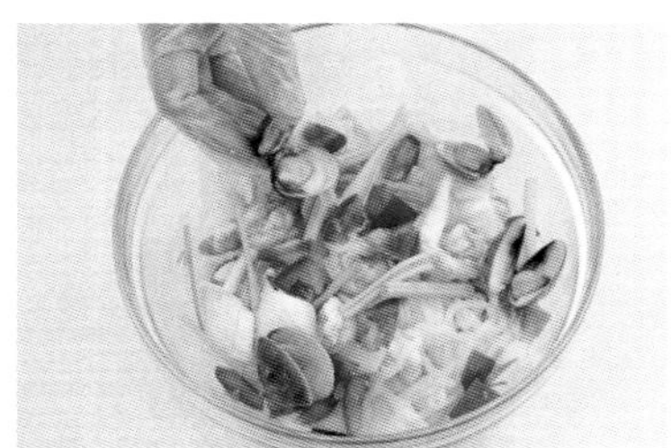

7 加入瀝乾的步驟5。

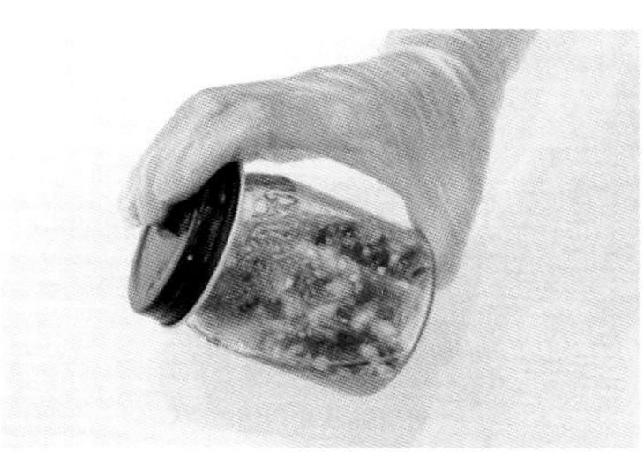

8 調味料裝入罐子裡，搖晃均勻。

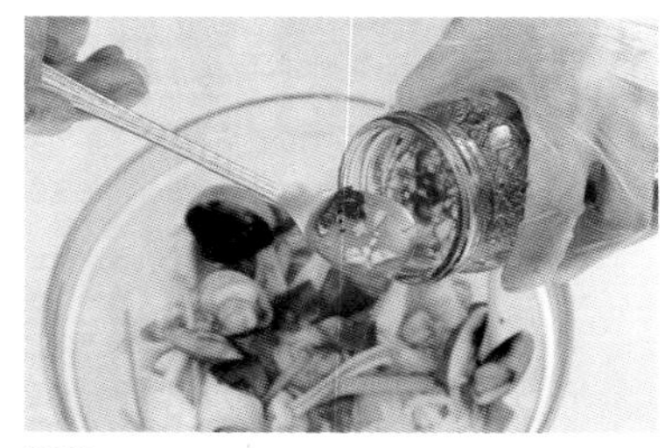

9 倒入調味料，攪拌均勻，撒上芹菜葉，完成。

泰式海鮮涼拌沙拉

營養標示

<一餐量> 350 公克 <熱量> 187.2 大卡

蛋白質	25.2	g	水	114.2	g
脂肪	2.0	g	粗纖維	0.0	g
飽和脂肪	0.6	g	膳食纖維	1.6	g
反式脂肪	0.0	g	灰分	0.9	g
碳水化合物	17.1	g	膽固醇	67.6	mg
糖	1.8	g	維生素 A	617.5	IU
鈉	1986	mg	維生素 E	2.1	mg
鉀	287.5	mg	維生素 B1	0.1	mg
鈣	54.6	mg	維生素 B2	0.2	mg
鎂	78.6	mg	維生素 B6	0.2	mg
磷	475.3	mg	維生素 B12	0.7	μg
鐵	3.6	mg	維生素 C	14.7	mg
鋅	2.0	mg	菸鹼素	0.5	mg

【麥麥筆記欄】

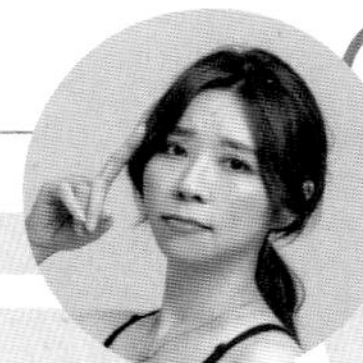

蛤蜊		
蛤蜊	介紹	低脂、低熱量、又擁有豐富的營養價值，能夠補充減肥時期最需要的蛋白質，是減肥聖品！
	特色	★ 含有 B12，能改善皮膚，促進記憶力集中，避免記憶力衰退。 ★ 含有多種胺基酸，是調節人體機能不可或缺的營養素。

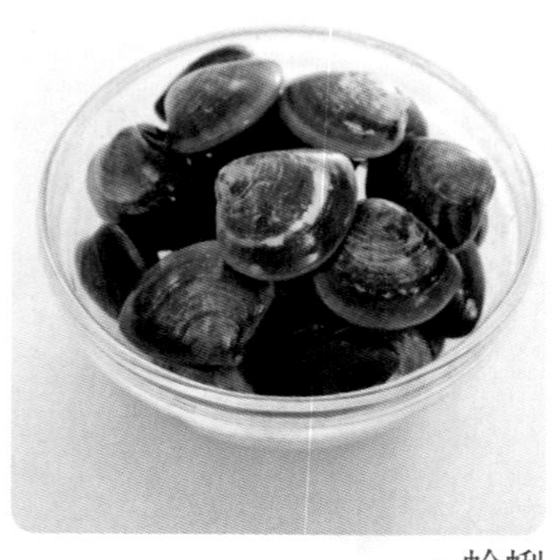

^ 蛤蜊

中卷		
中卷	介紹	中卷又為透抽，幾乎無膽固醇，是物美價廉的好食品。
	特色	★ 具優良蛋白質，含有預防心血管疾病的 EPA。 ★ 促進嬰幼兒腦部發育的 DHA 等高度不飽和脂肪酸。

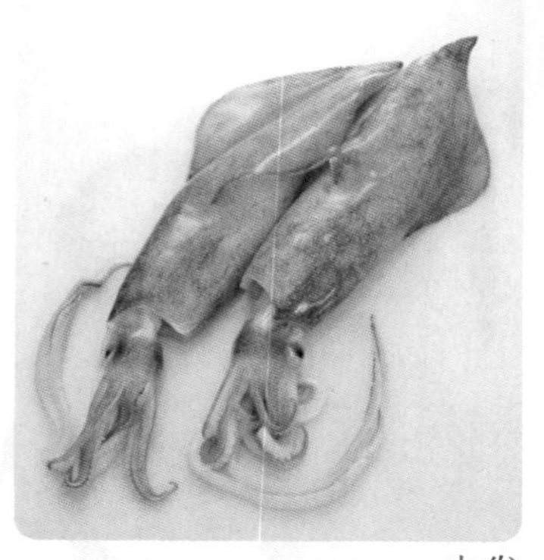

^ 中卷

蒟蒻絲		
蒟蒻絲	介紹	蒟蒻是零熱量的食品，成分裡 97% 是水，以及膳食纖維，是低 GI 食品。
	特色	★ 優質的膳食纖維，而且低熱量、零脂肪。吸水力強、膨脹力大的特性，吃了有飽足感，又不怕胖。 ★ 與肉類、高膽固醇食物一起烹調，可以減少身體吸收膽固醇；與大豆一起烹調，可以幫助消化，降低血液中膽固醇。 ★ 一次不宜食用過多，市售蒟蒻絲一包約 180 ～ 200 公克，建議分二次食用。

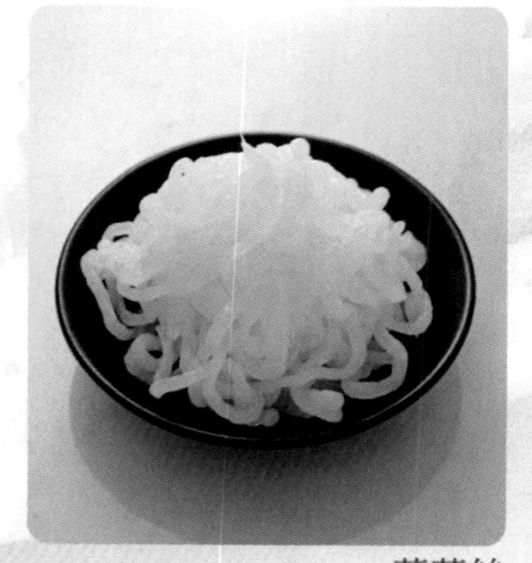

^ 蒟蒻絲

酪梨鮮蔬嫩雞花椰菜沙拉

烹飪難度 ★★★★★

水果風味的沙拉一直都是大眾喜愛的沙拉首選，這次設計出以蘋果泥為基底的醬汁，配上酪梨綿密的口感，與低脂的舒肥雞胸肉，減肥聖品都搭配在這盤裡了哦！

一餐量

熱　量

256.5

蛋　白　質：11.9
碳水化合物：18.7
糖　　　　：3.0

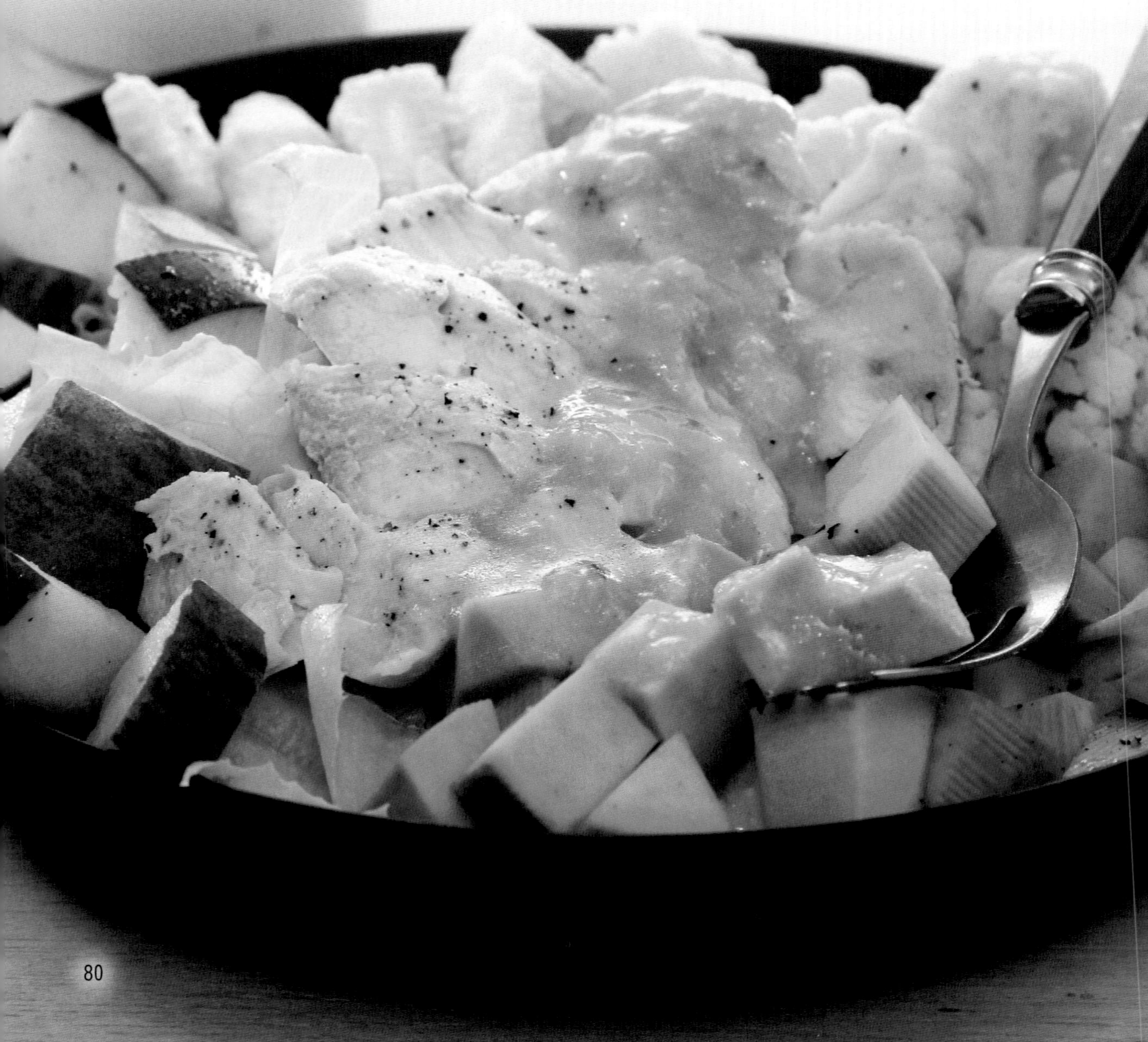

配方 <兩餐量>

材料（公克 g）	
酪梨	60
蘋果	100
舒肥雞胸肉	100
白花椰菜	60
蘿蔓生菜	150
玉米筍	50

調味料 A（公克 g）	
橄欖油	30
蘋果泥	15
蘋果醋	15
蜂蜜	15
味醂	5
黃芥茉	10

調味料 B（公克 g）	
玫瑰鹽	少許
黑胡椒	少許

步驟

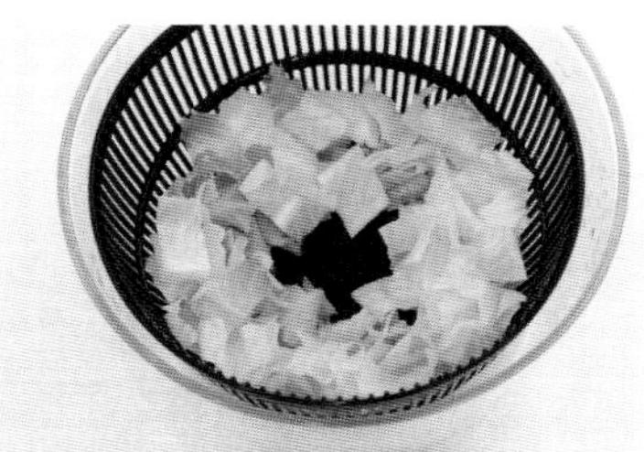

1 蘿蔓生菜洗淨，切成小塊，脫乾水分，擺在沙拉盤上。

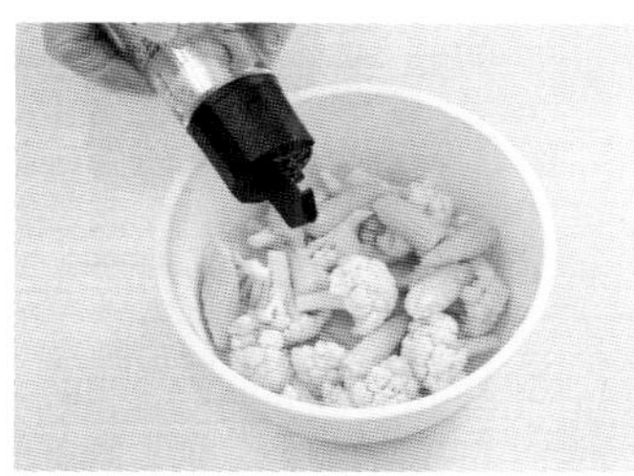

2 白花椰菜切小朵，玉米筍切斜段，加入鹽 2 克，強火微波 2 分鐘，放涼。

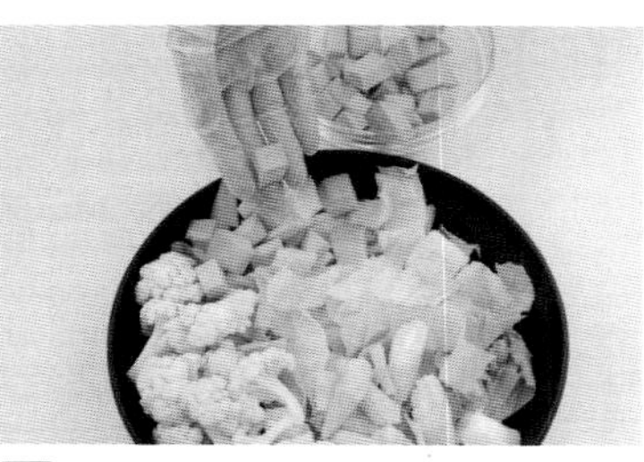

3 依序擺上白花椰菜、玉米筍、切小丁的酪梨。

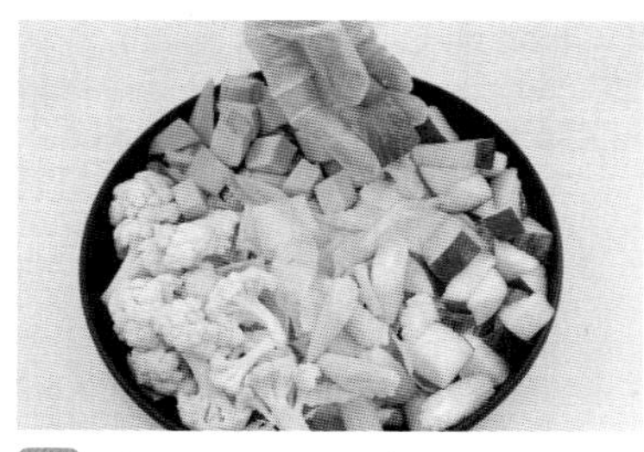

4 加入切小丁的蘋果。

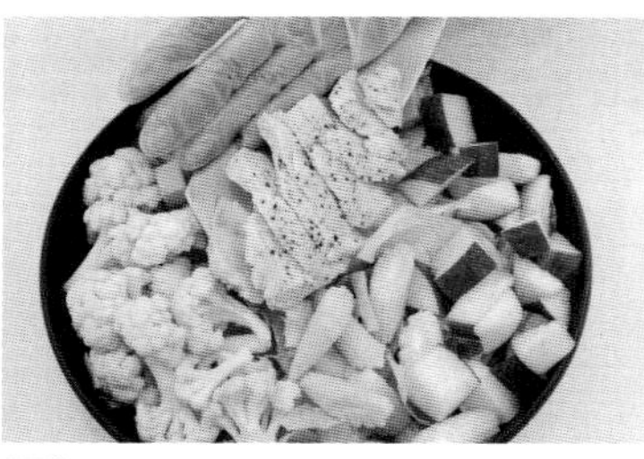

5 舒肥雞胸退冰，切片，強火微波 1 分 30 秒，擺在沙拉上。

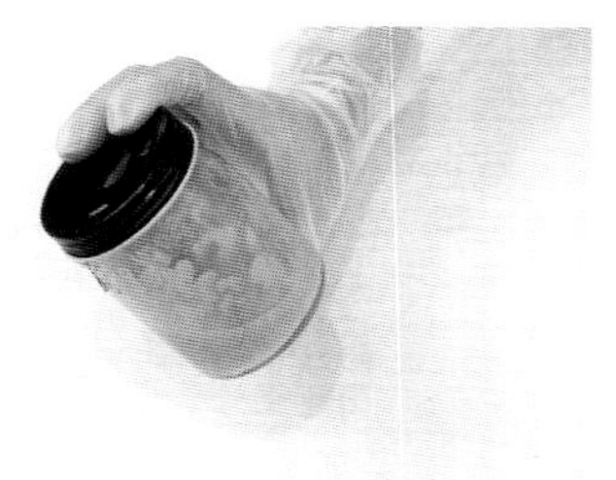

6 調味料 A 裝入罐子裡，搖晃均勻。

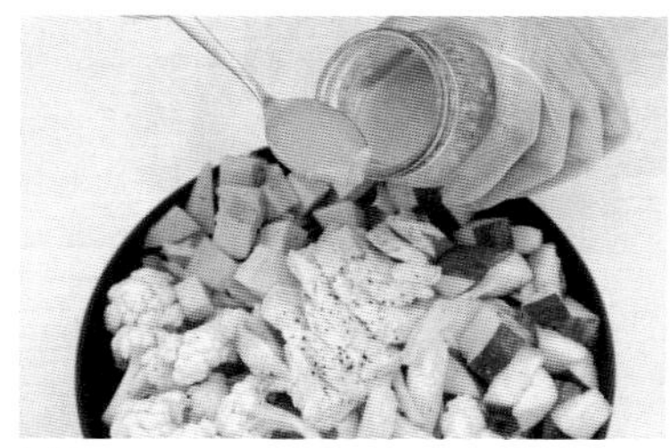

7 淋在沙拉上。

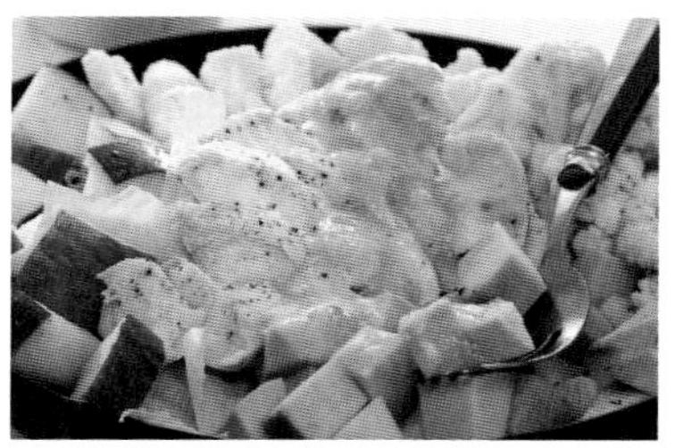

8 食用前可撒上玫瑰鹽、黑胡椒（也可以不撒）。

酪梨鮮蔬嫩雞花椰菜沙拉

營養標示 <一餐量> 260 公克 <熱量> 256.5 大卡

蛋白質	11.9	g	水	202.6	g
脂肪	14.9	g	粗纖維	0.0	g
飽和脂肪	2.5	g	膳食纖維	3.3	g
反式脂肪	0.0	g	灰分	1.6	g
碳水化合物	18.7	g	膽固醇	24.2	mg
糖	3.0	g	維生素 A	1371.3	IU
鈉	150	mg	維生素 E	3.5	mg
鉀	517.6	mg	維生素 B1	0.0	mg
鈣	60.1	mg	維生素 B2	0.2	mg
鎂	41.6	mg	維生素 B6	0.4	mg
磷	145.7	mg	維生素 B12	0.2	μg
鐵	1.5	mg	維生素 C	25.1	mg
鋅	0.8	mg	菸鹼素	4.5	mg

【麥麥筆記欄】

<table>
<tr><td rowspan="2">酪梨</td><td>介紹</td><td>金氏紀錄中最營養的水果，可說是果中之王。含植物性脂肪、蛋白質、胡蘿蔔素與維他命B群、A、C、E及纖維、礦物質等營養素。</td></tr>
<tr><td>特色</td><td>★ 酪梨沒有甜味，被當成具有健康概念的食物。
★ 酪梨含有胡蘿蔔素、必需脂肪酸與多種礦物質，對皮膚維持健康有益，被認為可以養顏美容。
★ 脂肪含量特別高（約含有10%的脂肪）；但是這些脂肪的主要成份，是對人體有好處的單元不飽和脂肪酸及必需脂肪酸，有利於血脂的控制。
★ 脂溶性維生素（如維生素E與胡蘿蔔素等）的含量比其他的水果多而且更好吸收，是生酮飲食者喜愛的水果。</td></tr>
</table>

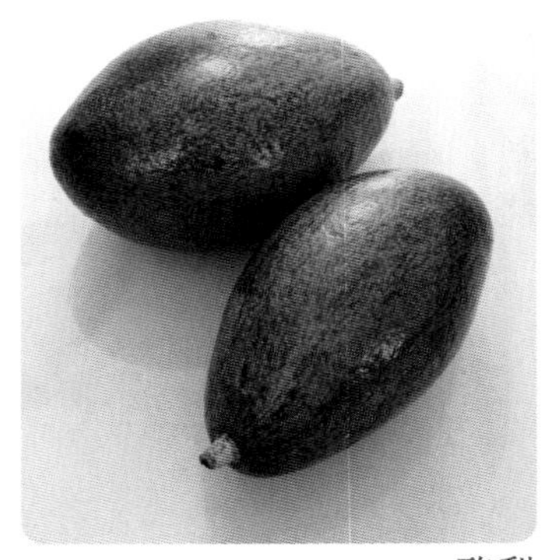

^ 酪梨

<table>
<tr><td rowspan="2">蘋果</td><td>介紹</td><td>有科學家和醫師把蘋果稱為「全方位的健康水果」或「全科醫生」。它的營養價值和醫療價值都很高，因此有【一日一蘋果，醫生遠離我】的美譽。</td></tr>
<tr><td>特色</td><td>★ 含有神奇的「蘋果酚」，易在水中溶解，容易被人體所吸收。可抗氧化、消除異味、預防蛀牙、抑制黑色素或酵素的產生；還能抑制活性氧發生、血壓上升、過敏反應等。
★ 含有 17 種胺基酸，其中 7 種為人體必需但無法自行合成的胺基酸。</td></tr>
</table>

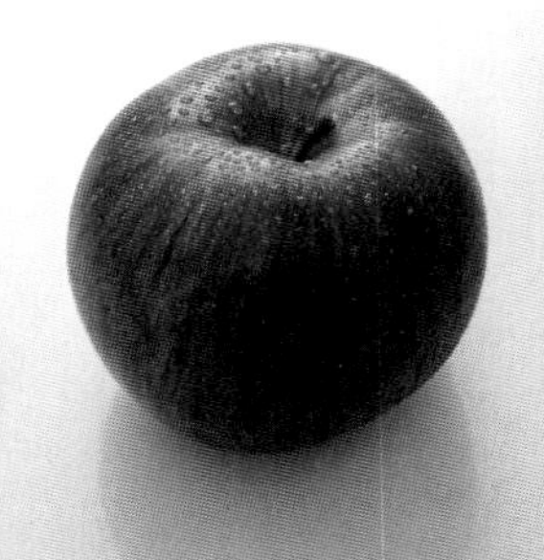

^ 蘋果

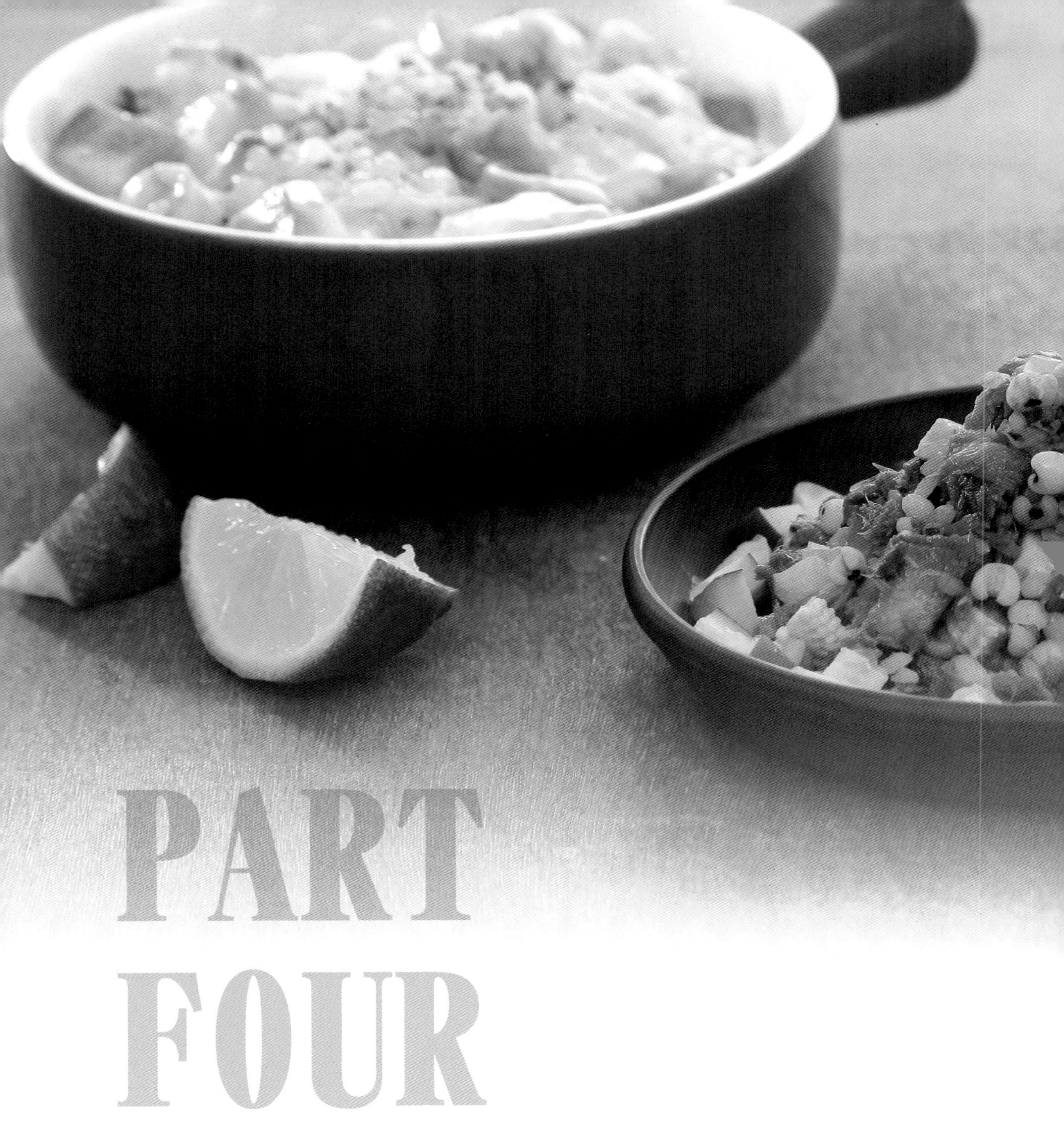

PART FOUR

主餐饗宴

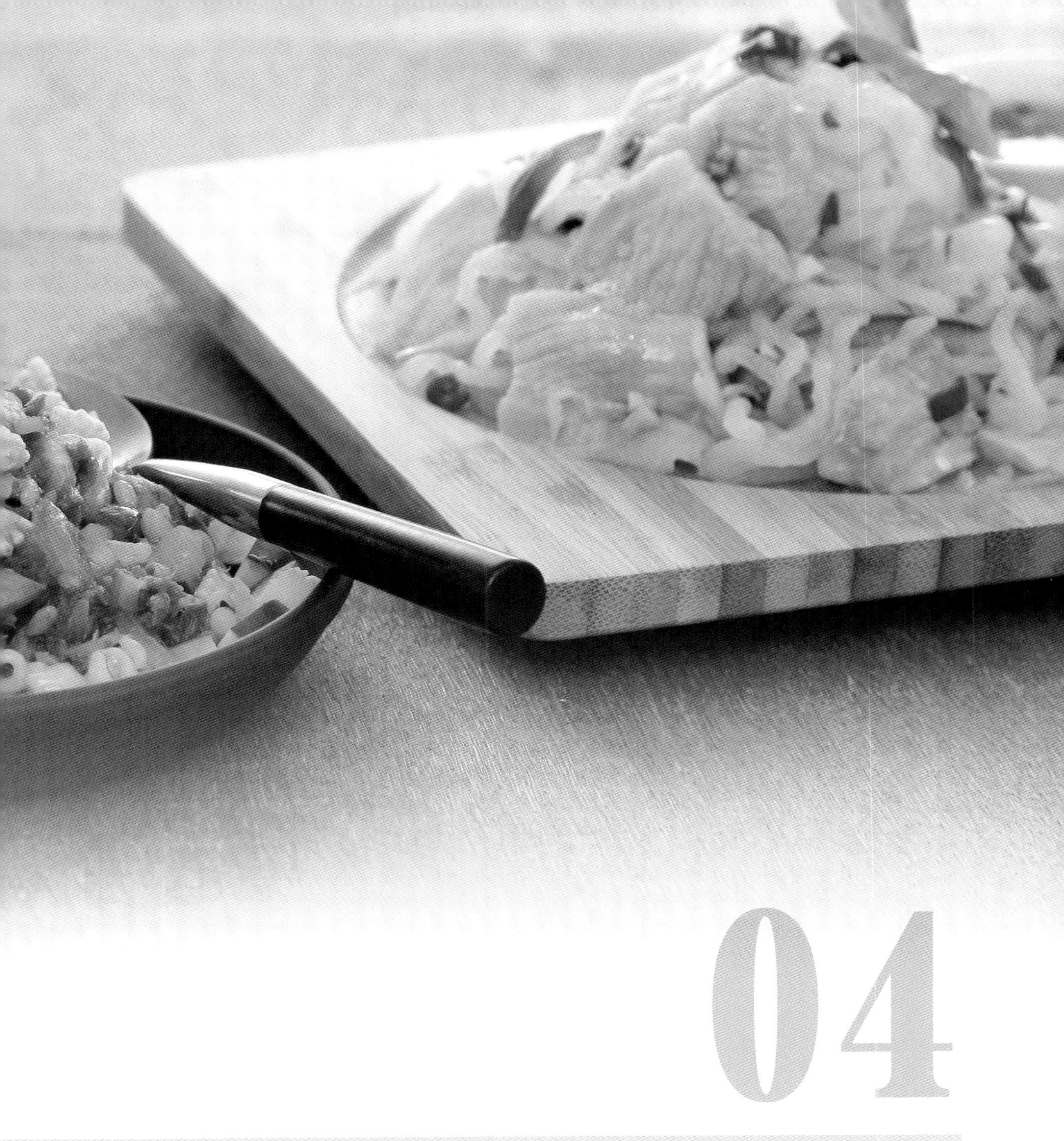

04

為自己準備一份美味飽足、低脂減醣的餐點
照顧自己、也照顧家人的健康
既能吃出健康也能瘦身有成
簡單快速的微波爐料理，讓做菜變的輕鬆又愉快！

木鬚蛋什蔬

烹飪難度 ★★★★★

這是一道膳食纖維很高的料理，吃的好飽，熱量好低，是體內環保超級健康的一道料理，所有的營養元素全部都齊全，也可加入舒肥低脂雞胸肉，讓蛋白質更加分哦！

一餐量

熱　量

219.8

蛋白質	9.2
碳水化合物	12.0
糖	2.5

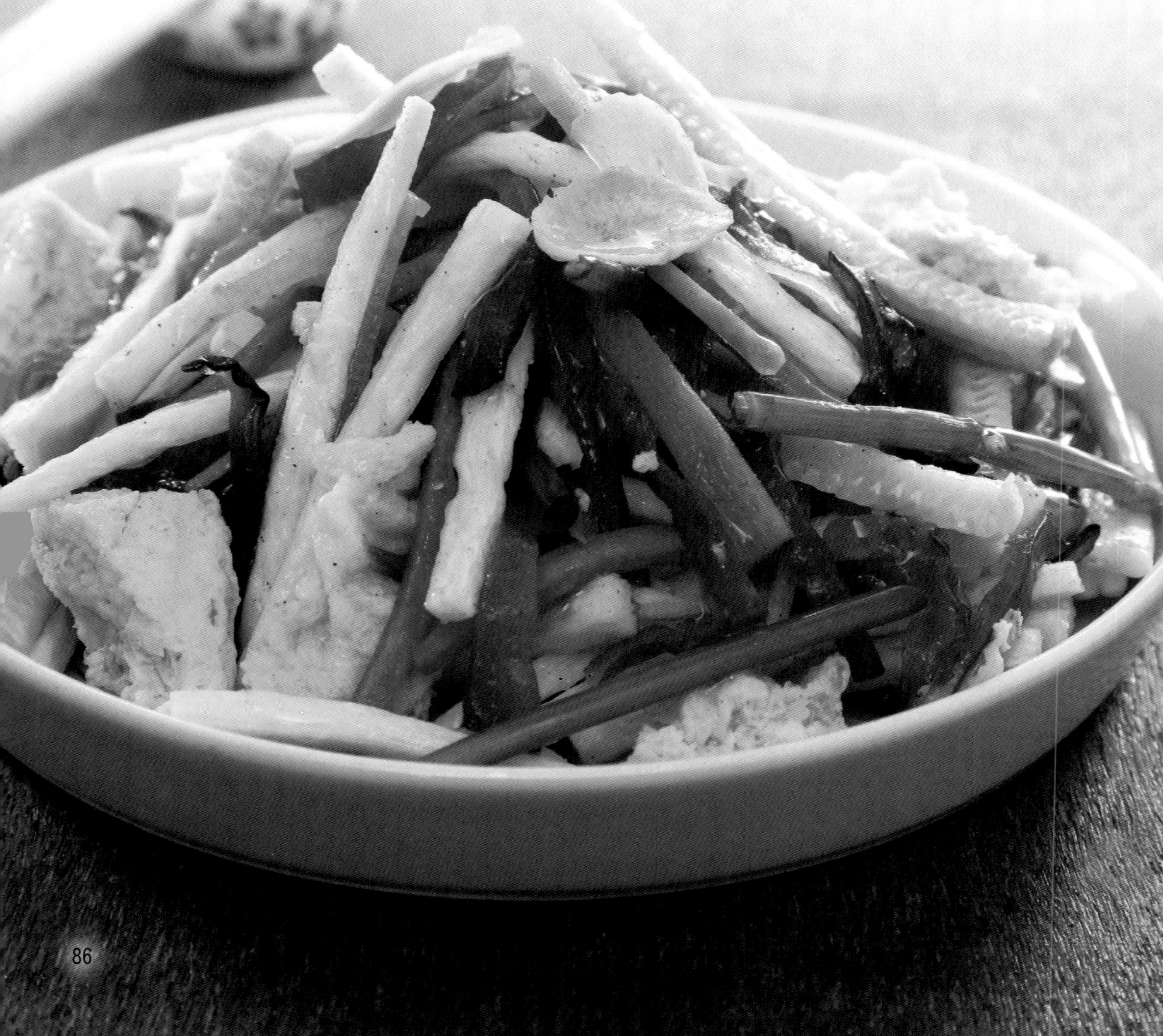

配方〈兩餐量〉

材料（公克 g）	
蔥	10
黑木耳	100
玉米筍	30
雞蛋	2 顆
茭白筍	100
紅蘿蔔	50

調味料 A（公克 g）	
鹽	2
橄欖油	10

調味料 B（公克 g）	
鹽	2
白胡椒	1
香蒜片	10 片
烹大師	5
橄欖油	10

步驟

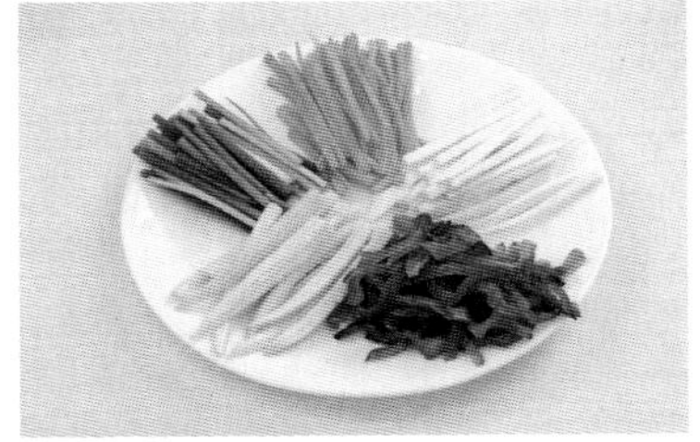
1 蔥、黑木耳、玉米筍、茭白筍、紅蘿蔔，切絲。

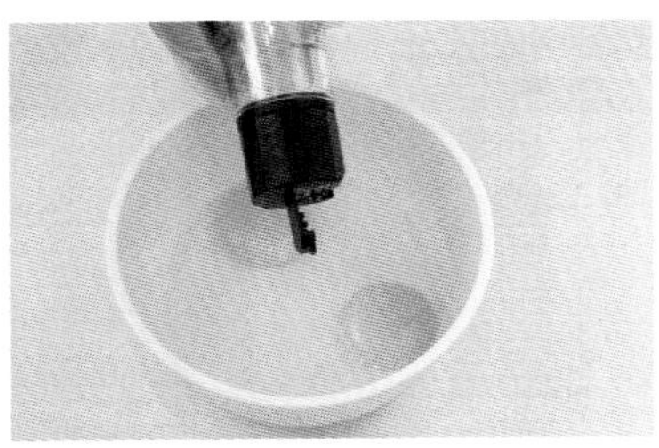
2 雞蛋加入調味料 A，在碗中打散。

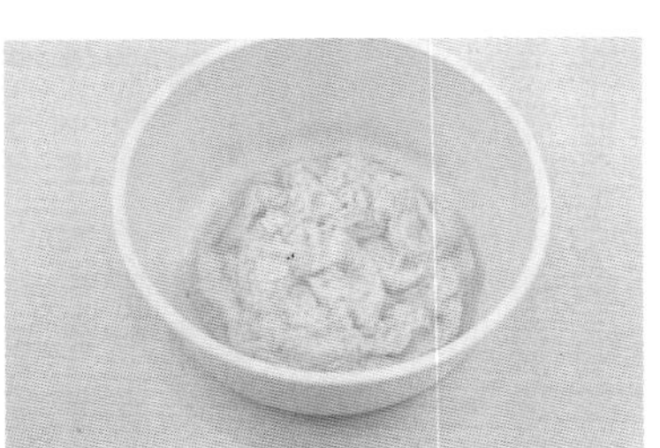
3 放入微波爐中，強火 2 分鐘。

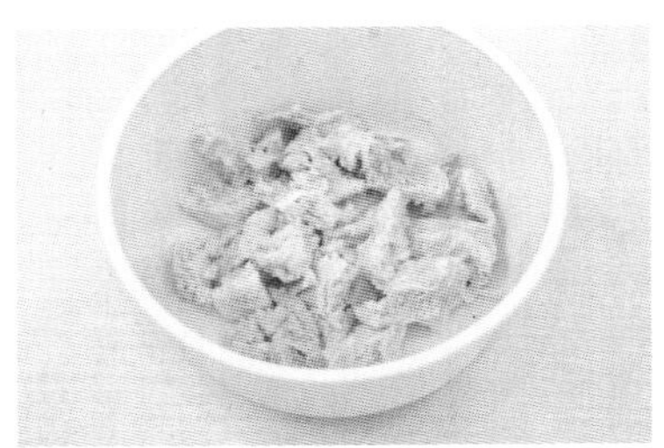
4 取出後，攪碎成散蛋狀。

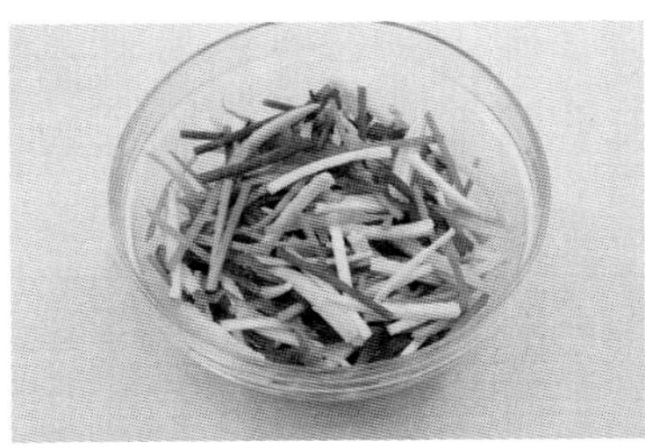
5 微波容器中，放入步驟 1。

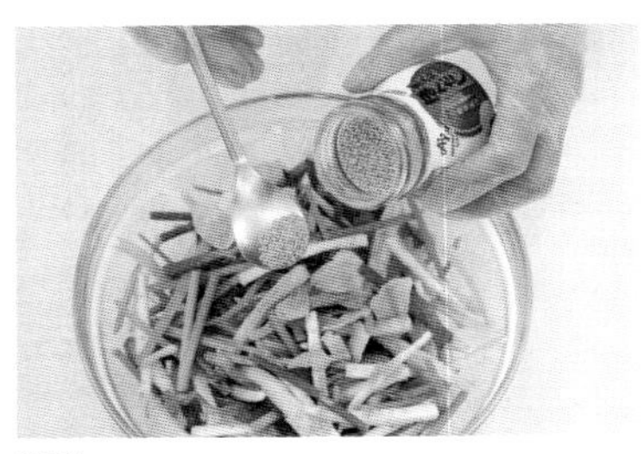
6 加入調味料 B，拌勻。

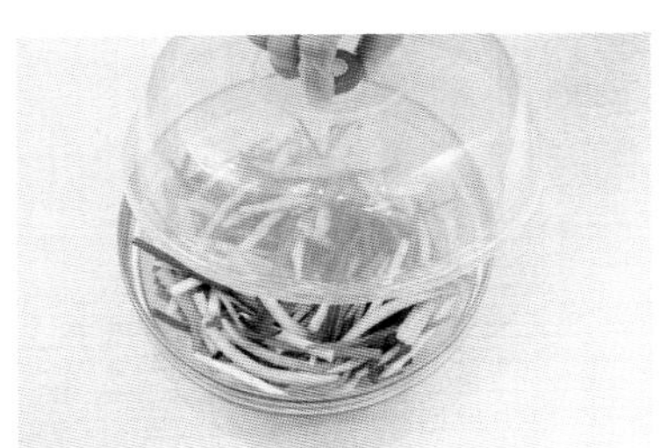
7 蓋上蓋子（要有小孔洞），強火微波 2 分鐘。

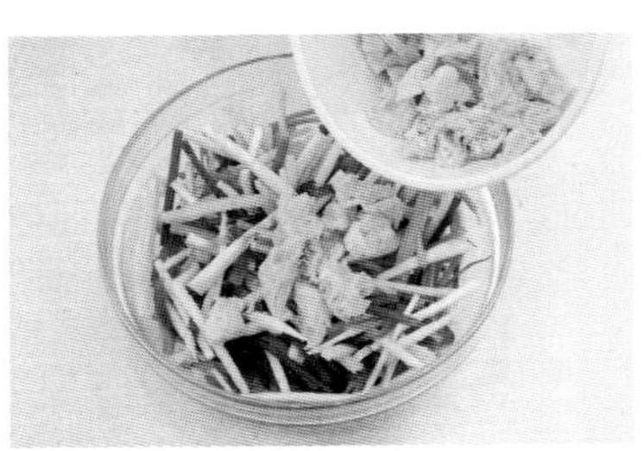
8 加入步驟 4 的散蛋，攪拌均勻。

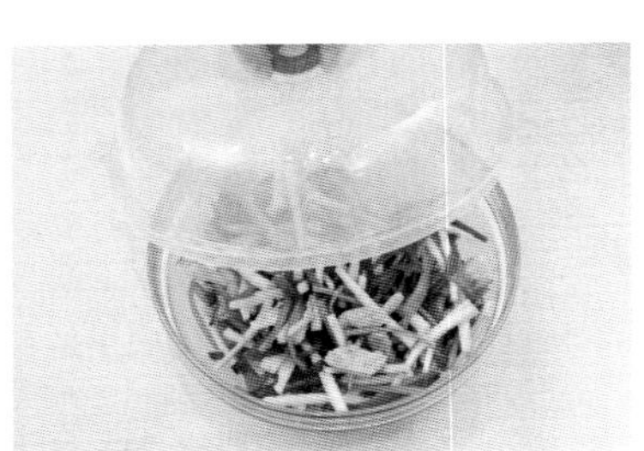
9 蓋上蓋子（要有小孔洞），強火微波 2 分鐘，完成。

營養標示 <一餐量> 210 公克 <熱量> 219.8 大卡

蛋白質	9.2	g	水	170.5	g
脂肪	15.0	g	粗纖維	0.0	g
飽和脂肪	3.3	g	膳食纖維	6.0	g
反式脂肪	0.0	g	灰分	2.2	g
碳水化合物	12.0	g	膽固醇	191.8	mg
糖	2.5	g	維生素 A	3458.1	IU
鈉	323	mg	維生素 E	3.2	mg
鉀	570.0	mg	維生素 B1	0.1	mg
鈣	54.6	mg	維生素 B2	0.4	mg
鎂	26.9	mg	維生素 B6	0.2	mg
磷	144.9	mg	維生素 B12	0.4	μg
鐵	2.3	mg	維生素 C	5.9	mg
鋅	1.4	mg	菸鹼素	0.9	mg

【麥麥筆記欄】

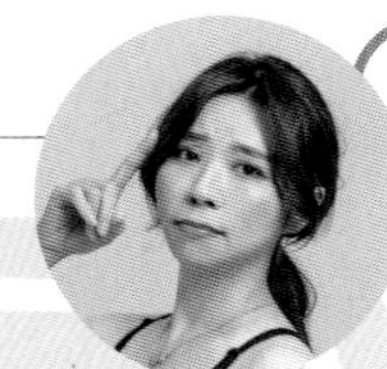

味噌鮭魚拌糙米薏仁飯

烹飪難度 ★★★★★

味噌與鮭魚的組合，可謂是絕配！味噌濃郁的香氣與鮭魚的鮮甜，搭配上小黃瓜和玉米筍爽脆的口感，好吃的停不了口，不但飽足感十足，還養分滿滿！

一餐量

熱　量

320.6

蛋白質	：	23.8
碳水化合物	：	22.6
糖	：	3.5

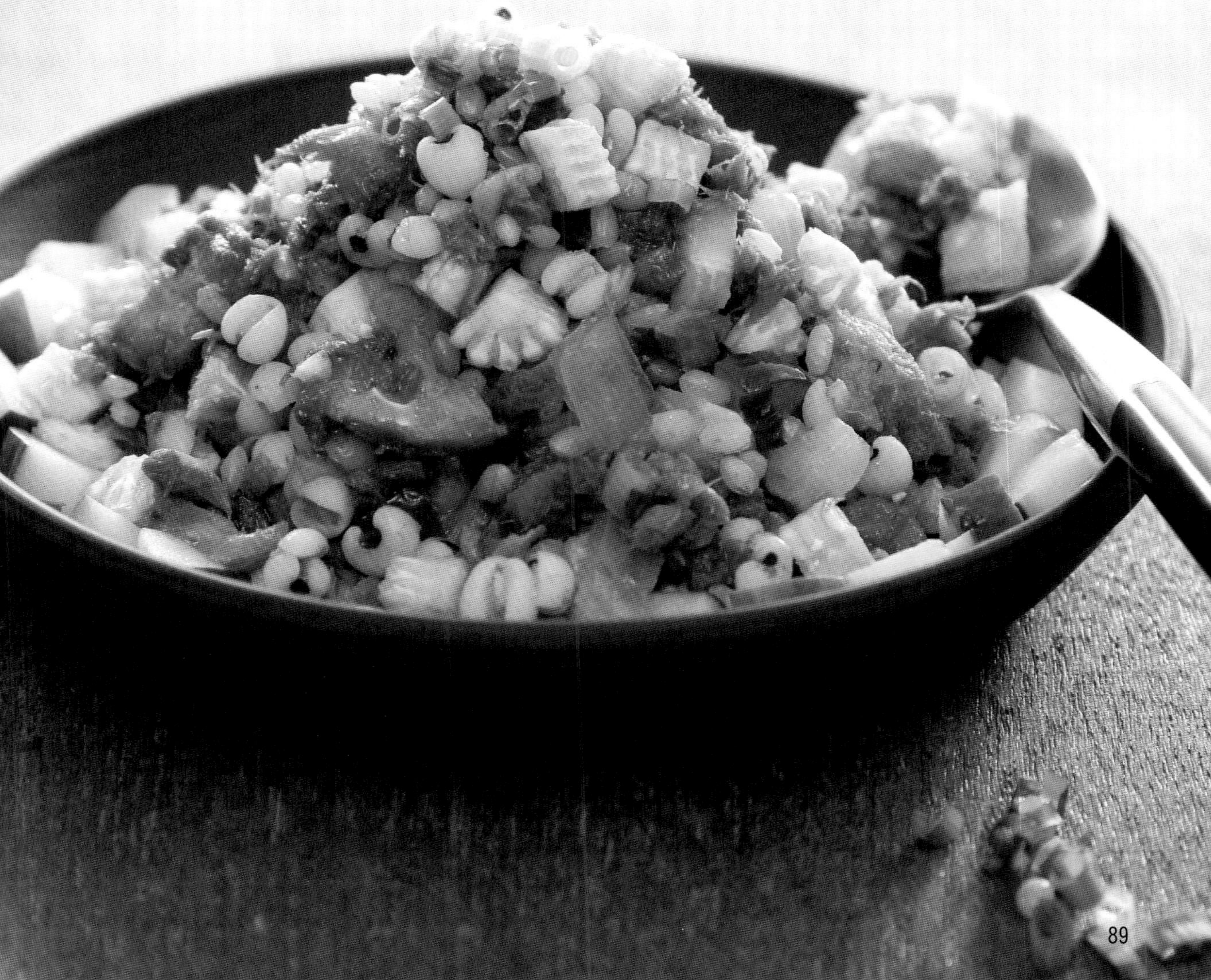

配方〈兩餐量〉

材料（公克 g）	
舒肥鮭魚	200
蔥花	5
玉米筍丁	50
洋蔥丁	50
小黃瓜丁	50
糙米薏仁飯	100

調味料（公克 g）	
橄欖油	10
味噌	10
甜麵醬	15
米酒	10
薄鹽醬油	10

步驟

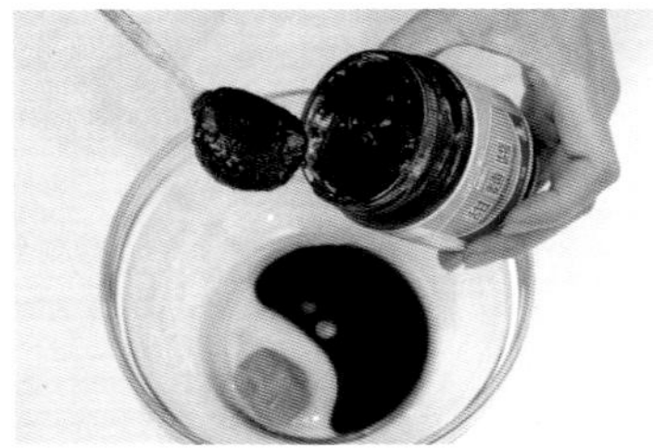

1 調味料混合攪拌均勻。

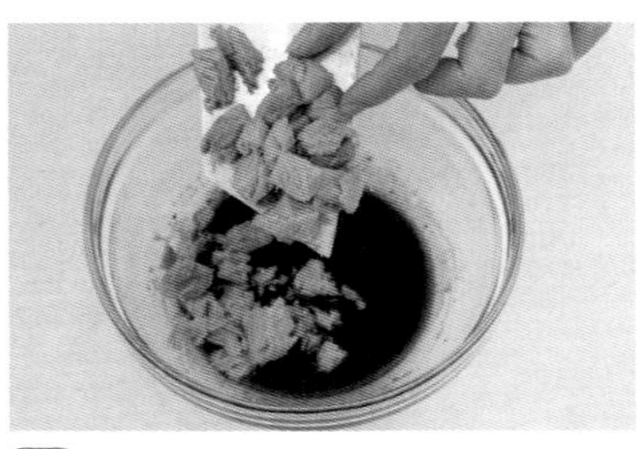

2 舒肥鮭魚切小丁，加入拌勻的調味料中，浸泡 10 分鐘。

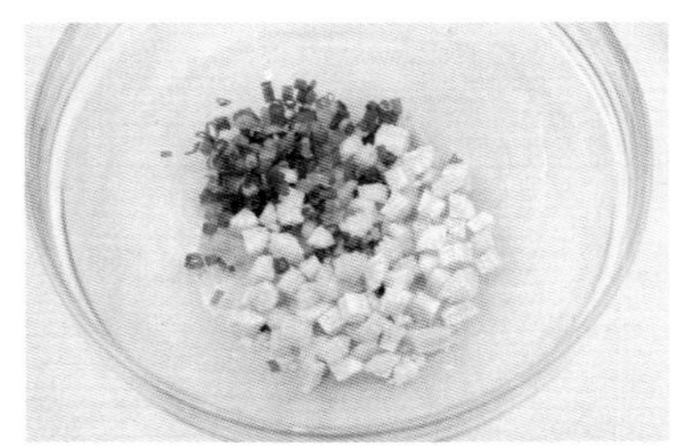

3 微波容器中放入蔥花、玉米筍丁。

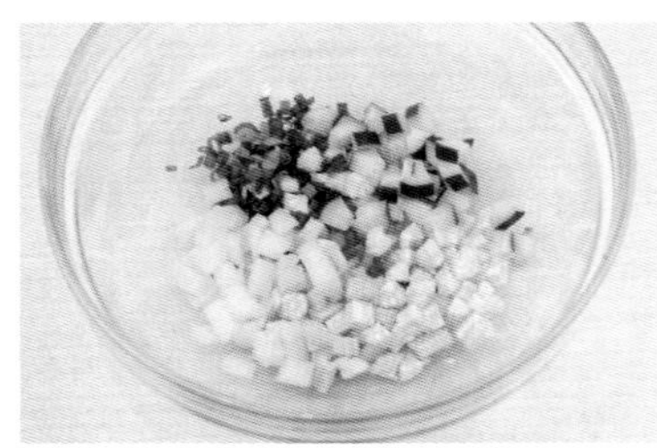

4 加入洋蔥丁、小黃瓜丁。

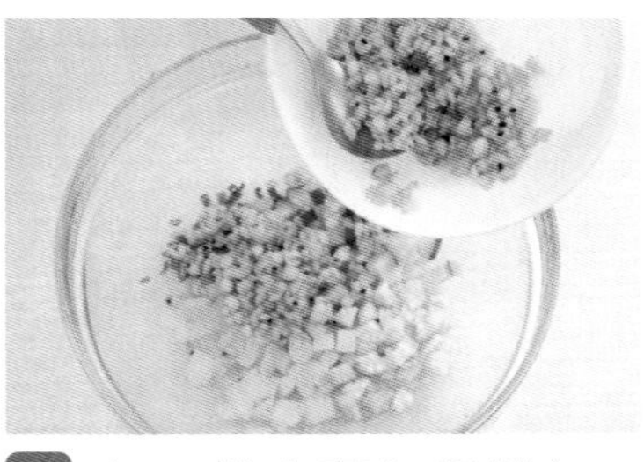

5 加入糙米薏仁飯拌勻，蓋上蓋子（要有小孔洞），強火微波 1 分 30 秒。

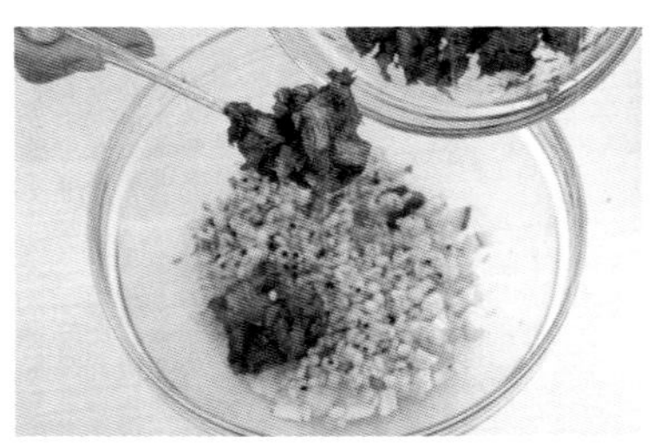

6 加入醃好的步驟 2。

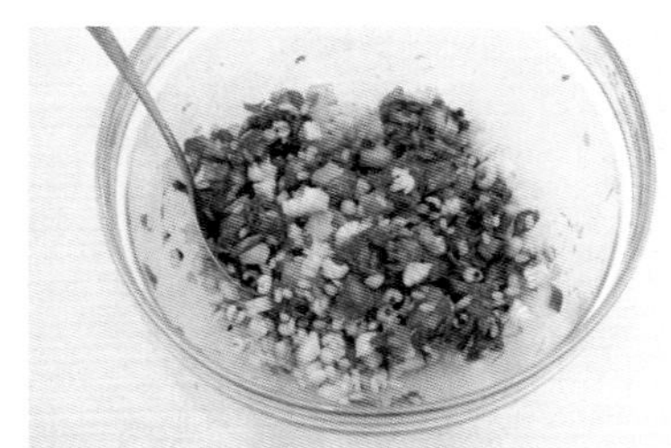

7 攪拌均勻。

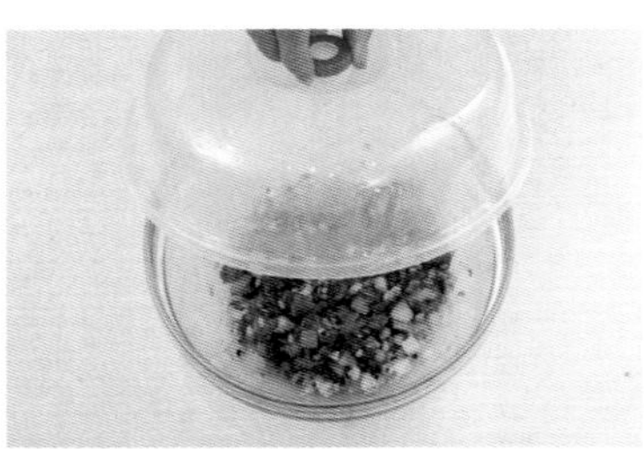

8 蓋上蓋子（要有小孔洞），強火微波 1 分 20 秒。

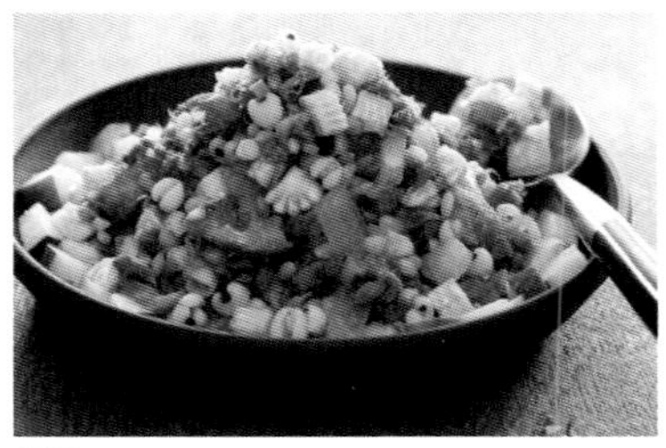

9 完成。

味噌鮭魚拌糙米薏仁飯

營養標示

<一餐量> 250 公克　<熱量> 320.6 大卡

蛋白質	23.8	g
脂肪	15.0	g
飽和脂肪	2.8	g
反式脂肪	0.0	g
碳水化合物	22.6	g
糖	3.5	g
鈉	563	mg
鉀	516.5	mg
鈣	27.2	mg
鎂	42.4	mg
磷	258.8	mg
鐵	0.9	mg
鋅	1.0	mg

水	123.4	g
粗纖維	0.0	g
膳食纖維	1.6	g
灰分	2.3	g
膽固醇	56.9	mg
維生素 A	174.4	IU
維生素 E	3.6	mg
維生素 B1	0.2	mg
維生素 B2	0.2	mg
維生素 B6	0.8	mg
維生素 B12	3.1	μg
維生素 C	6.7	mg
菸鹼素	5.8	mg

【麥麥筆記欄】

麻油松阪枸杞高麗菜

烹飪難度 ★★★★★

芝麻油中含有 Omega-6 多元不飽和脂肪酸及 Omega-9（單元不飽和脂肪酸），可以保護心血管，並含有天然抗氧化劑「維生素 E」，有助於消除體內自由基。不但油質穩定，能夠高溫熱炒不容易變質，還是營養豐富、富含礦物質的油哦！

一餐量

熱量 376.1

蛋白質	：	19.6
碳水化合物	：	14.8
糖	：	6.4

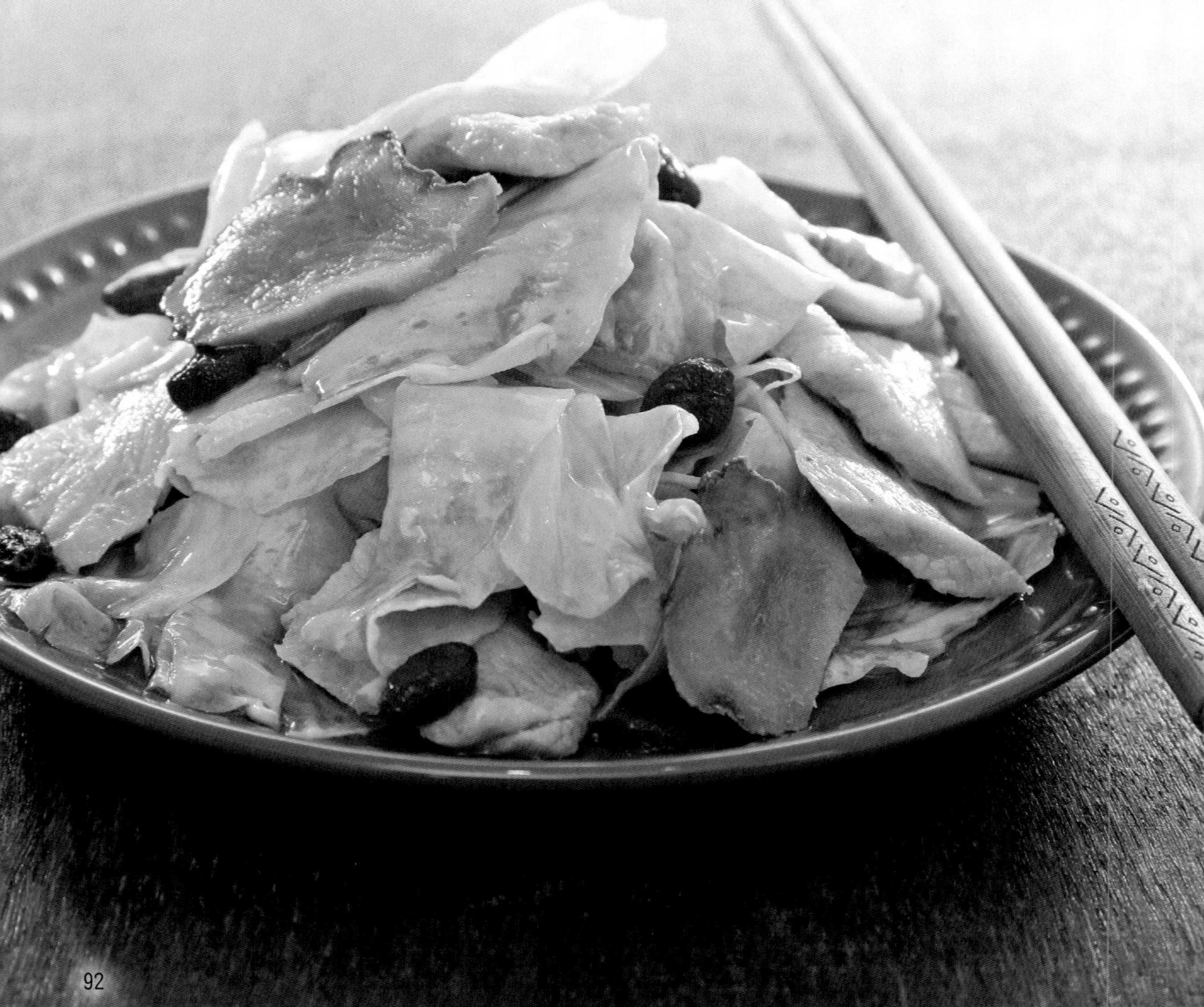

配方〈兩餐量〉

材料 A（公克 g）	
舒肥松阪肉	200
高麗菜	200
枸杞	15

材料 B（公克 g）	
黑麻油	30
老薑片	15

調味料（公克 g）	
米酒	50
玫瑰鹽	2
水	100cc

步驟

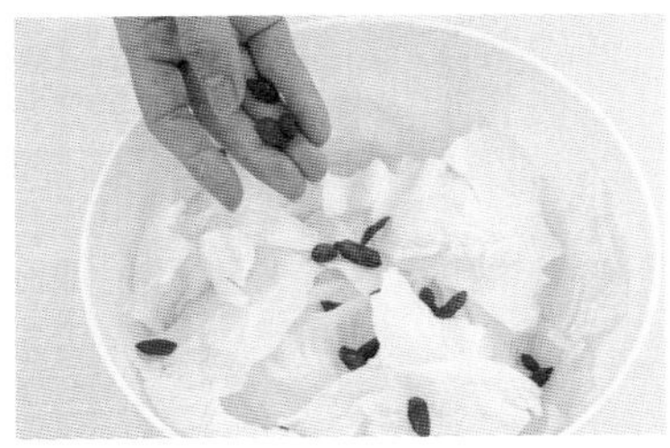

1 高麗菜洗淨去蒂，剝小片，放入微波容器中，再放入枸杞。

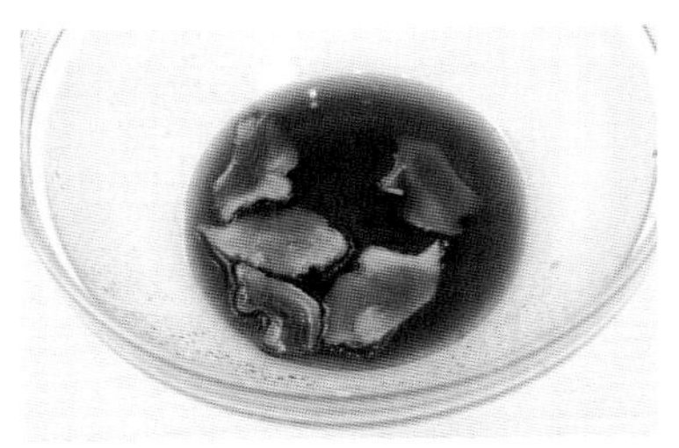

2 黑麻油、老薑片，放入微波容器中，蓋上蓋子（要有小孔洞），強火微波 1 分鐘（爆香）。

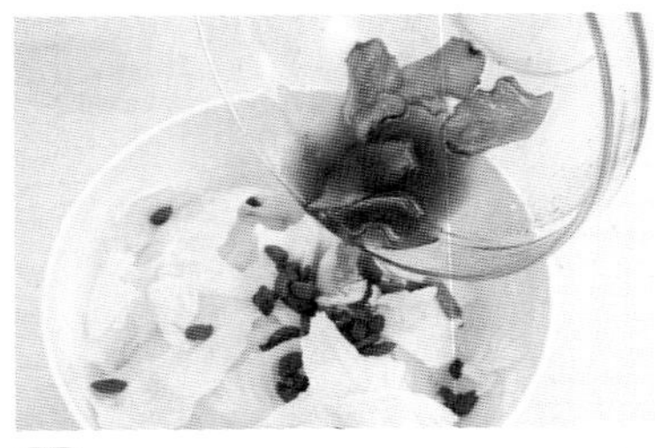

3 將加熱好的麻油薑片加入步驟 1。

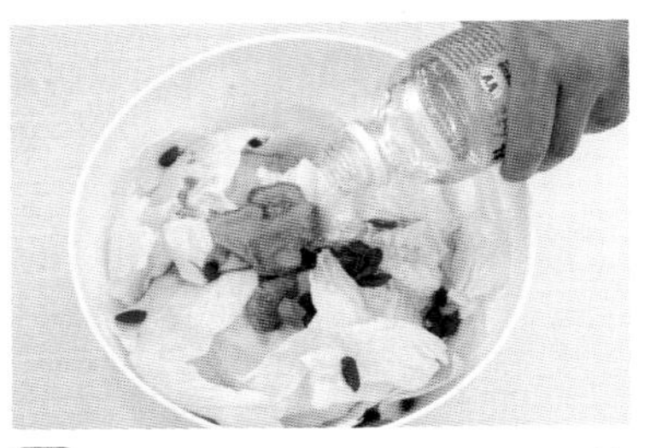

4 再加入調味料拌勻，蓋上蓋子（要有小孔洞），強火微波 3 分鐘。

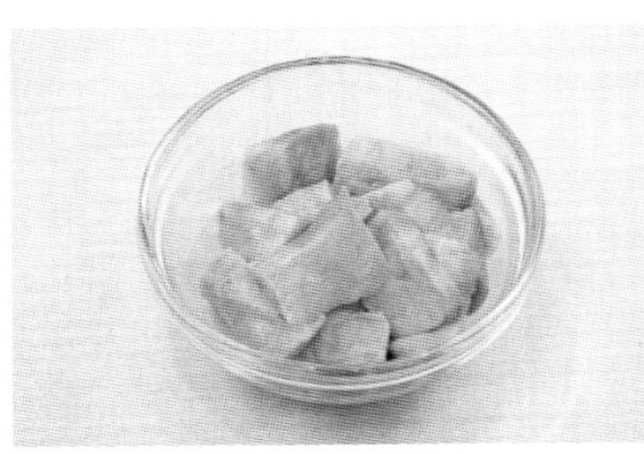

5 舒肥松阪肉切薄片。

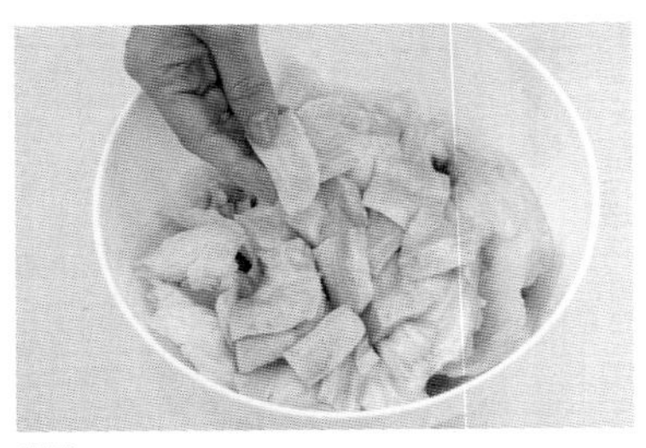

6 加入步驟 4 中。

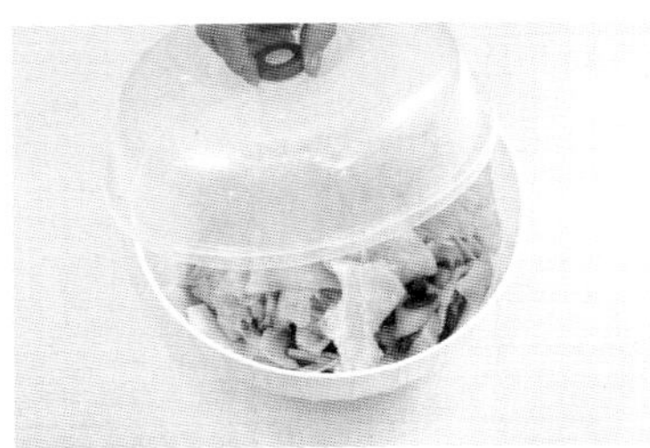

7 蓋上蓋子（要有小孔洞），放入微波爐中，強火 2 分鐘。

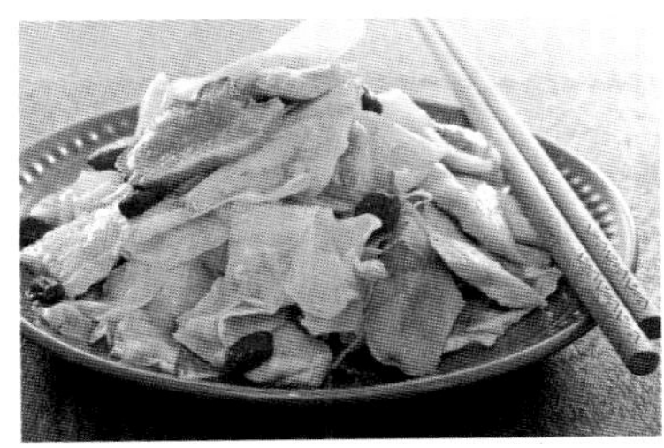

8 完成。

營養標示 ＜一餐量＞ 300 公克 ＜熱量＞ 376.1 大卡

蛋白質	19.6	g	水	73.6	g
脂肪	26.5	g	粗纖維	0.0	g
飽和脂肪	6.5	g	膳食纖維	3.4	g
反式脂肪	0.0	g	灰分	1.9	g
碳水化合物	14.8	g	膽固醇	95.3	mg
糖	6.4	g	維生素 A	49.0	IU
鈉	301	mg	維生素 E	26.5	mg
鉀	717.8	mg	維生素 B1	0.4	mg
鈣	47.9	mg	維生素 B2	0.3	mg
鎂	37.5	mg	維生素 B6	0.6	mg
磷	218.2	mg	維生素 B12	1.5	μg
鐵	2.7	mg	維生素 C	37.4	mg
鋅	2.9	mg	菸鹼素	3.9	mg

【麥麥筆記欄】

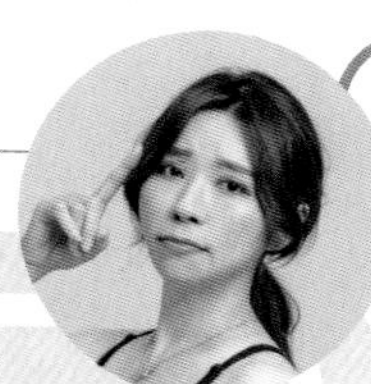

<table>
<tr><td rowspan="2">芝麻油</td><td>介紹</td><td>一般所說的麻油多為「黑麻油」，是將黑芝麻用高溫炒焙、壓榨而成，顏色比較深、味道也比較香濃，經常使用在麻油雞、月子餐、三杯雞等味道比較重的料理。</td></tr>
<tr><td>特色</td><td>★ 香油就是「白芝麻油」，是將白芝麻炒香再壓榨成油，有些廠商會在裡面混合少許大豆沙拉油，顏色比較淺、帶有芝麻獨特的清香，經常使用在涼拌料理、醬汁調配上，烹調料理起鍋前淋上少許香油，可以使料理更增添香氣！

★ 芝麻油含有Omega-6 多元不飽和脂肪酸，及 Omega-9（單元不飽和脂肪酸），可保護心血管，而且含有天然抗氧化劑「維生素 E」，有助於消除體內自由基。

★ 油質很穩定，能夠高溫熱炒不容易變質、營養豐富，含有多種礦物質。

★ 一般認為麻油料理燥熱，適合體質寒涼的人食用。若是體質偏熱性、正值感冒則避免食用。其實，只要在料理時減少薑、米酒等燥熱的食材，也可以調節麻油料理的燥熱程度哦！</td></tr>
</table>

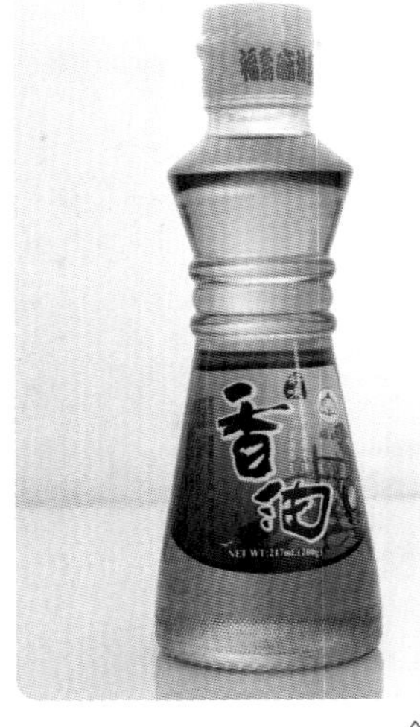

^ 香油

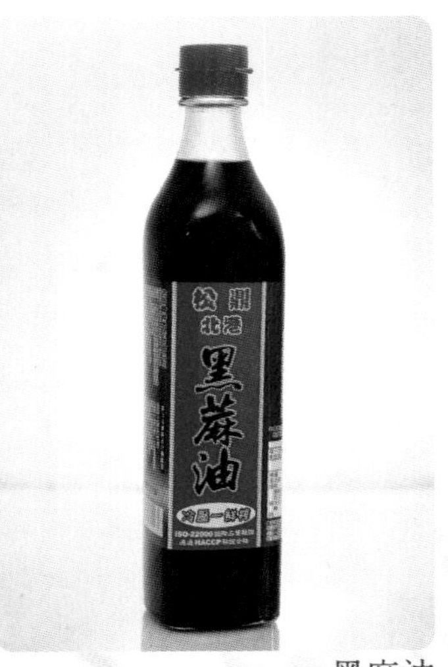

^ 黑麻油

蕃茄海鮮起司蒟蒻飯

烹飪難度 ★★★★★

焗烤的香氣是最迷人的，海鮮、菇、蕃茄的鮮甜佐上起司片，配上有飽足感又低熱量的蒟蒻米，瘦身也能吃的很滿足哦！

一餐量

熱　量

173.3

蛋　白　質	：	18.1
碳水化合物	：	11.5
糖	：	0.9

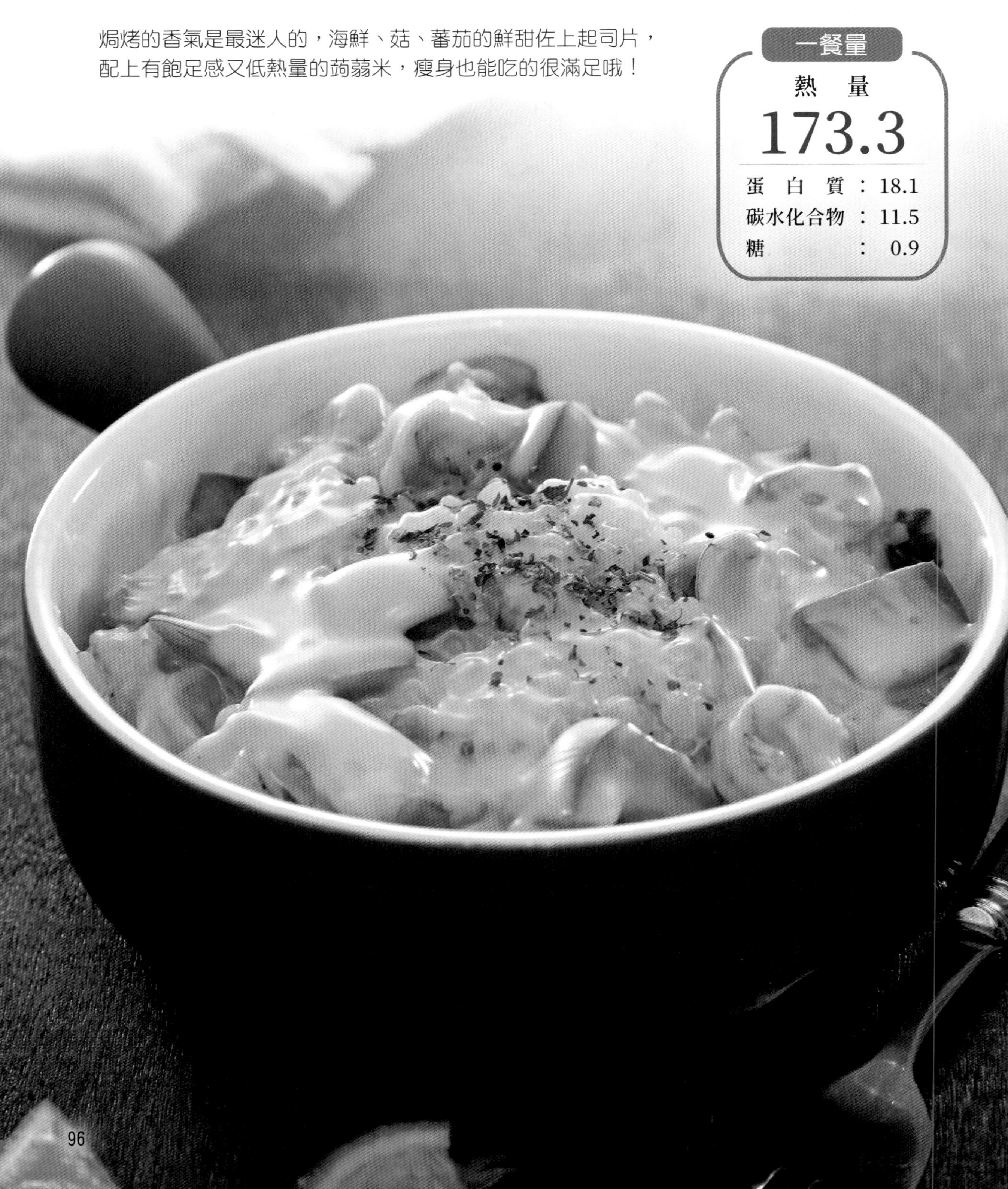

配方 <兩餐量>

材料（公克 g）	
蝦仁	100
鯛魚	100
秀珍菇	50
牛蕃茄丁	1/2 顆
蒟蒻飯	1 包

調味料 A（公克 g）	
薑片	5
米酒	10
鹽	1

調味料 B（公克 g）	
鹽	適量
黑胡椒	適量
起司片	2 片
香蒜片	10 片

步驟

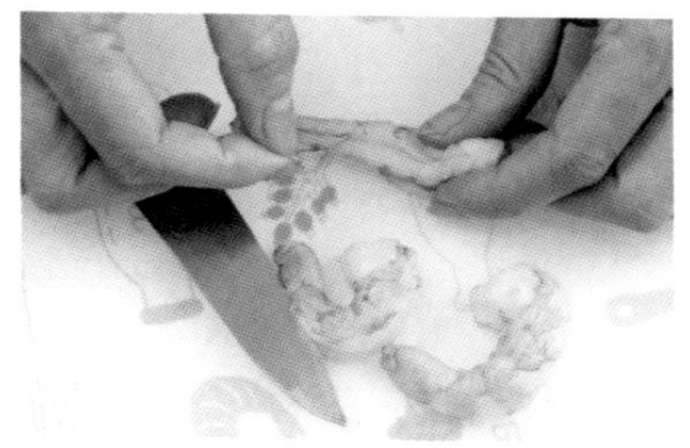

1 蝦仁去泥腸，洗乾淨，吸乾水分。

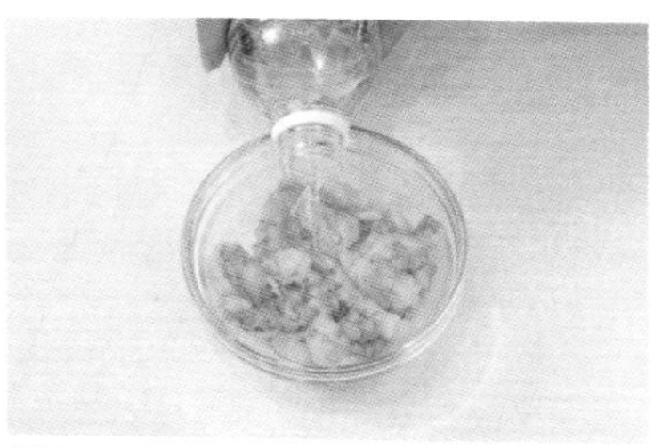

2 加入調味料 A 拌勻，醃 10 分鐘。

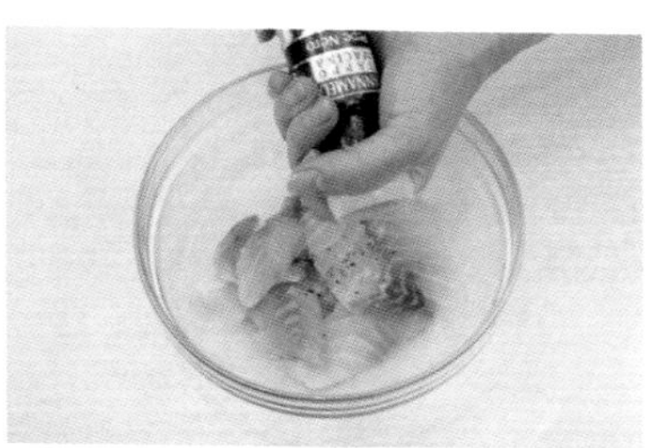

3 鯛魚切片放入微波容器中，用鹽、黑胡椒，醃 5 分鐘。

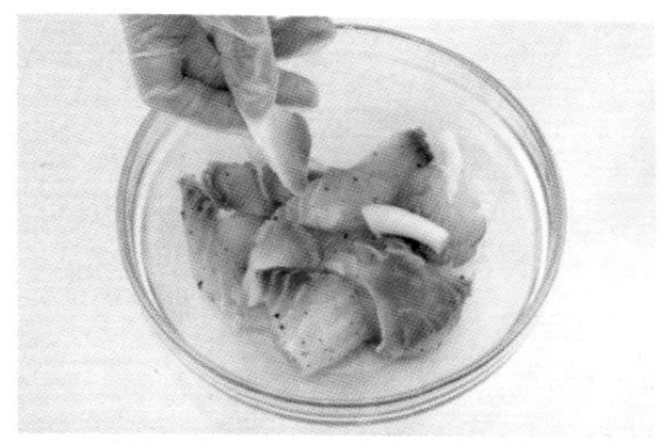

4 秀珍菇洗淨，切小塊，加入。

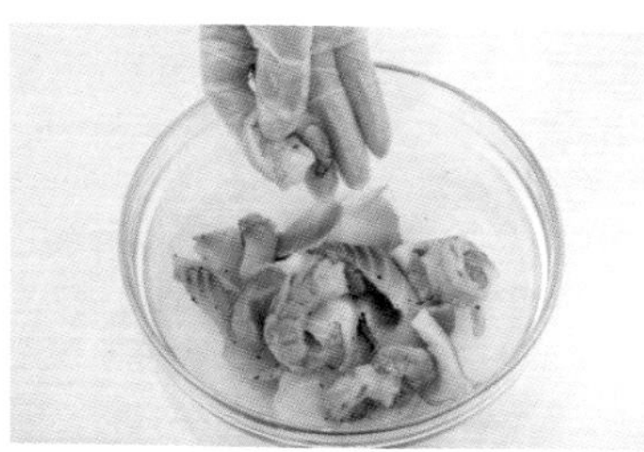

5 再加入醃好的蝦仁。

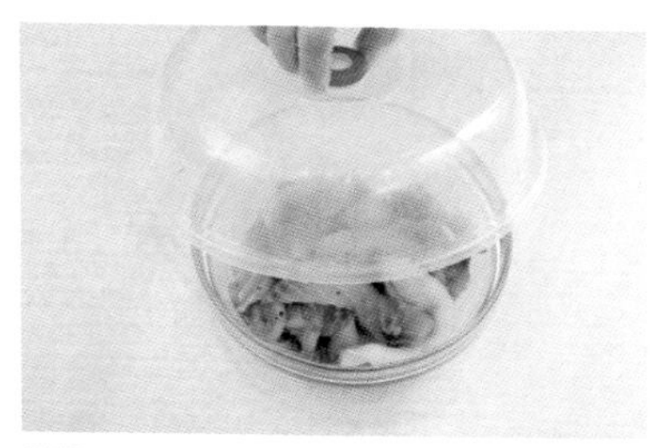

6 蓋上蓋子（要有小孔洞），放入微波爐中，強火 2 分鐘。

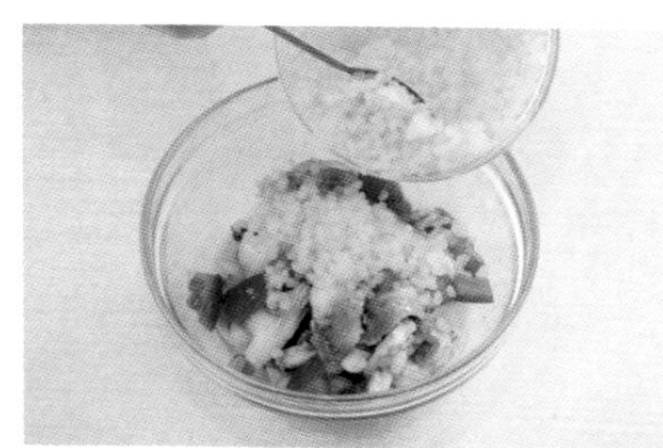

7 加入蕃茄丁、洗淨的蒟蒻飯，拌勻。

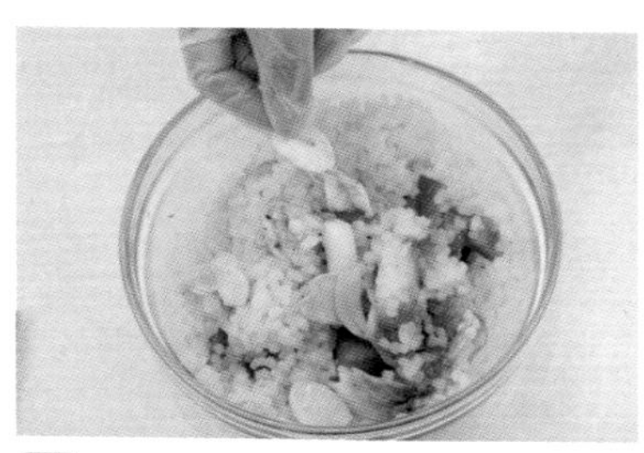

8 再加入香蒜片拌勻，裝入碗中。

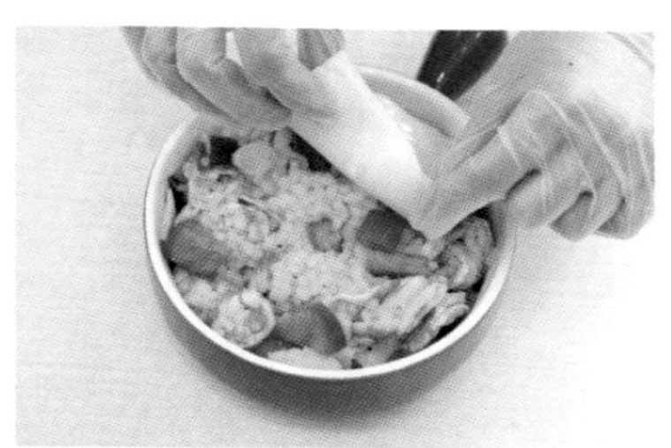

9 鋪上起司片，蓋上蓋子（要有小孔洞），強火微波 1 分 30 秒，完成。

蕃茄海鮮起司蒟蒻飯

營養標示

<一餐量> 220 公克　<熱量> 173.3 大卡

蛋白質	18.1	g
脂肪	6.1	g
飽和脂肪	3.4	g
反式脂肪	0.2	g
碳水化合物	11.5	g
糖	0.9	g
鈉	658	mg
鉀	556.1	mg
鈣	104.1	mg
鎂	23.3	mg
磷	253.7	mg
鐵	0.6	mg
鋅	1.1	mg

水	127.0	g
粗纖維	0.0	g
膳食纖維	6.2	g
灰分	2.3	g
膽固醇	89.6	mg
維生素 A	326.4	IU
維生素 E	1.1	mg
維生素 B1	0.1	mg
維生素 B2	0.1	mg
維生素 B6	0.2	mg
維生素 B12	1.7	μg
維生素 C	3.8	mg
菸鹼素	2.8	mg

【麥麥筆記欄】

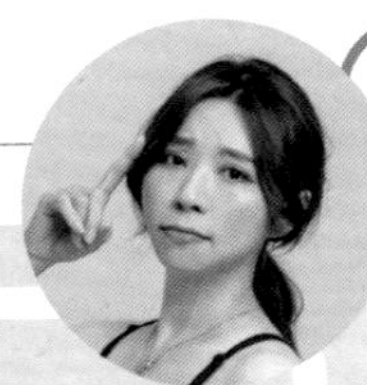

<table>
<tr><td rowspan="2">鯛魚</td><td>介紹</td><td>鯛魚是低 GI 食物，GI 值只有 17，多吃鯛魚不會有吃飽很想睡，以及血糖上升太快的情形發生。</td></tr>
<tr><td>特色</td><td>★ 與其他種類的魚相較，鯛魚的熱量算較低，含醣量也很低，每 100 公克的鯛魚裡，含糖質 0 公克哦！
★ 有養肝，健脾胃，補腎，潤腸，養顏，等功效，是健康滿分的食材哦。</td></tr>
</table>

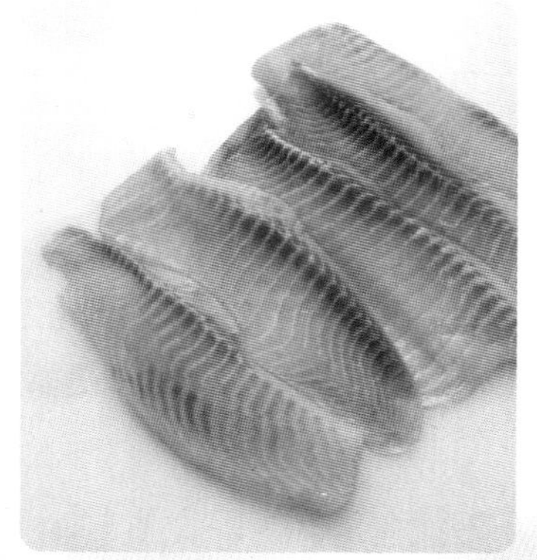

^ 鯛魚

<table>
<tr><td rowspan="2">蝦</td><td>介紹</td><td>蝦的熱量很低，一隻蝦熱量僅約 12 大卡，約 90%的熱量來自蛋白質，幾乎不含碳水化合物，屬於高蛋白、低 GI 的優質食物，非常適合減醣減重需求的朋友食用。</td></tr>
<tr><td>特色</td><td>★ 含有豐富的礦物質硒、碘、鐵、鋅、鎂，以及維生素 B12、菸鹼酸、蝦紅素等營養素。
★ 有助於增加血液中「好膽固醇—高密度脂蛋白（high-density lipoprotein，HDL）」含量，對大腦健康有益。
★ 蝦的熱量比雞胸更低，要增肌、減脂、減重者、或想補充蛋白質又不想吃進多餘油脂者，非常適合食用。
★ 若擔心膽固醇的問題，不要食用蝦卵及蝦頭裡的蝦膏即可。</td></tr>
</table>

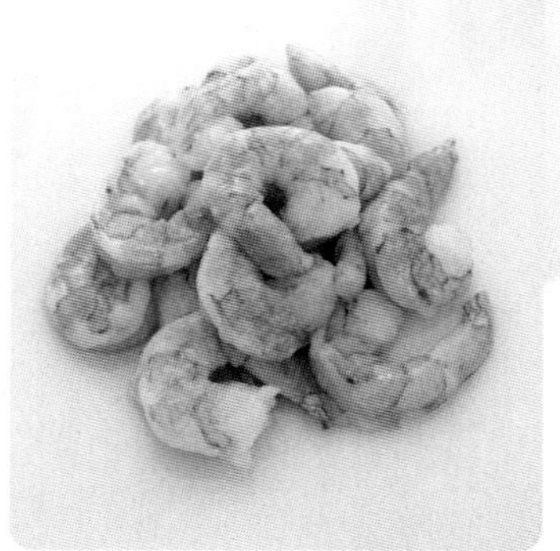

^ 蝦

薑汁伊比利豬黃金豆腐

烹飪難度 ★★★★★

櫛瓜的清爽口感與雞蛋豆腐滑嫩的美味，搭上日本媽媽們最喜歡使用的調味料：薑燒汁，加一點在料理中，能添加料理的濃厚香氣，且帶有甘醇的味道。

一餐量

熱 量

356.7

蛋 白 質	：23.9
碳水化合物	：7.0
糖	：2.2

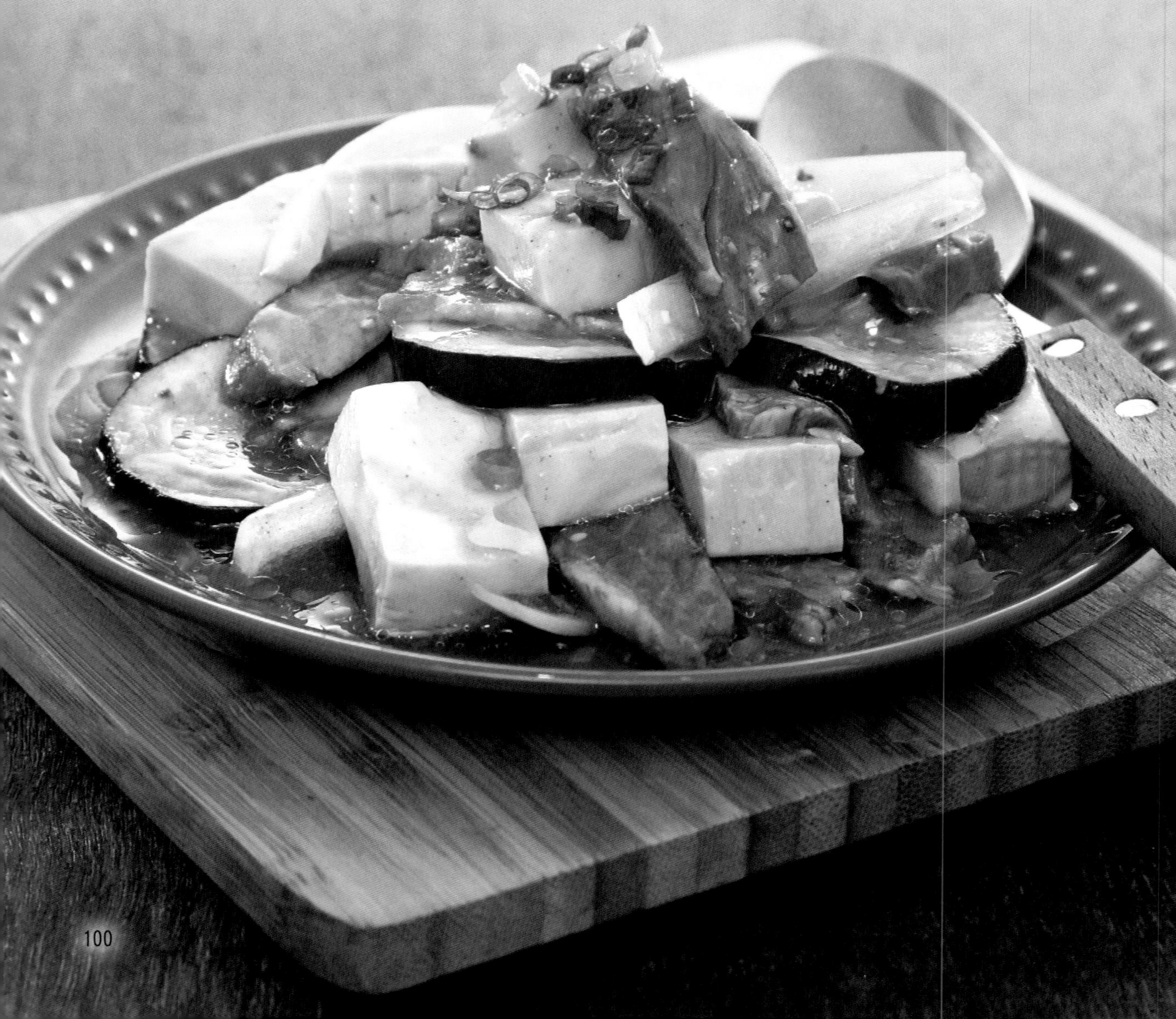

配方 〈兩餐量〉

材料（公克 g）	
舒肥伊比利豬	200
中華雞蛋豆腐	1 盒
櫛瓜	50
洋蔥	50
蔥花	3

調味料（公克 g）	
日式薑燒汁	30
香油	10

步驟

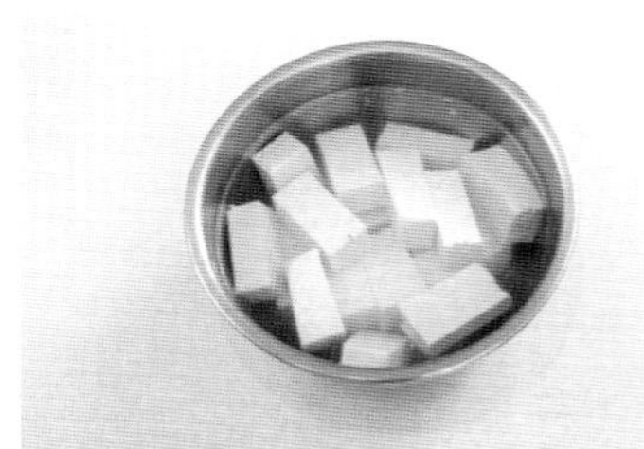

1 雞蛋豆腐切小塊，泡鹽水（水 300cc、鹽 5 克）20 分鐘。

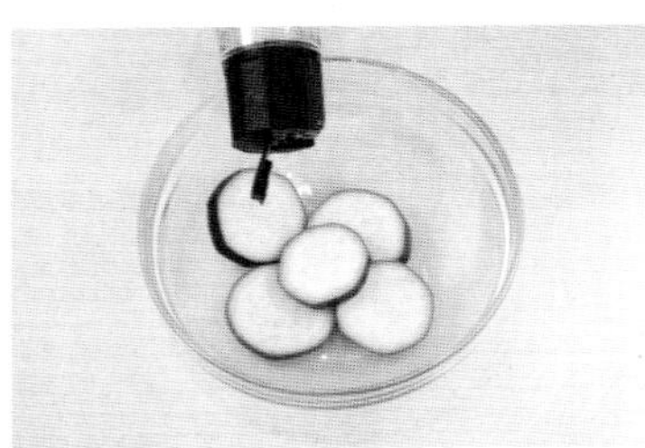

2 櫛瓜洗淨切圓片，放微波容器中，撒鹽，蓋上蓋子（要有小孔洞），強火微波 2 分鐘。

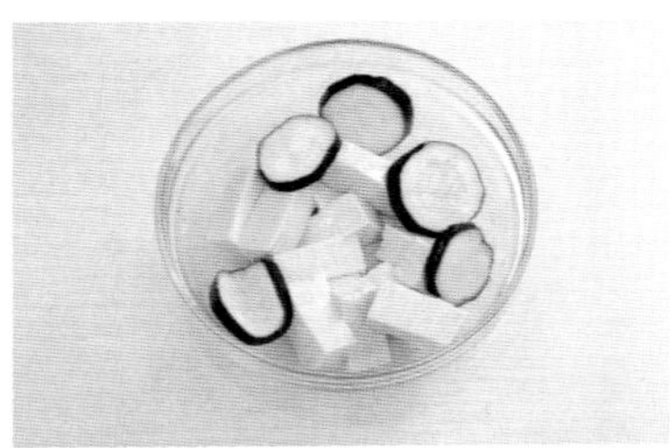

3 雞蛋豆腐將水濾掉，加入櫛瓜。

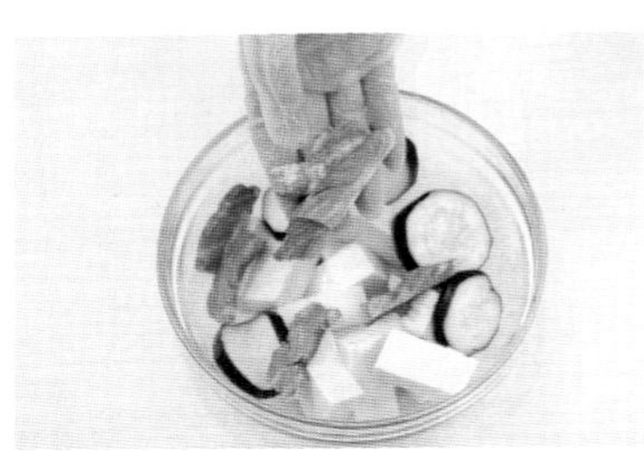

4 加入切條狀的舒肥伊比利豬。

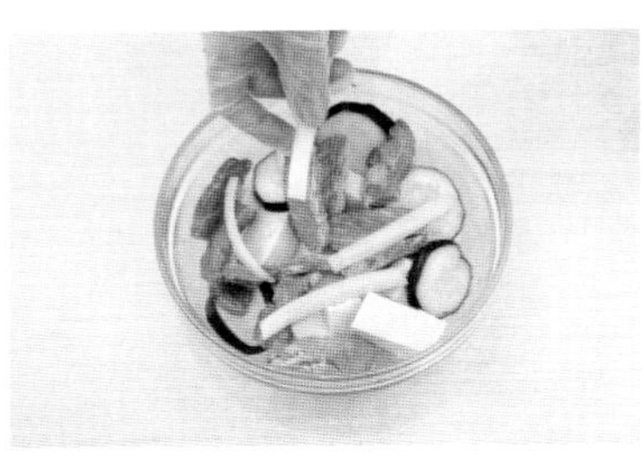

5 加入切成條狀的洋蔥。

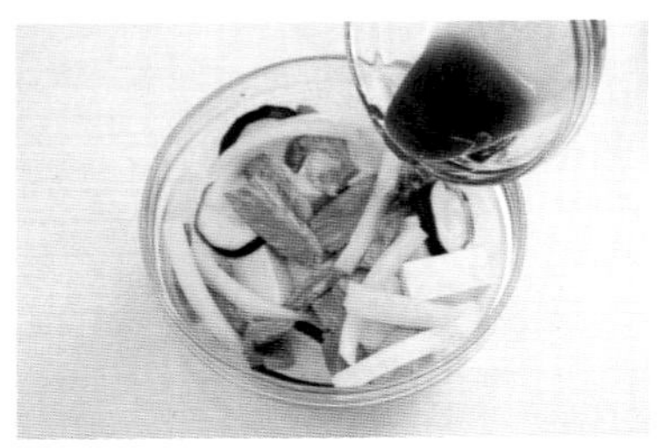

6 加入拌勻的調味料。

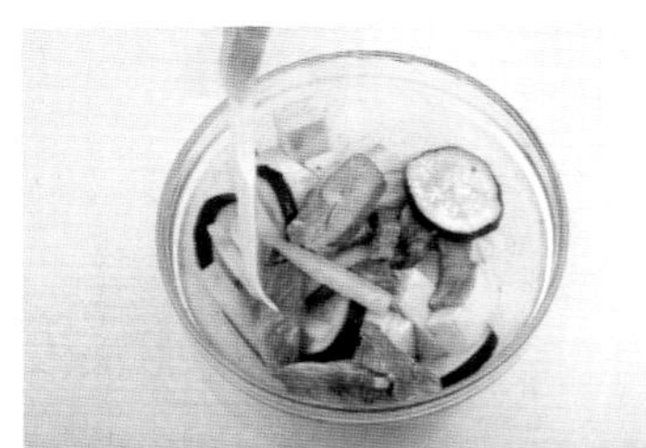

7 攪拌均勻。

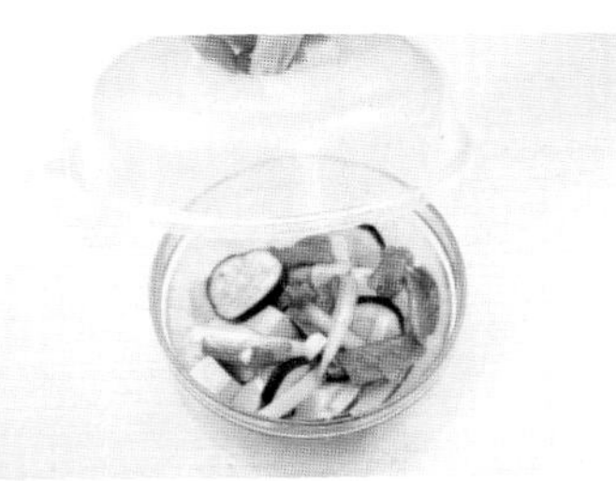

8 蓋上蓋子（要有小孔洞），放入微波爐，強火 1 分 30 秒。

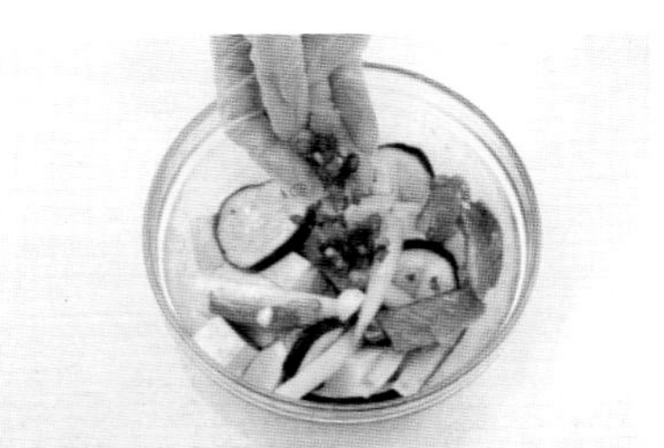

9 食用前撒上蔥花，完成。

薑汁伊比利豬黃金豆腐

營養標示

<一餐量> 220 公克 <熱量> 356.7 大卡

蛋白質	23.9	g	水	155.4	g
脂肪	25.9	g	粗纖維	0.0	g
飽和脂肪	6.4	g	膳食纖維	1.0	g
反式脂肪	0.0	g	灰分	1.6	g
碳水化合物	7.0	g	膽固醇	126.3	mg
糖	2.2	g	維生素A	240.1	IU
鈉	502	mg	維生素E	4.4	mg
鉀	428.4	mg	維生素B1	0.2	mg
鈣	22.4	mg	維生素B2	0.7	mg
鎂	31.9	mg	維生素B6	0.6	mg
磷	651.6	mg	維生素B12	0.2	μg
鐵	1.4	mg	維生素C	8.2	mg
鋅	4.5	mg	菸鹼素	3.4	mg

【麥麥筆記欄】

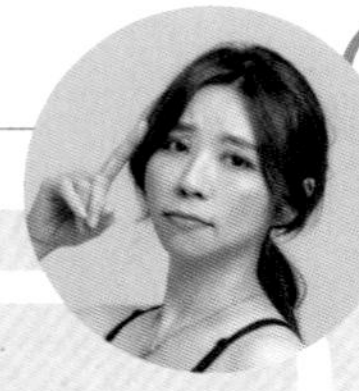

<table>
<tr><td rowspan="2">雞蛋豆腐</td><td>介紹</td><td>雞蛋豆腐在製作過程中使用大豆和雞蛋，所以豆腐顏色偏黃，維生素 A 和其他營養元素含量比一般白色的豆腐高。</td></tr>
<tr><td>特色</td><td>★ 蛋黃中含有豐富的維生素 D，因此鮮美滑嫩的蛋黃豆腐是補鈣的優秀菜餚。
★ 與一般嫩豆腐相比，質地更不易碎，適合煎或炸。
★ 烹調前，浸泡在鹽水裡 20 分鐘，可以讓豆腐更凝固一點，烹調時比較不容易破。</td></tr>
</table>

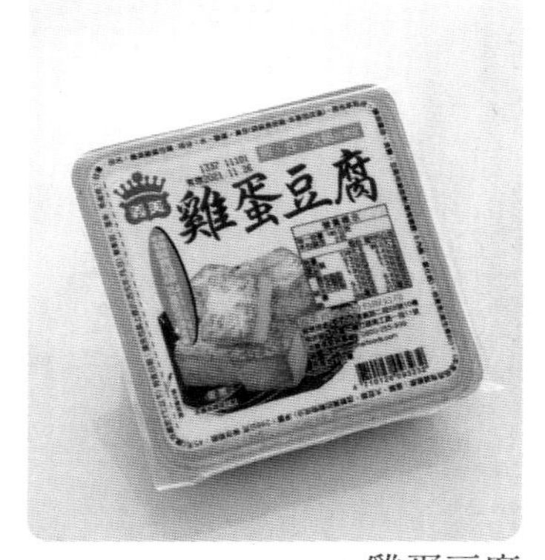

^ 雞蛋豆腐

<table>
<tr><td rowspan="2">櫛瓜</td><td>介紹</td><td>每年六月、七月是盛產期，是西式料理、減肥料理、體重控制者的寵兒。</td></tr>
<tr><td>特色</td><td>★ 每 100 公克，只有 15 大卡的熱量，低熱量、零糖質、能幫身體消水腫、幫助人體提升新陳代謝，而且含有維生素 B 群、E 及多種營養元素。
★ 購買時挑選長度 15 ～ 20 公分，表面有光澤、顏色深綠、表皮緊實，有重量的表示水分足，這樣的櫛瓜最好吃。</td></tr>
</table>

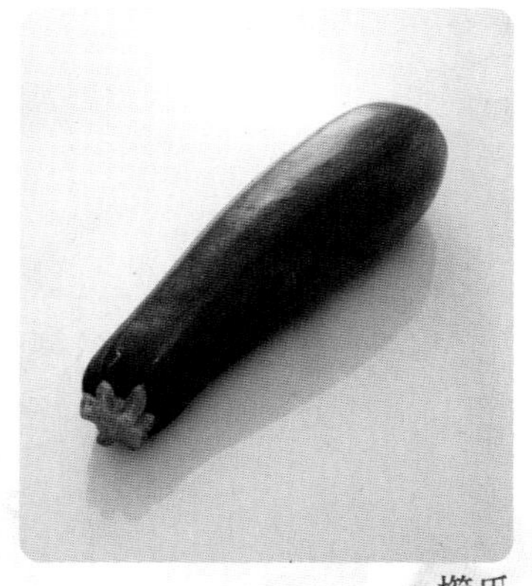

^ 櫛瓜

酸辣羅勒松阪肉蒟蒻麵

烹飪難度 ★★★★★

相信許多人都非常喜歡羅勒的香氣，清爽且增進食慾，做成酸辣口味的蒟蒻麵，配上舒肥松阪肉，整個胃口大開！是一道非常適合夏天食用的菜色哦！

一餐量

熱　量

258

蛋白質	19.5
碳水化合物	18
糖	2.3

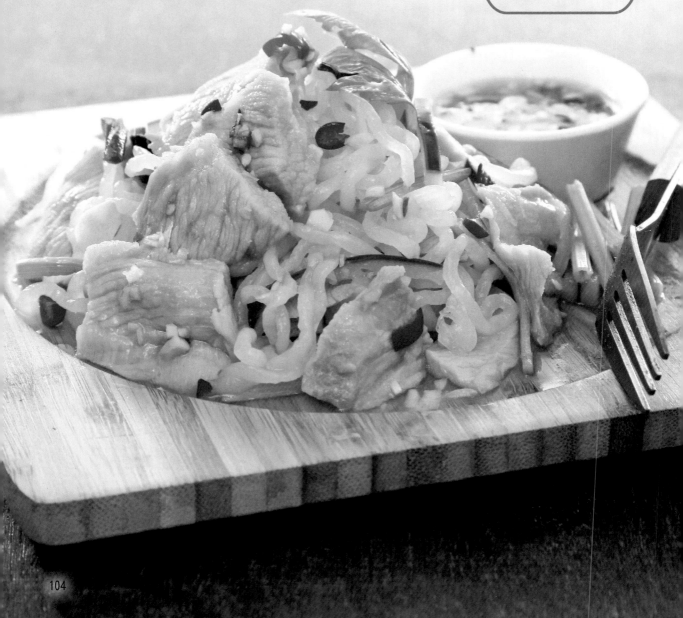

配方〈兩餐量〉

材料（公克 g）	
舒肥松阪肉	200
羅勒葉	適量
蒟蒻麵	200
紫洋蔥	50
芹菜	50
芹菜葉	適量

調味料（公克 g）	
鹽	適量
蒜末	10
辣椒末	5
蜂蜜	20
魚露	30
檸檬汁	40

步驟

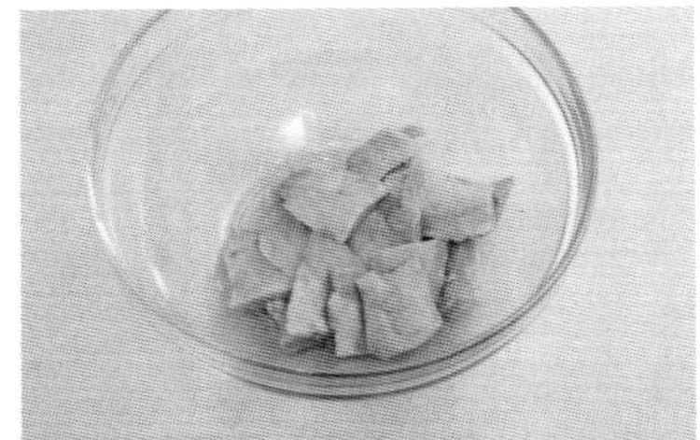

1 舒肥松阪豬切薄片，放入微波容器中。

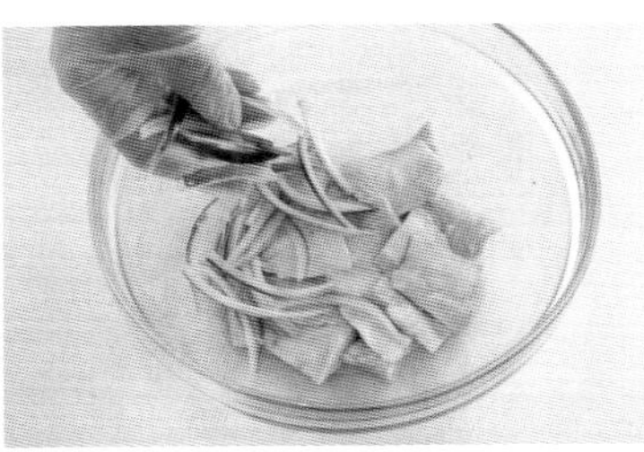

2 放入切絲的紫洋蔥。

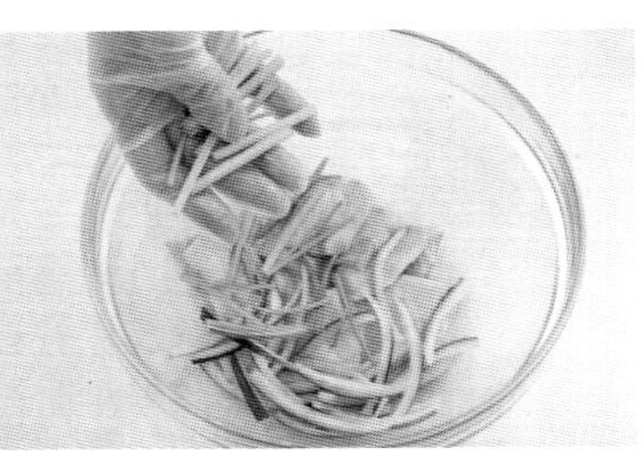

3 放入切小段的芹菜。

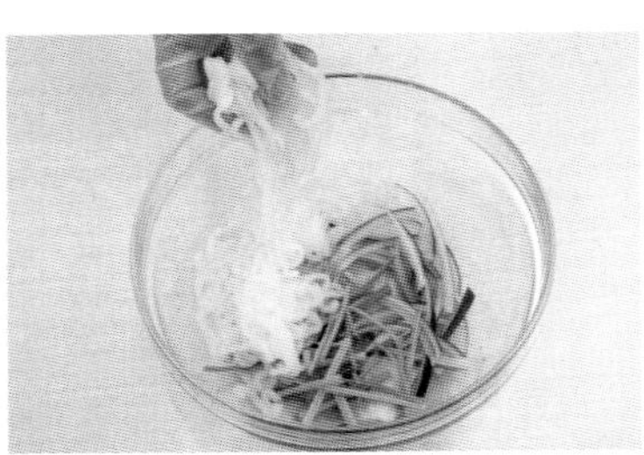

4 加入洗乾淨的蒟蒻麵。

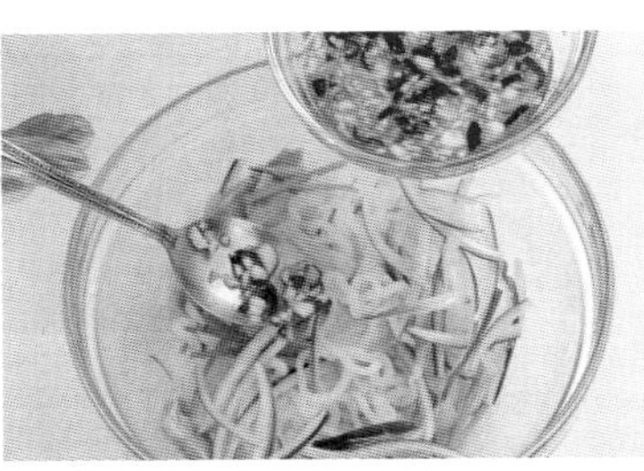

5 調味料攪拌均勻，加入。

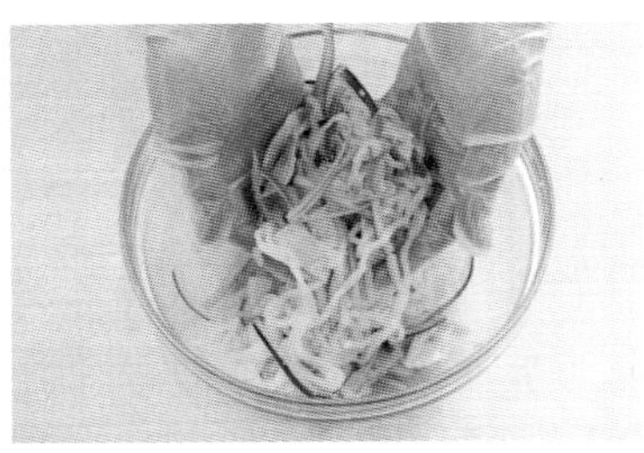

6 手戴手套，抓勻。

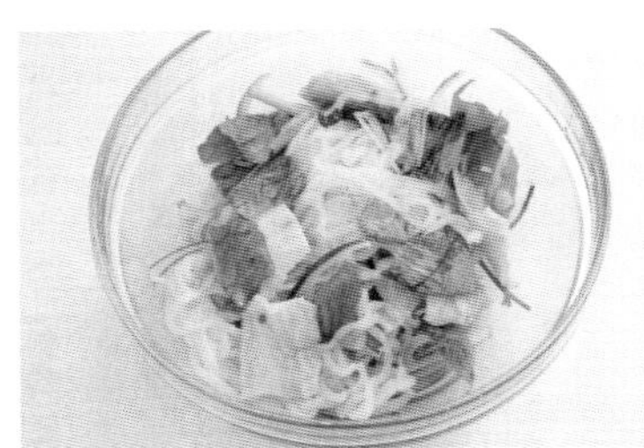

7 加入羅勒葉，拌勻。

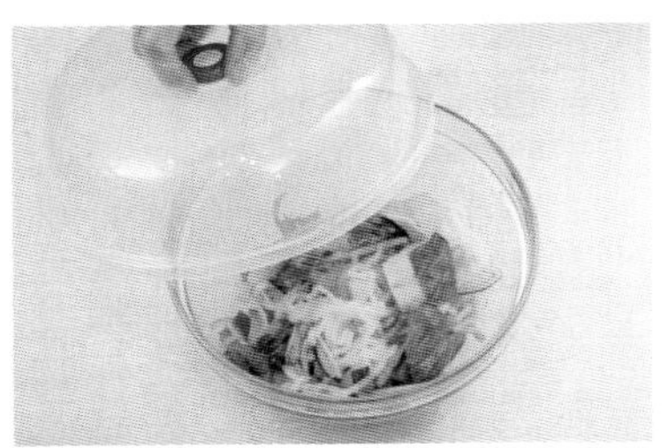

8 蓋上蓋子（要有小孔洞），強火微波 2 分鐘。

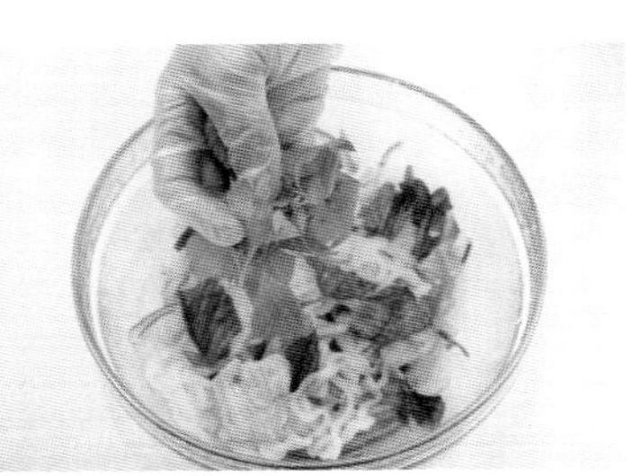

9 撒上芹菜葉拌勻，完成。

酸辣羅勒松阪肉蒟蒻麵

營養標示 <一餐量> 300 公克 <熱量> 258.0 大卡

蛋白質	19.5	g	水	136.4	g
脂肪	12.0	g	粗纖維	0.0	g
飽和脂肪	4.2	g	膳食纖維	2.5	g
反式脂肪	0.0	g	灰分	2.5	g
碳水化合物	18.0	g	膽固醇	95.6	mg
糖	2.3	g	維生素 A	454.2	IU
鈉	1905	mg	維生素 E	0.7	mg
鉀	734.9	mg	維生素 B1	0.4	mg
鈣	41.3	mg	維生素 B2	0.3	mg
鎂	33.0	mg	維生素 B6	0.8	mg
磷	238.8	mg	維生素 B12	1.5	μg
鐵	2.8	mg	維生素 C	16.5	mg
鋅	3.0	mg	菸鹼素	4.0	mg

【麥麥筆記欄】

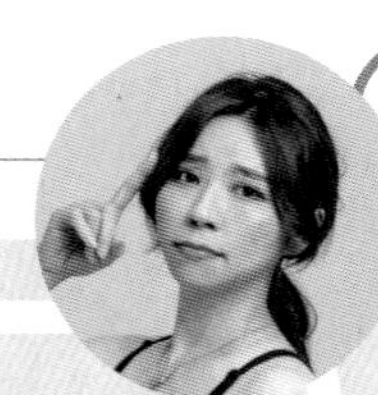

<table>
<tr><td rowspan="2">羅勒葉</td><td>介紹</td><td>羅勒葉又名甜羅勒，葉子有類似茴香的香味，是一類被廣泛應用於香料、飲品、食物中的香草；常用於西式料理、泰國菜料理、中國菜料理，可以增添香氣。</td></tr>
<tr><td>特色</td><td>★ 強烈的丁香氣味來自丁香油酚，可以調製成精油。
★ 可以作為中藥使用，常用在治療跌打損傷和驅蚊止癢的藥膏裡。
★ 中國品種稱為九層塔，這個名稱的由來，主要因它的花序重重疊疊如塔狀的外觀而得名；「九」是形容很多的意思。另一解釋是因為九層塔開花時，花會以三個花頭長在莖上為一層，約共長出九層，所以稱作九層塔。</td></tr>
</table>

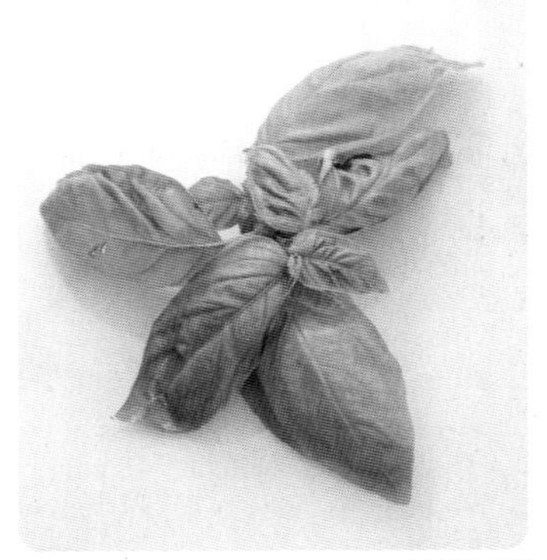

^ 羅勒葉

<table>
<tr><td rowspan="2">蒟蒻麵</td><td>介紹</td><td>蒟蒻原料為魔芋（學名 Amorphophallus konjac）這個植物的塊莖部位，乾燥後磨碎，再加工製成的食品，經機器擠壓成長條狀的麵條狀而命名為蒟蒻麵。</td></tr>
<tr><td>特色</td><td>★ 加工製程為加水和食用鹼後加熱而成。
★ 成份為葡甘露聚醣（Glucomanan），是一種水溶性膳食纖維，能夠促進腸胃蠕動，熱量很低，非常適合正在減脂或體重控制者食用。</td></tr>
</table>

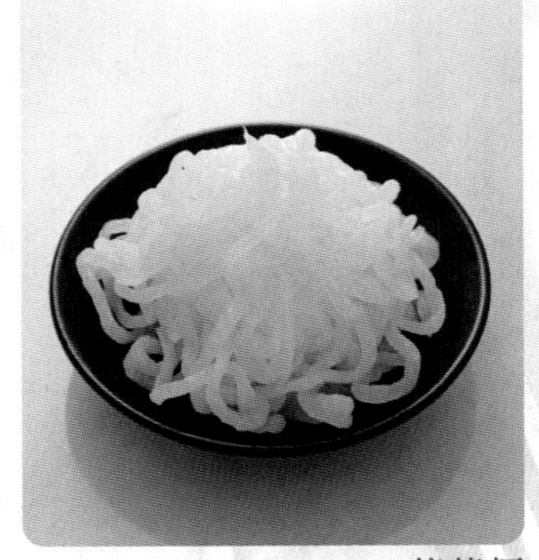

^ 蒟蒻麵

照燒嫩雞大根煮

烹飪難度

這是一道＜一日輕斷食＞的主餐，一整天只需要吃這一鍋，熱量不到 400 大卡，卻擁有滿分的蛋白質和膳食纖維，是一道飽足感和營養都滿滿滿的健康餐。

一餐量

熱　量

170.3

蛋白質	23.3
碳水化合物	11.4
糖	5.3

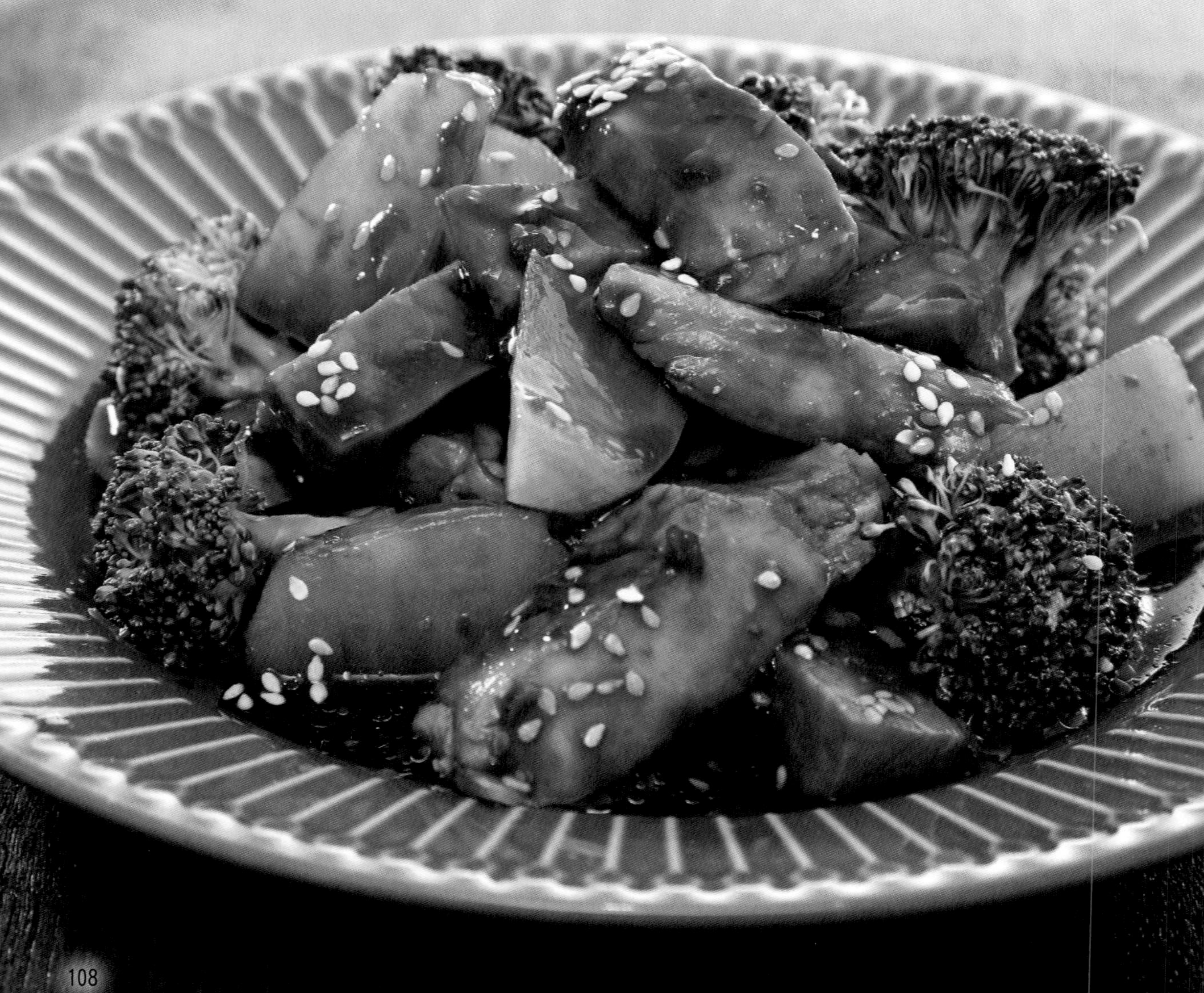

配方〈兩餐量〉

材料（公克 g）	
舒肥嫩雞胸	200
白蘿蔔	100
綠花椰菜	100
熟白芝麻	10

調味料（公克 g）	
烹大師	1
水①	10cc
日式照燒醬	30
水②	10cc

步驟

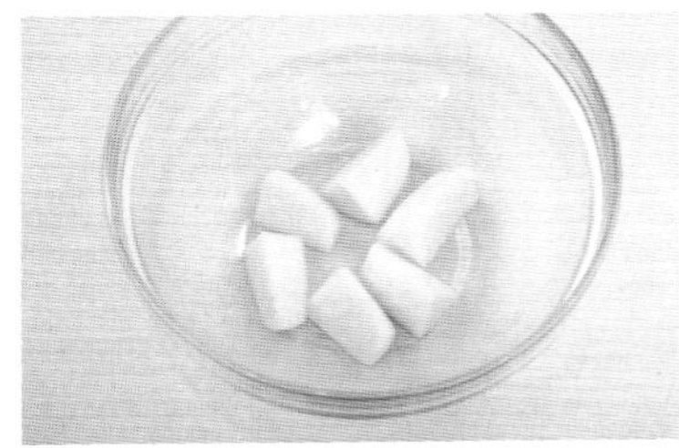

1 白蘿蔔切小塊，放入微波容器中。

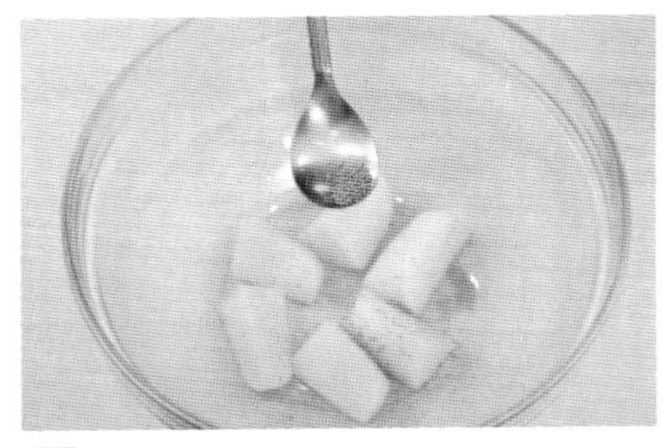

2 加入烹大師、水①，攪拌均勻。

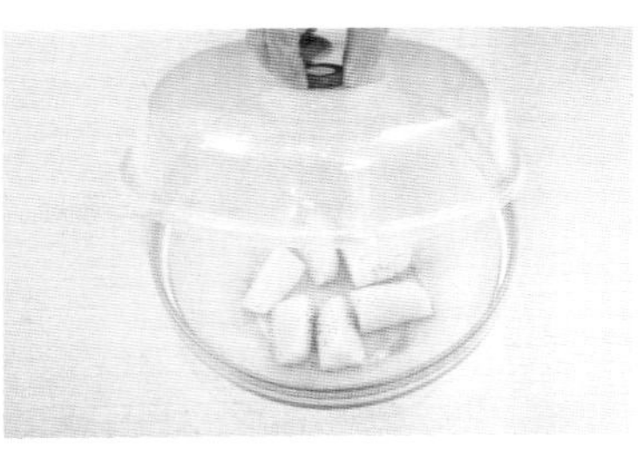

3 蓋上蓋子（要有小孔洞），強火微波 3 分鐘。

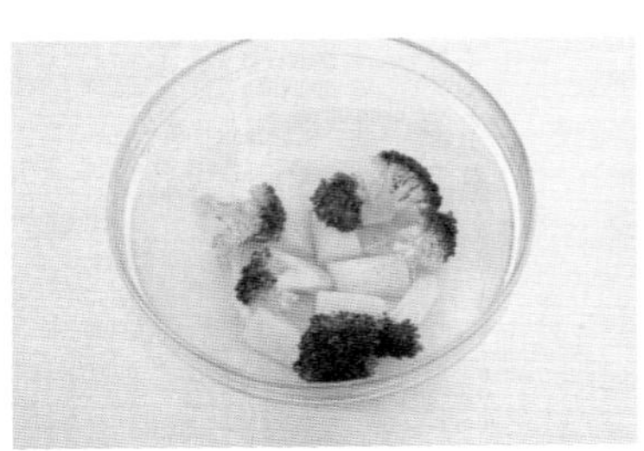

4 加入切小朵的青花椰菜，蓋上蓋子（要有小孔洞），強火微波 1 分鐘。

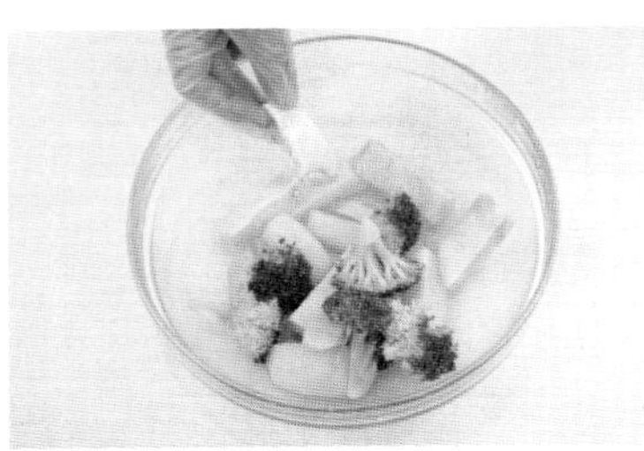

5 舒肥嫩雞胸，切小塊，加入。

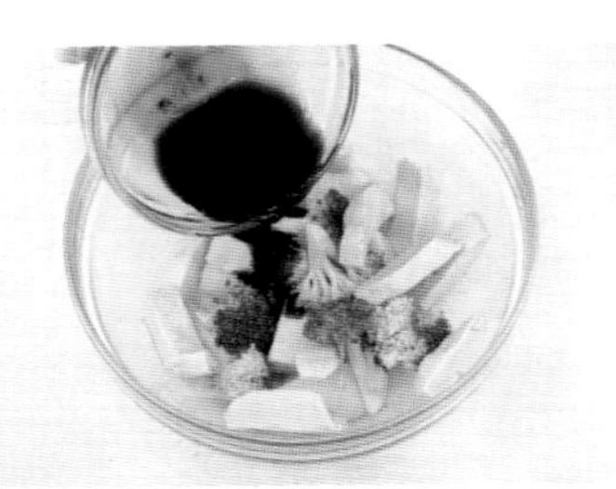

6 日式照燒醬、水②攪拌均勻，加入。

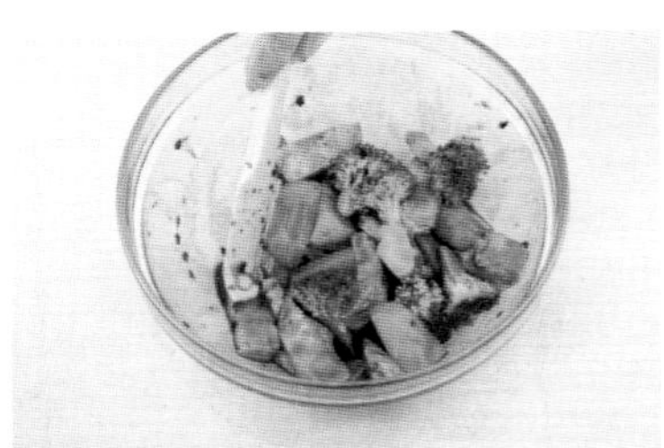

7 攪拌均勻。

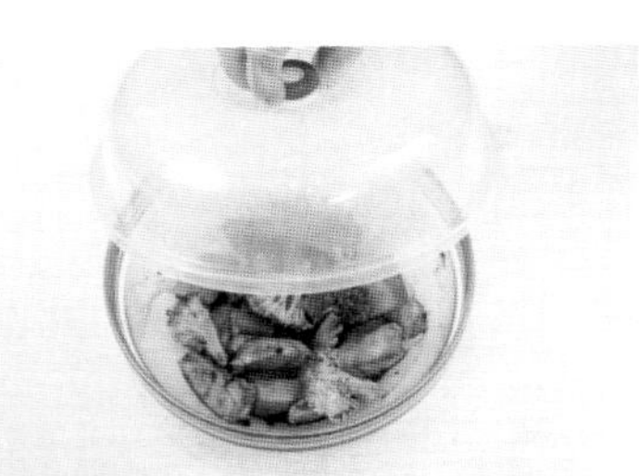

8 蓋上蓋子（要有小孔洞），強火微波 1 分 30 秒。

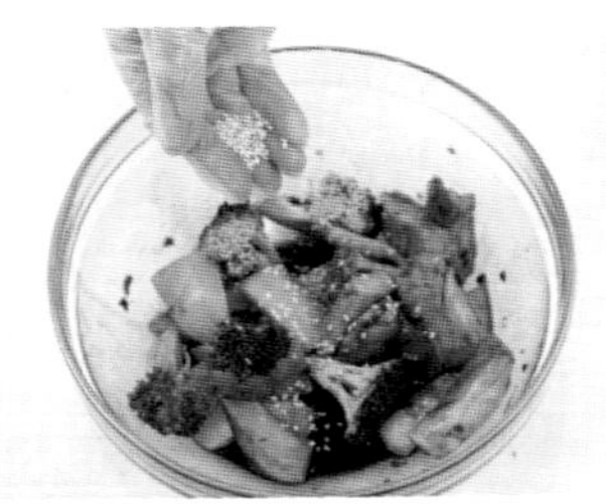

9 食用前撒上熟白芝麻，完成。

照燒嫩雞大根煮

營養標示

＜一餐量＞ 200 公克　＜熱量＞ 170.3 大卡

蛋白質	23.3	g	水	155.5	g
脂肪	3.5	g	粗纖維	0.0	g
飽和脂肪	0.6	g	膳食纖維	2.1	g
反式脂肪	0.0	g	灰分	2.2	g
碳水化合物	11.4	g	膽固醇	50.4	mg
糖	5.3	g	維生素 A	280.7	IU
鈉	316	mg	維生素 E	0.8	mg
鉀	520.6	mg	維生素 B1	0.1	mg
鈣	35.2	mg	維生素 B2	0.1	mg
鎂	43.3	mg	維生素 B6	0.4	mg
磷	244.8	mg	維生素 B12	0.4	μg
鐵	1.0	mg	維生素 C	40.8	mg
鋅	0.7	mg	菸鹼素	7.7	mg

【麥麥筆記欄】

白蘿蔔	介紹	白蘿蔔的日文漢字是「大根」，在台灣俗稱「菜頭」，是冬季盛產的食材，生吃或熟食均可，生食帶一點辛辣味，熟食則味道甘甜。
	特色	★ 醫學研究白蘿蔔內含芥子油、澱粉酶和粗纖維，具有促進消化、增強食慾、加快胃腸蠕動和止咳化痰的作用。 ★ 中醫認為蘿蔔能清熱解毒、幫助消化，煮熟後食用可以降火氣。

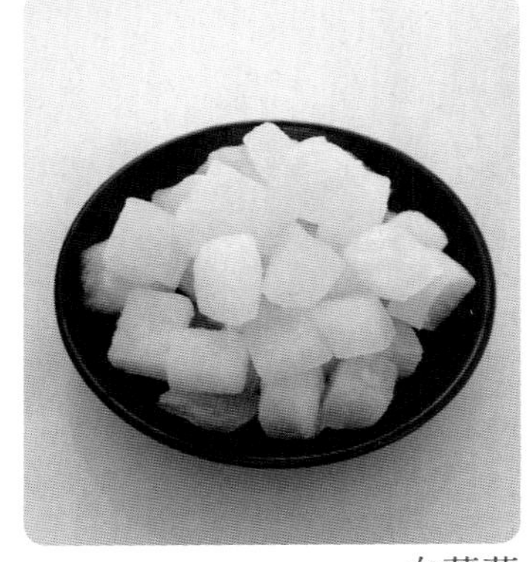

^ 白蘿蔔

日式照燒醬	介紹	日本的「照り焼き」是用 4 種原料做成的，比例為醬油 2：砂糖 2：米酒 2：味醂 1。大家也可以用這 4 種材料自己調成，超市有賣現成的照燒醬，使用很方便。
	特色	★ 味醂是將甜糯米蒸熟和酒一起發酵而成的調味料。 ★ 照燒醬是甜鹹風味的醬汁，可以塗抹在肉類或魚類上，再做烹調料理。 ★ 使用照燒醬加熱後的蔬菜或肉類表面會有如光照耀般有光澤，因此便被稱作「照燒」；在日本，常用來做燒烤醬汁。

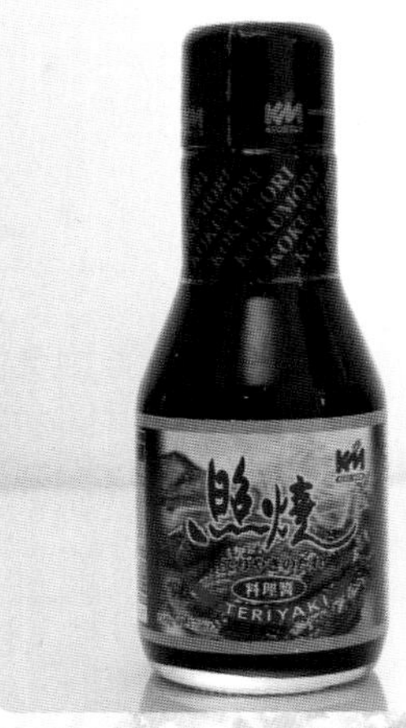

^ 日式照燒醬

烹大師	介紹	是一種日本的調味粉，使用日本高品質乾燻鰹魚製成，風味獨特。
	特色	★ 上市三十多年，深受日本主婦喜愛，適用於各種烹調法調味。

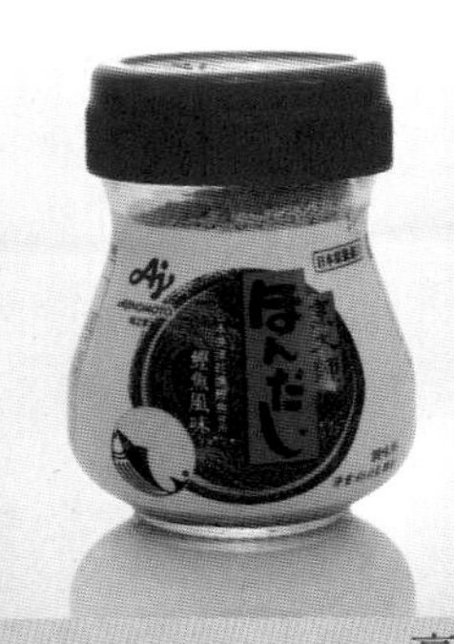

^ 烹大師

青醬培根嫩雞花椰菜飯

烹飪難度 ★★★★★

買不到羅勒葉，可以使用九層塔代替哦！
這個配方的青醬，做出來的成品約有 200 公克，冷藏可保存 1 星期，冷凍可保存 3 個月哦！

一餐量

熱量

210.9

蛋白質	： 25.5
碳水化合物	： 4.5
糖	： 0.1

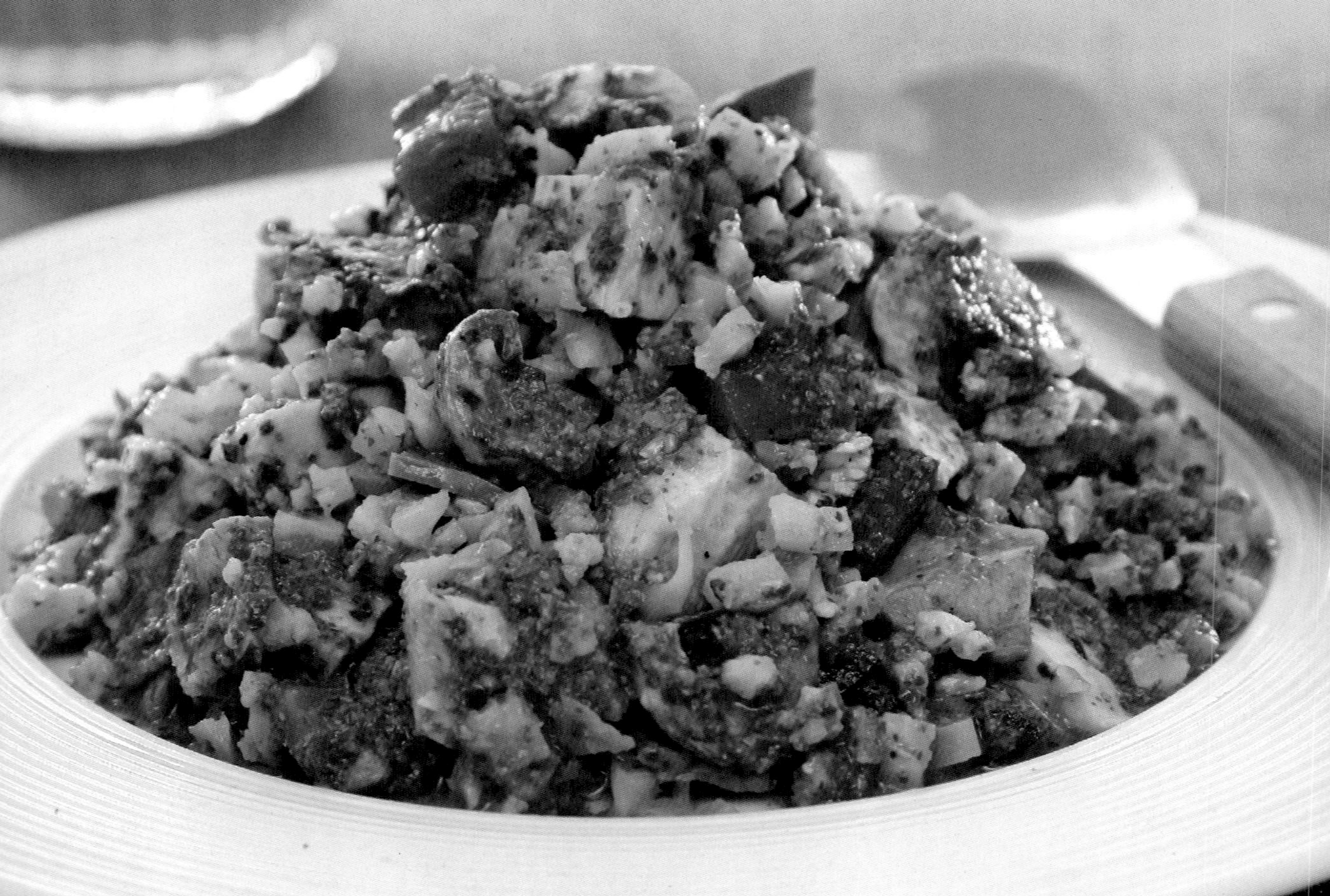

配方 <兩餐量>

材料（公克 g）	
培根	40
紅椒	30
舒肥嫩雞胸	200
洋菇	30
白花椰菜米	100

調味料 A（公克 g）	
蒜頭	7 瓣
松子	25
橄欖油	30
羅勒	100
檸檬汁	10

調味料 B（公克 g）	
鹽	2
黑胡椒	適量

步驟

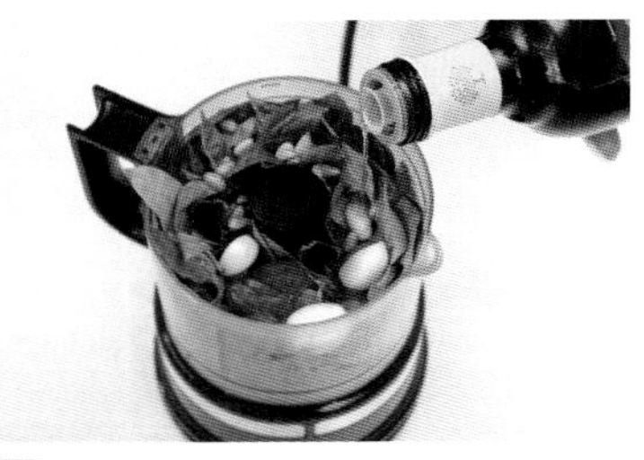

1 調味料 A，放入調理機中打成青醬（可使用均質機）。

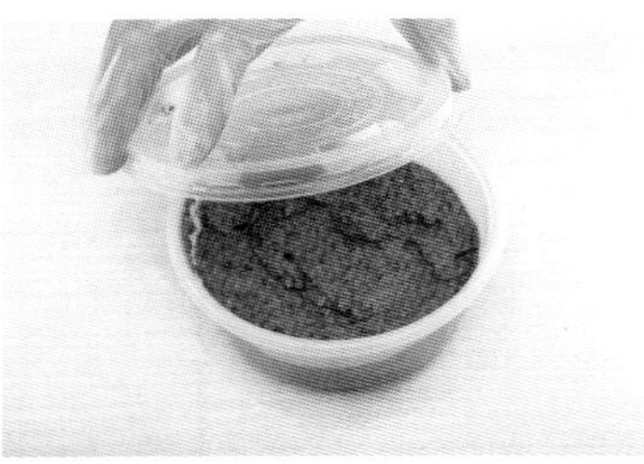

2 完成的青醬裝入保鮮容器中，冷藏保存 1 星期，冷凍保存 3 個月。

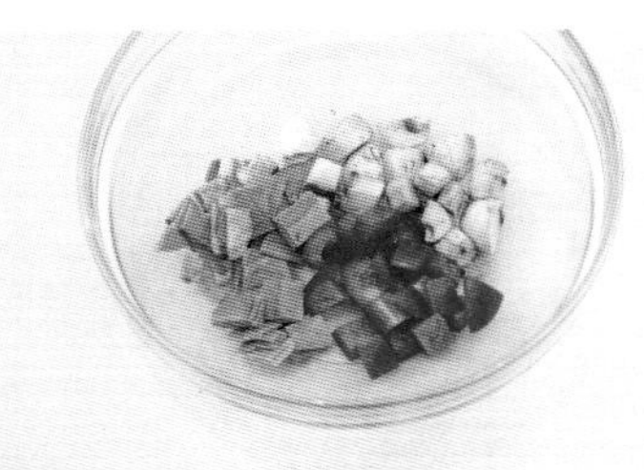

3 培根、紅椒、洋菇切小丁，放入微波容器裡。

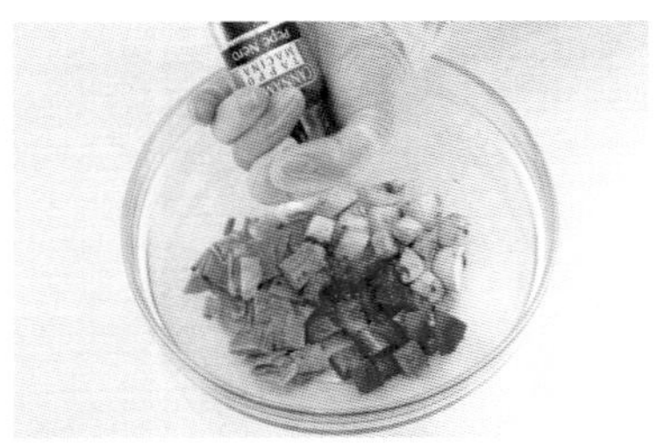

4 加入鹽、黑胡椒。

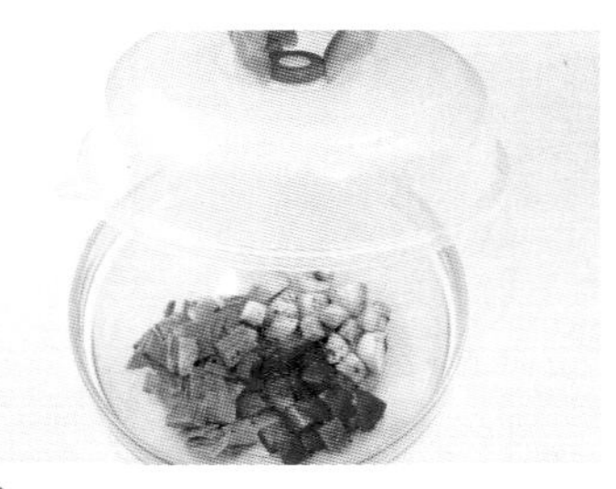

5 蓋上蓋子（要有小孔洞），強火微波 1 分 30 秒。

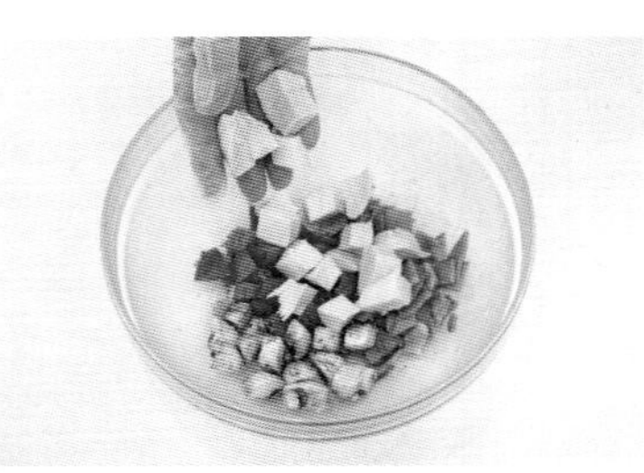

6 舒肥嫩雞胸切小丁，加入。

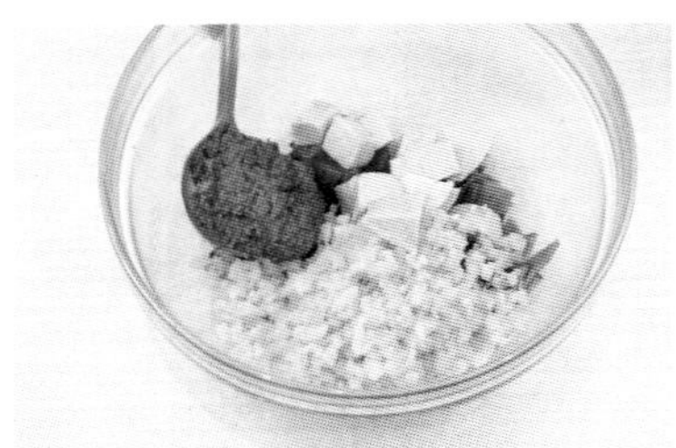

7 加入青醬 25 克、白花椰菜米。

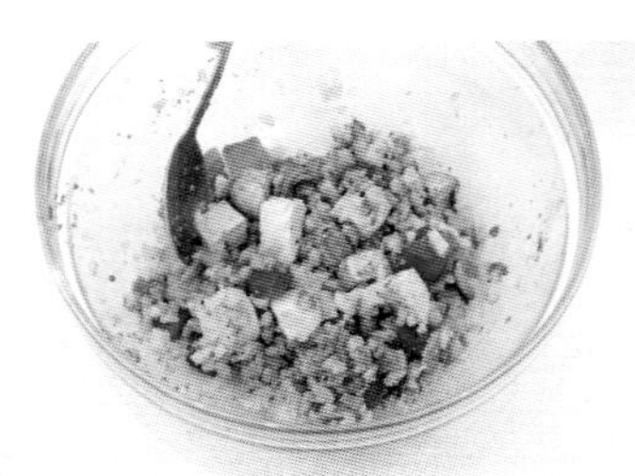

8 攪拌均勻。

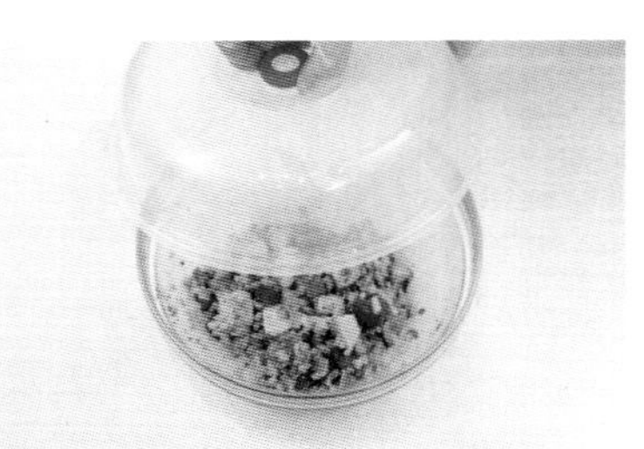

9 蓋上蓋子（要有小孔洞），強火微波 1 分 30 秒，即可食用，完成。

青醬培根嫩雞花椰菜飯

營養標示 ＜一餐量＞ 200 公克 ＜熱量＞ 210.9 大卡

蛋白質	25.5	g
脂肪	10.1	g
飽和脂肪	2.9	g
反式脂肪	0.0	g
碳水化合物	4.5	g
糖	0.1	g
鈉	191	mg
鉀	499.2	mg
鈣	14.8	mg
鎂	37.2	mg
磷	283.3	mg
鐵	0.9	mg
鋅	0.9	mg

水	151.7	g
粗纖維	0.0	g
膳食纖維	1.4	g
灰分	1.9	g
膽固醇	63.8	mg
維生素 A	294.9	IU
維生素 E	0.9	mg
維生素 B1	0.2	mg
維生素 B2	0.2	mg
維生素 B6	0.6	mg
維生素 B12	0.5	μg
維生素 C	60.2	mg
菸鹼素	9.6	mg

【麥麥筆記欄】

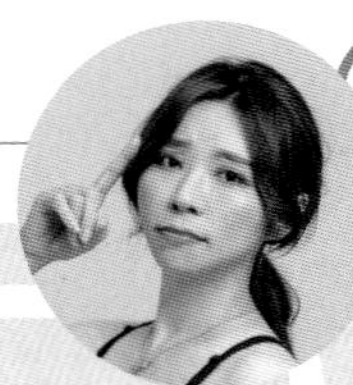

<table>
<tr><td rowspan="2">青醬</td><td>介紹</td><td>青醬又稱為香蒜醬，是一種起源於義大利的醬料，用蒜頭、松子、橄欖油、羅勒（或九層塔）這 4 種原料搗碎磨成泥醬製成，因主原料是羅勒，醬料是綠色，所以稱為青醬。</td></tr>
<tr><td>特色</td><td>★ 在製作青醬時加一點點檸檬汁，可以讓顏色持久鮮豔。
★ 青醬的配方有很多種，有的加奶油，有的加起司，各有不同風味哦！</td></tr>
</table>

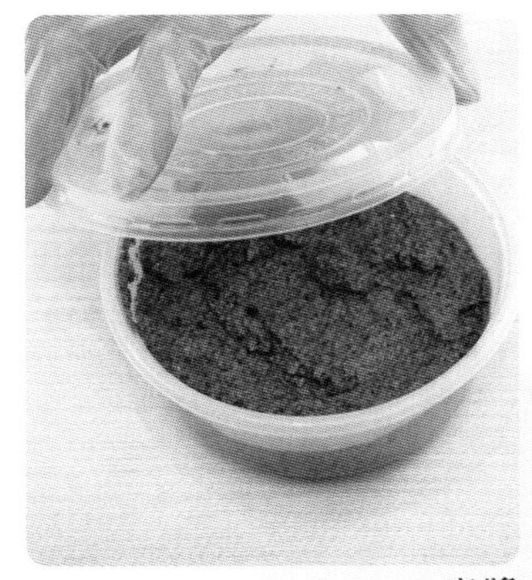

^ 青醬

青醬　營養標示		
每一份量	25 公克	
本包裝含	8 份	
	每份	每 100 公克
熱量	64.5 大卡	257.9 大卡
蛋白質	1.2 公克	4.6 公克
脂肪	5.8 公克	23.1 公克
飽和脂肪	0.8 公克	3.0 公克
反式脂肪	0 公克	0.0 公克
碳水化合物	2 公克	7.9 公克
糖	0.1 公克	0.5 公克
鈉	45 毫克	180 毫克

滴雞精鮭魚豆腐蒸蛋

烹飪難度 ★★★★★

低卡！低熱量！高蛋白質！
運用滴雞精能使料理更營養，吸收更快速，搭配雞蛋和中華豆腐能增加飽足感，蒸蛋中帶有雞精的鮮甜，佐上舒肥鮭魚的鮮嫩，讓這道菜成為＜輕斷食餐＞的首選！

一餐量

熱　量
285.8

蛋白質	33.6
碳水化合物	3.2
糖	0

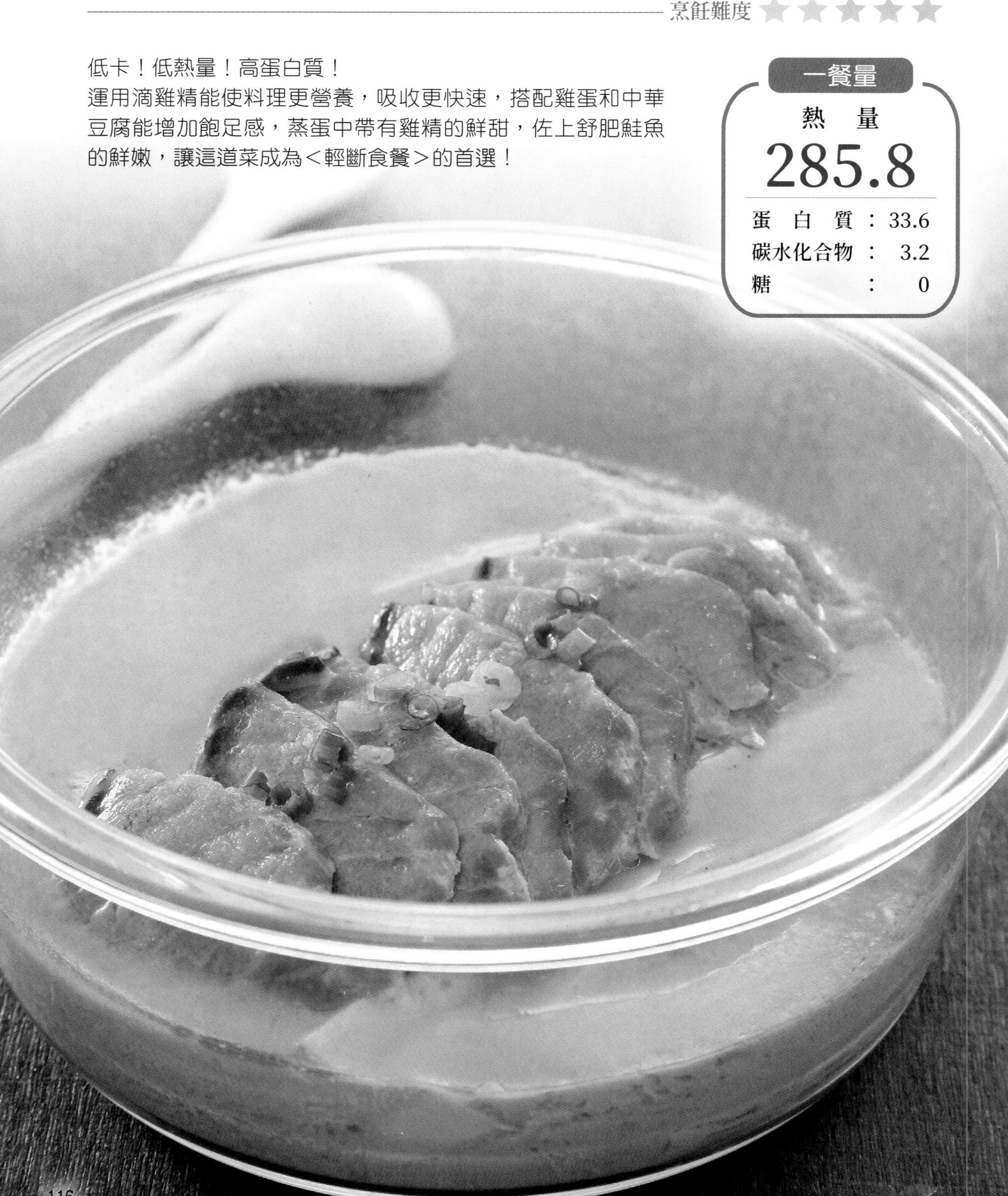

配方〈兩餐量〉

材料（公克 g）	
滴雞精	60
舒肥鮭魚	200
中華豆腐	1 盒
雞蛋	1 顆

調味料 A（公克 g）	
玫瑰鹽	少許
白胡椒粉	適量
水	20cc

調味料 B（公克 g）	
鮮美露	10

步驟

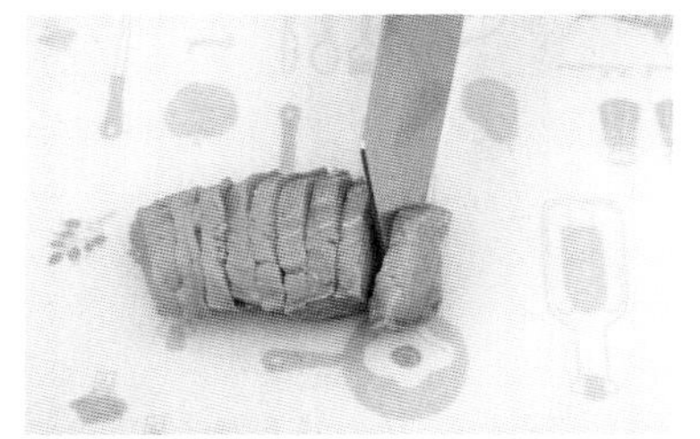

1 舒肥鮭魚，切片。

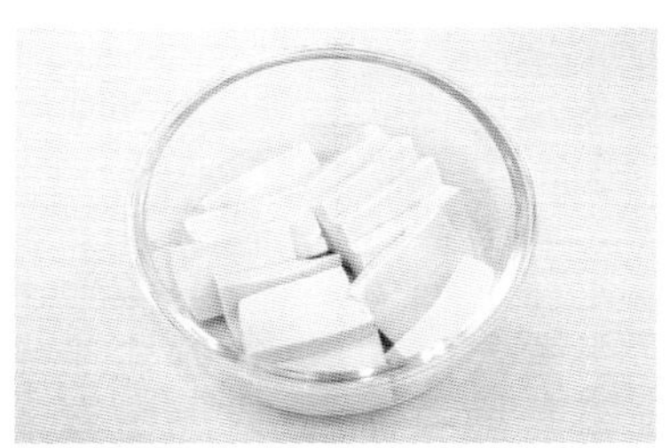

2 中華豆腐切薄片。

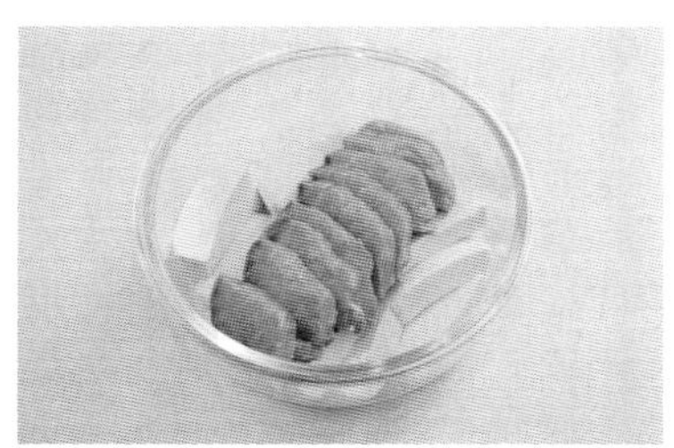

3 先將豆腐放入微波容器中，再排上舒肥鮭魚片。

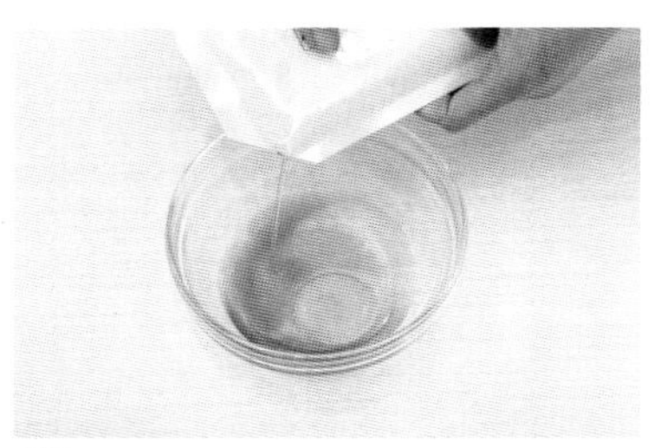

4 雞蛋打散，加入滴雞精、水、調味料 A，拌勻。

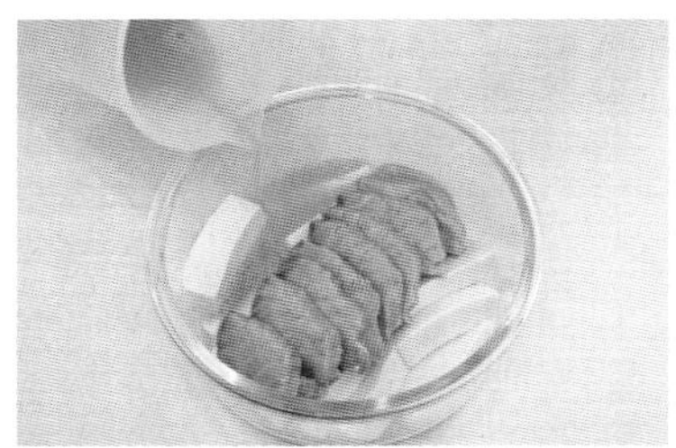

5 平均淋在豆腐上。

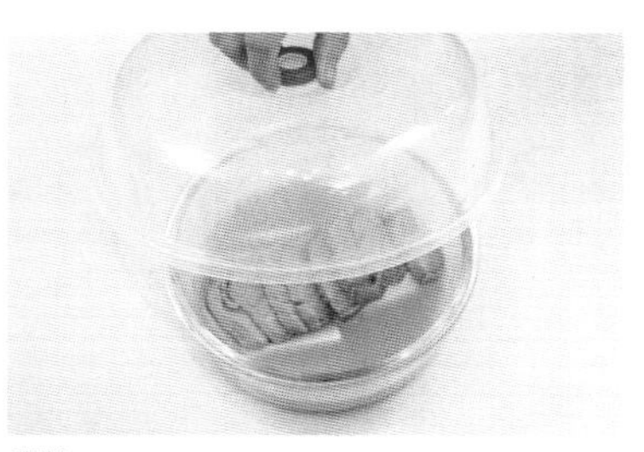

6 蓋上蓋子（要有小孔洞），留一個小縫，放入微波爐中，強火 3 分 30 秒。

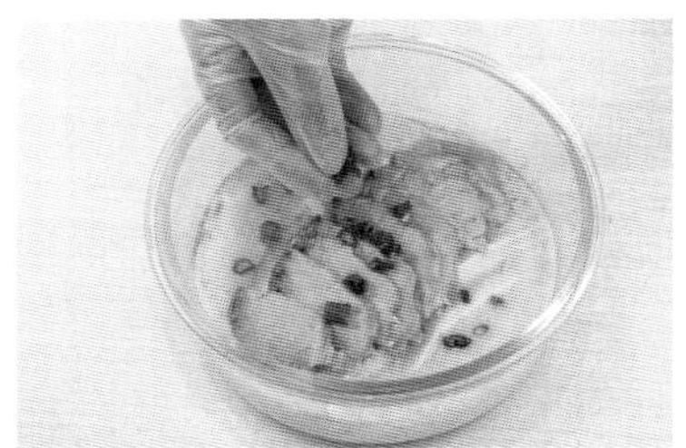

7 撒上蔥花。

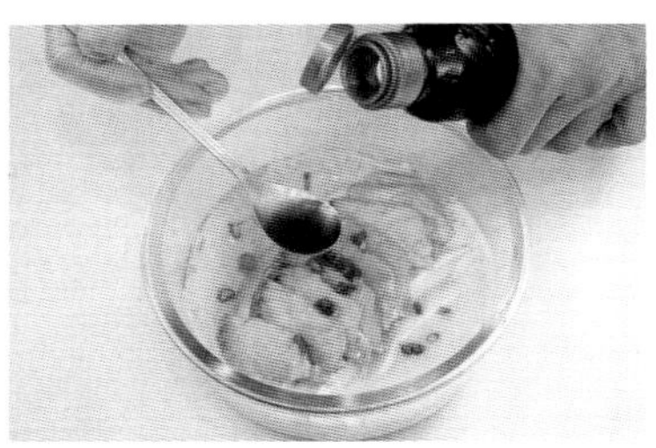

8 淋上鮮美露。

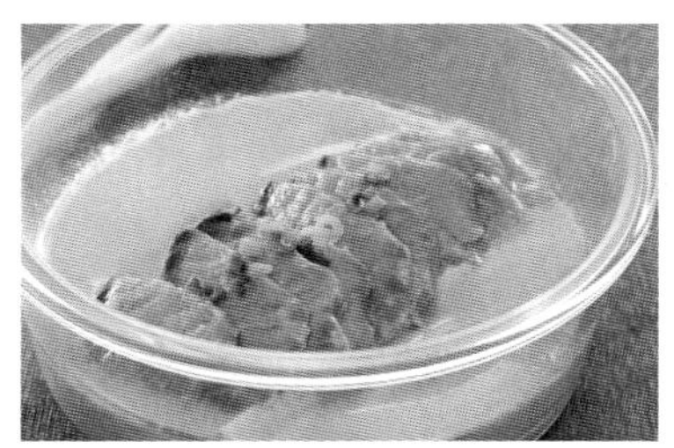

9 完成。

營養標示

<一餐量> 300 公克 <熱量> 285.8 大卡

蛋白質	33.6	g	水	218.6	g
脂肪	15.4	g	粗纖維	0.0	g
飽和脂肪	3.2	g	膳食纖維	1.2	g
反式脂肪	0.0	g	灰分	4.4	g
碳水化合物	3.2	g	膽固醇	158.1	mg
糖	0.0	g	維生素 A	199.3	IU
鈉	699	mg	維生素 E	6.4	mg
鉀	880.3	mg	維生素 B1	0.4	mg
鈣	39.6	mg	維生素 B2	0.2	mg
鎂	79.3	mg	維生素 B6	1.0	mg
磷	378.1	mg	維生素 B12	3.4	μg
鐵	2.5	mg	維生素 C	1.9	mg
鋅	1.8	mg	菸鹼素	5.9	mg

【麥麥筆記欄】

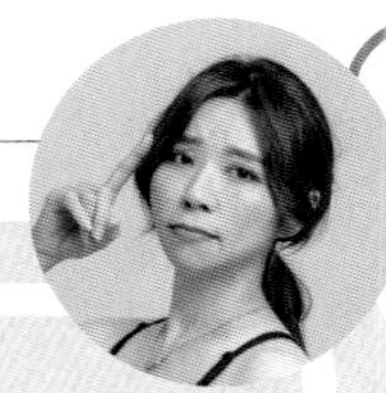

<table>
<tr><td rowspan="2">滴雞精</td><td>介紹</td><td>滴雞精的做法，是將雞放入蒸鍋中，慢火將雞的精華滴入容器裡，大約要 6 小時才能滴出一碗雞精。</td></tr>
<tr><td>特色</td><td>★ 現在市面上有賣滴雞精的營養包，一包 60 公克，熱量不到 20 卡，蛋白質含量高達 6.8 公克，重點是不含糖，省去很多製作雞精的烹調時間，使用方便，營養滿分。
★ 雞精能帶給身體能量、滋補養身、快速補充營養。
★ 將滴雞精加入料理中，讓食物更營養，吸收更快速。</td></tr>
</table>

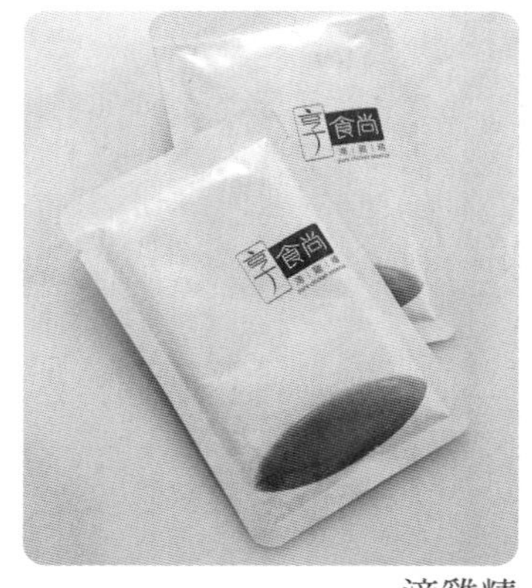

^ 滴雞精

<table>
<tr><td rowspan="2">鮮美露</td><td>介紹</td><td>鮮美露是一種日本的調味料，提煉出海洋裡的食材的鮮味，襯托食材的美味，又不至於搶了食材的風味，是日本媽媽料理時喜愛用的醬汁之一。</td></tr>
<tr><td>特色</td><td>★ 使用柴魚片、鯖魚片、魚干、昆布、海扇貝等海鮮食材，萃取食物中的精華做出的醬汁，適用於滷菜、熬煮、沾醬。</td></tr>
</table>

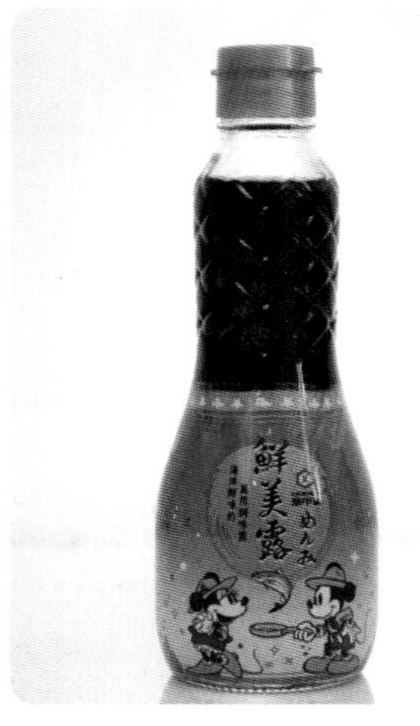

^ 鮮美露

肉燥娃娃拌嫩里肌

烹飪難度 ★★★★★

娃娃菜和肉燥醬迸出新滋味！
纖維細緻味道甜美的娃娃菜，搭上百搭醬料的肉燥醬，讓這道菜幾分鐘內就能快速上菜！不但能成為家庭主婦的快速料理，更是色香味俱全哦！

一餐量

熱量	214.6
蛋白質	20.7
碳水化合物	9.1
糖	1.6

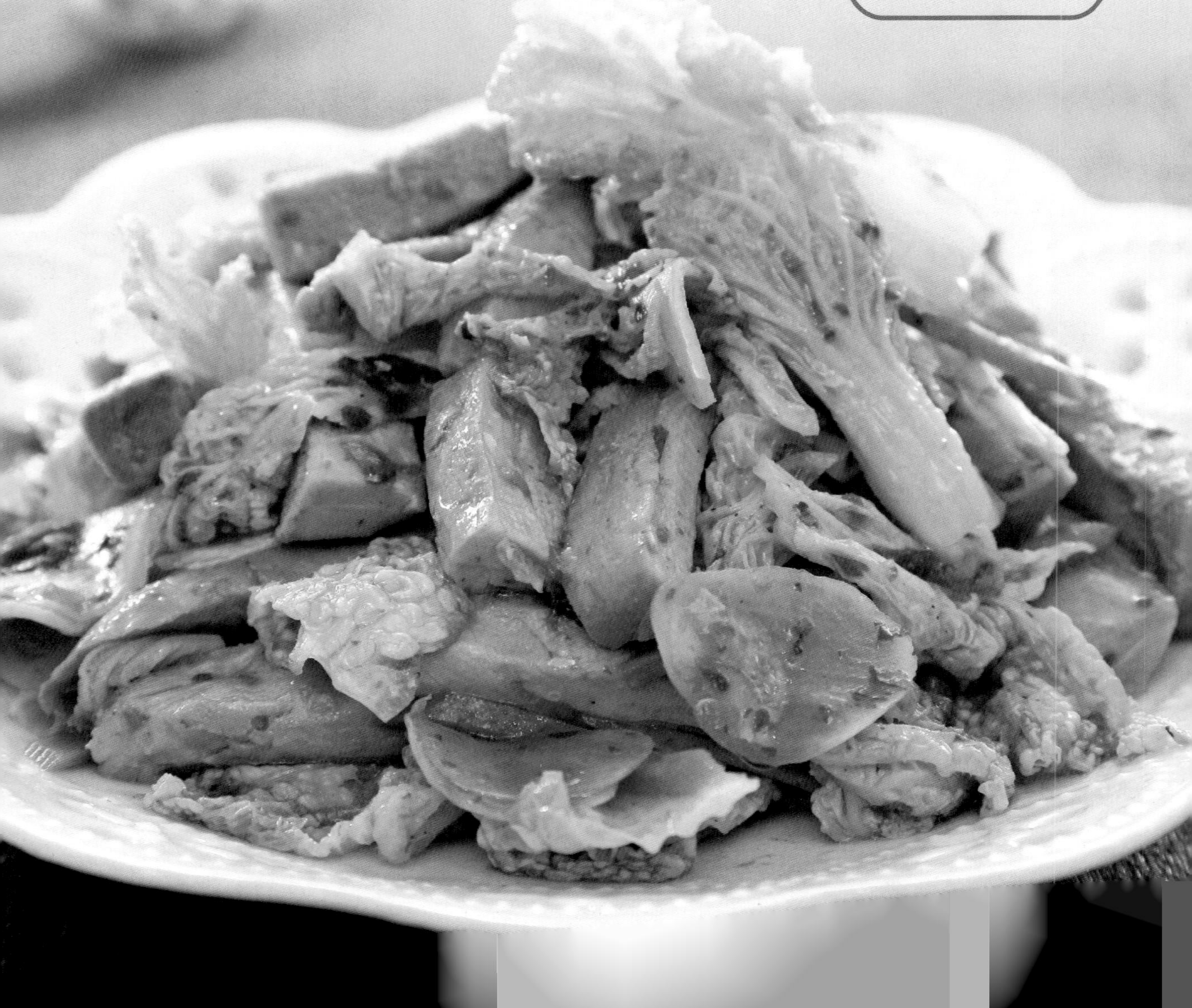

配方 〈兩餐量〉

材料（公克 g）	
娃娃菜	100
舒肥嫩里肌	200
紅蘿蔔絲	30

調味料（公克 g）	
統一肉燥醬	20
鹽	適量
水	適量
香蒜片	6 片

步驟

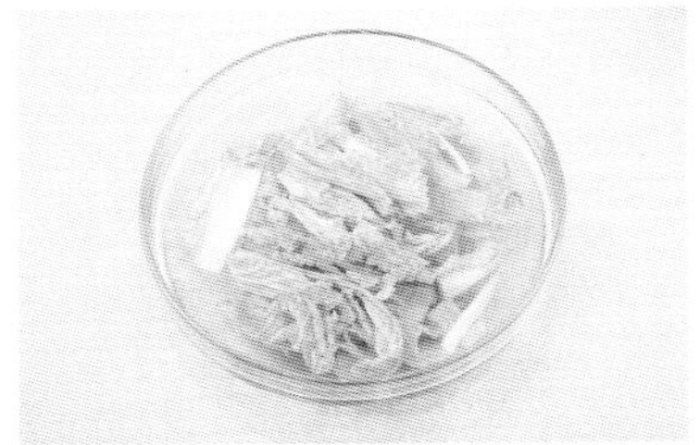

1 娃娃菜洗淨，剝成大片狀，放入微波容器中。

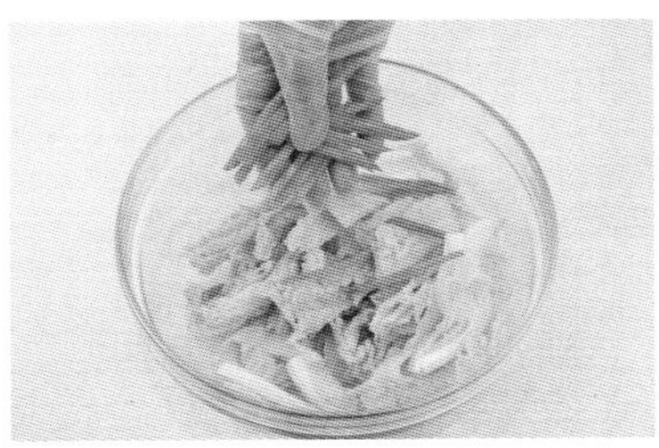

2 加入紅蘿蔔絲。

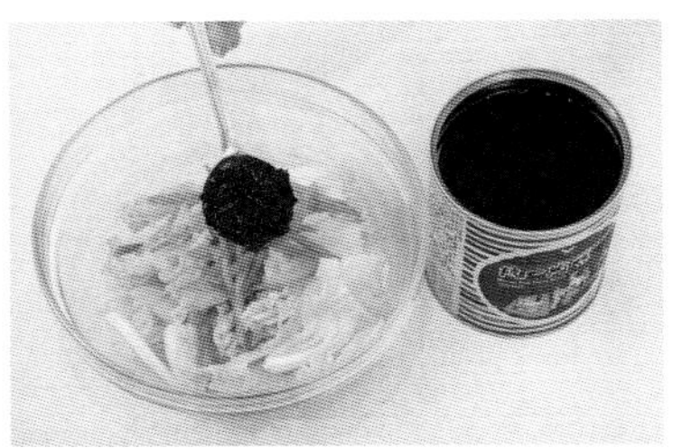

3 加入肉燥醬、鹽、水。

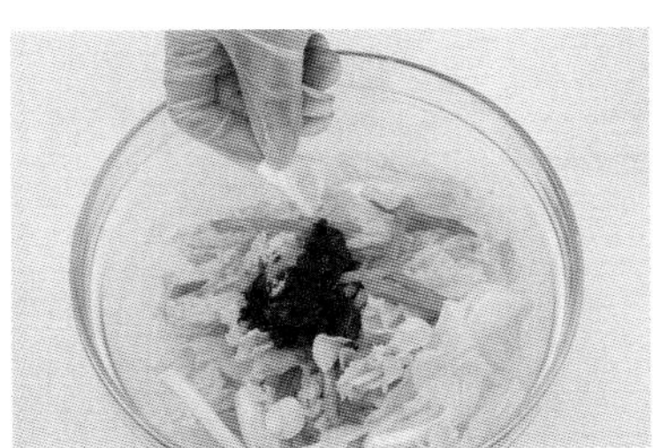

4 放入香蒜片。

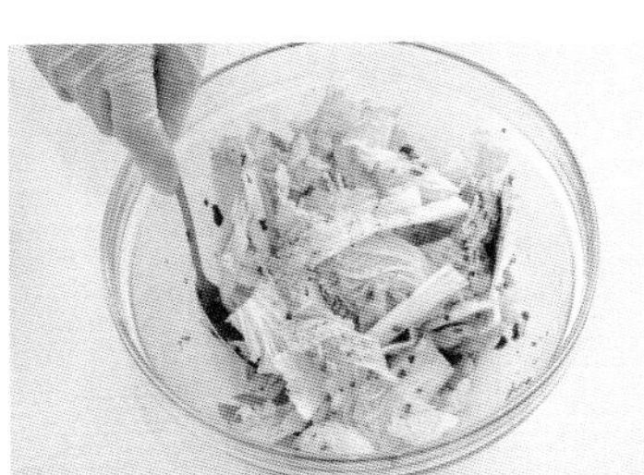

5 攪拌均勻。

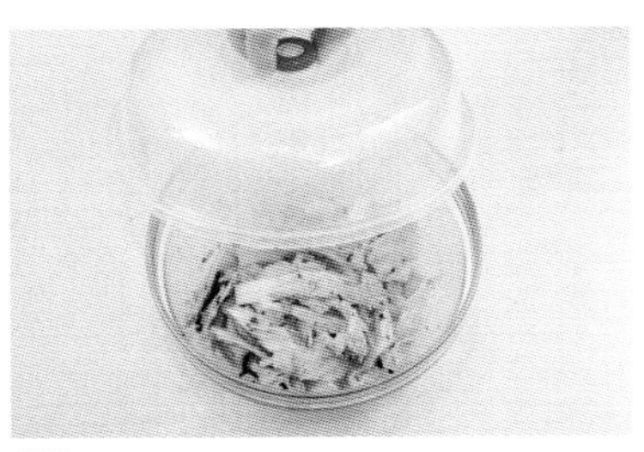

6 蓋上蓋子（要有小孔洞），強火微波 1 分鐘。

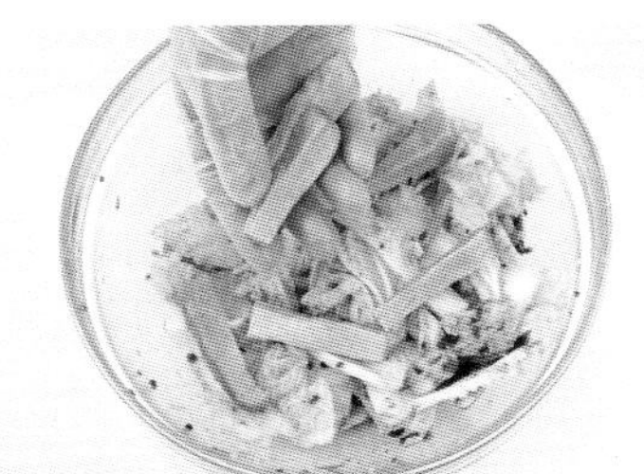

7 舒肥嫩里肌切條，加入，攪拌均勻。

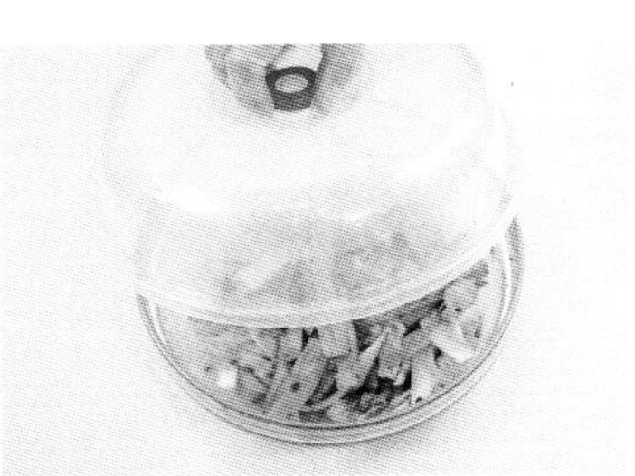

8 蓋上蓋子（要有小孔洞），強火微波 2 分鐘。

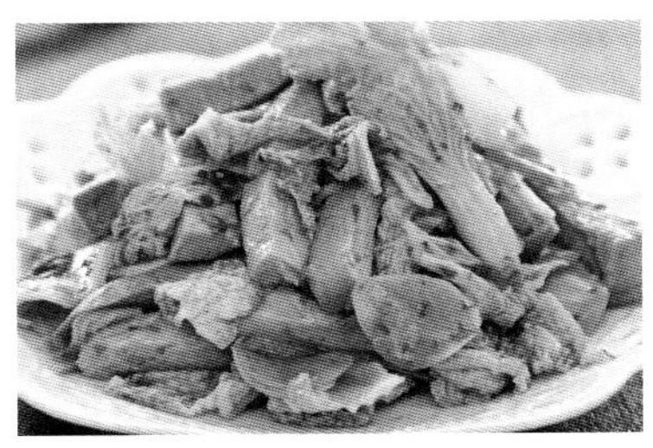

9 完成。

肉燥娃娃拌嫩里肌

營養標示 <一餐量> 170 公克 <熱量> 214.6 大卡

蛋白質	20.7	g	水	126.2	g
脂肪	10.6	g	粗纖維	0.0	g
飽和脂肪	2.9	g	膳食纖維	1.2	g
反式脂肪	0.0	g	灰分	2.5	g
碳水化合物	9.1	g	膽固醇	57.8	mg
糖	1.6	g	維生素 A	1772.6	IU
鈉	433	mg	維生素 E	0.6	mg
鉀	788.4	mg	維生素 B1	1.2	mg
鈣	32.1	mg	維生素 B2	0.2	mg
鎂	32.9	mg	維生素 B6	0.3	mg
磷	221.2	mg	維生素 B12	0.9	μg
鐵	1.5	mg	維生素 C	0.7	mg
鋅	1.9	mg	菸鹼素	5.2	mg

【麥麥筆記欄】

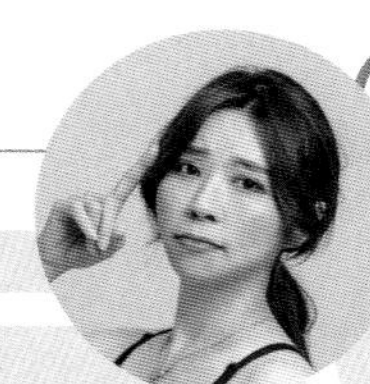

娃娃菜		
	介紹	娃娃菜與大白菜屬於同種蔬菜分類，營養價值差不多，不是坊間市場傳言的娃娃菜的營養價值比大白菜高。
	特色	★ 大白菜的性價比較高，價格會比娃娃菜便宜。 ★ 娃娃菜的口感細嫩、潤滑、甘甜，與大白菜較粗的菜梗相比，娃娃菜比較細嫩好吃。

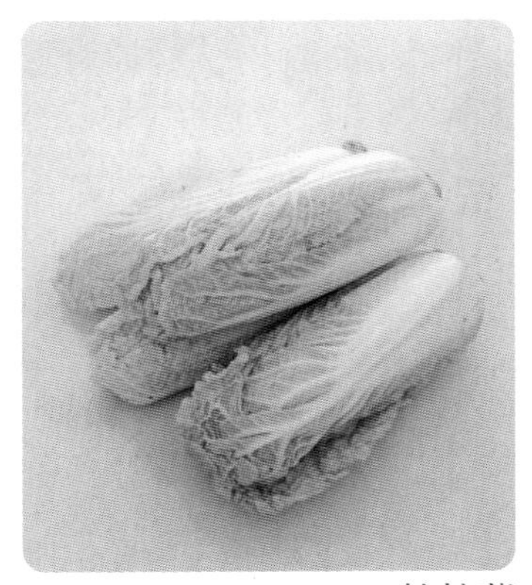

^ 娃娃菜

統一肉燥醬		
	介紹	使用在地嚴選的紅蔥頭，用豬油高溫直火爆炒後，整個紅蔥香氣與豬油的香氣交疊，再經過高溫殺菌製成罐裝調味醬，它就是台灣人最熟悉的，統一肉燥麵的味道。
	特色	★ 紅蔥香氣濃郁，可以快速調味的功能深受店家及家庭主婦的喜愛。 ★「蒸、炒、拌、滷、湯」，只要加上一匙，就能快速讓食物美味大升級哦！

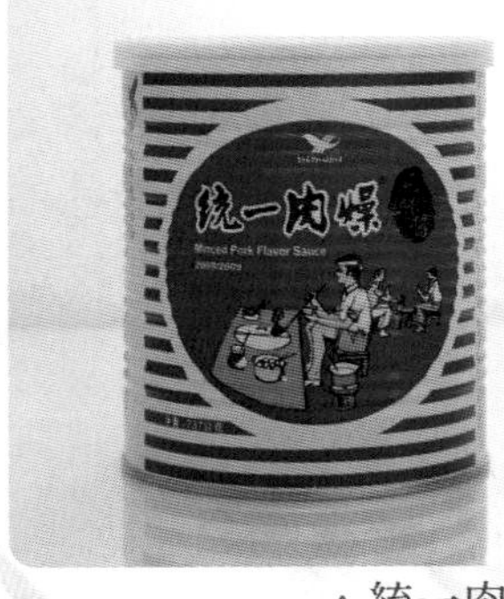

^ 統一肉燥醬

洋蔥秋葵嫩雞柳

烹飪難度 ★★★★★

秋葵是一種營養價值滿滿的食材，擁有保健腸胃的功效，搭上爽脆口感的洋蔥與玉米筍，以及鮮嫩的舒肥雞胸肉，不但能吃的飽飽還營養滿分！蛋白質、膳食纖維都可以攝取的很充足哦！

一餐量

熱量

175.9

蛋白質：24
碳水化合物：17.5
糖：0.8

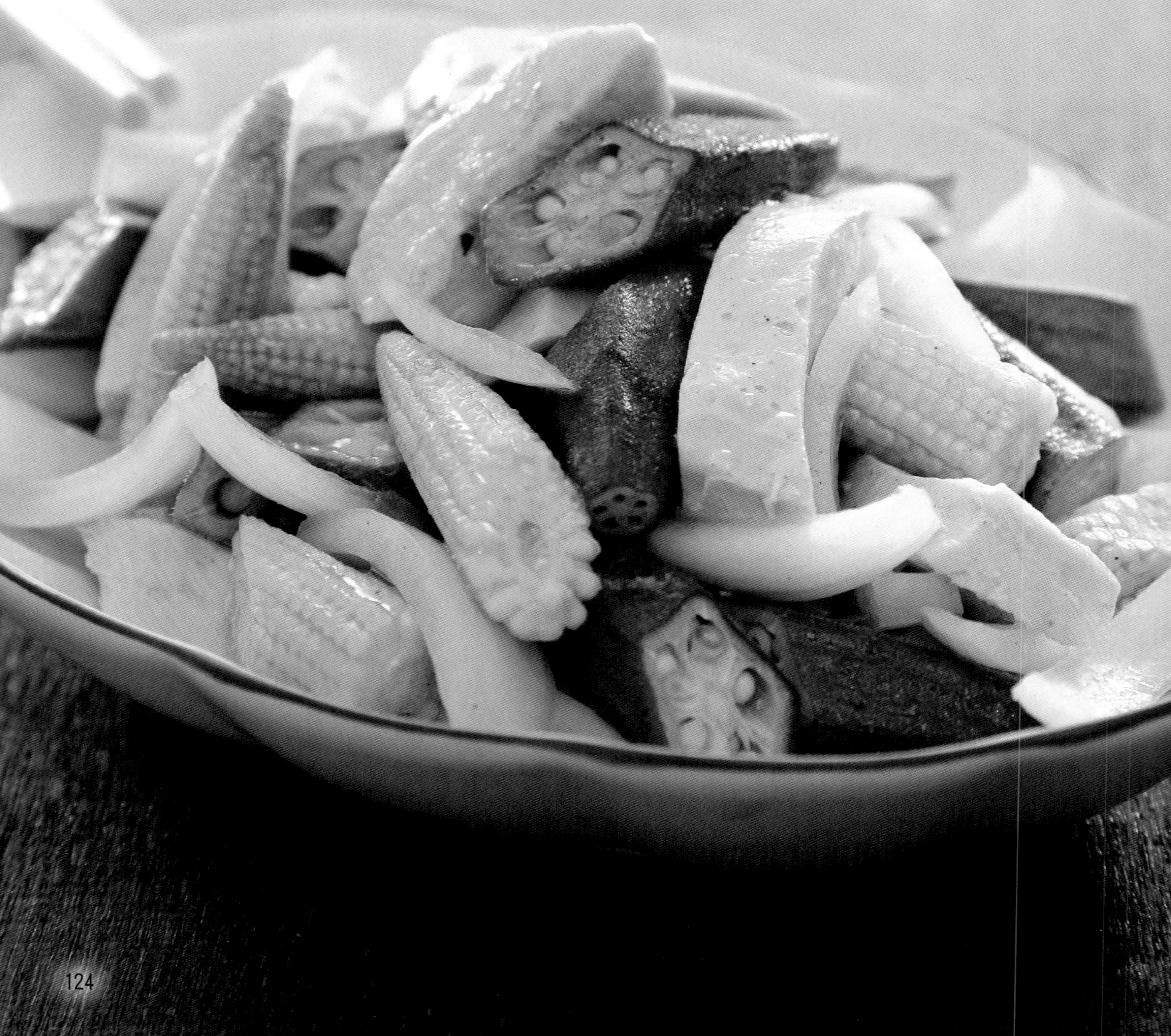

配方〈兩餐量〉

材料（公克 g）	
洋蔥	200
秋葵	200
玉米筍	30
舒肥雞胸	200

調味料 A（公克 g）	
烹大師	2
白胡椒	適量
玫瑰鹽	1
水	20cc

調味料 B（公克 g）	
香油	10

步驟

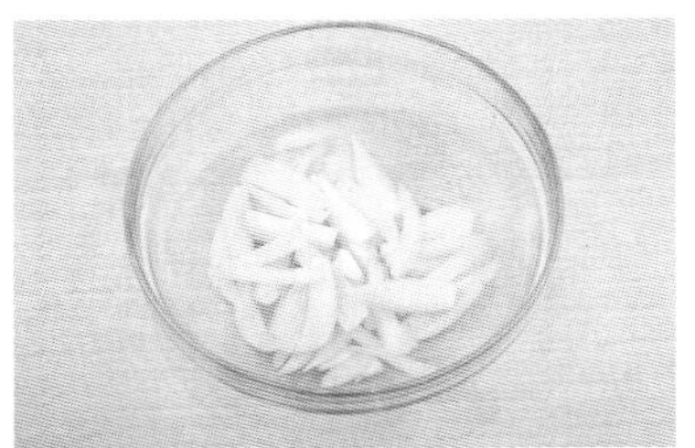

1 洋蔥洗淨去皮切寬絲，放入微波容器中。

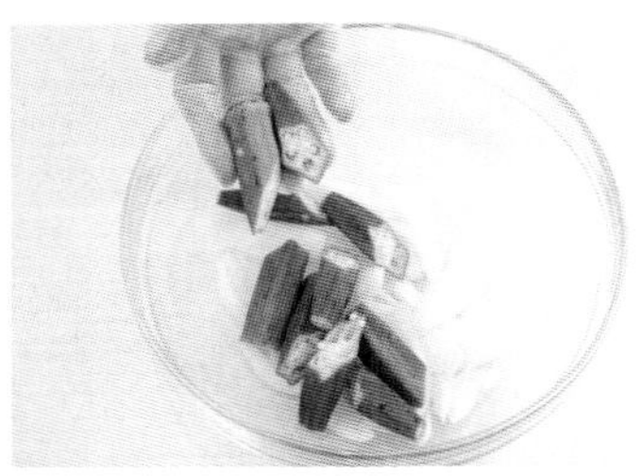

2 秋葵洗淨去頭尾，斜切一刀，加入。

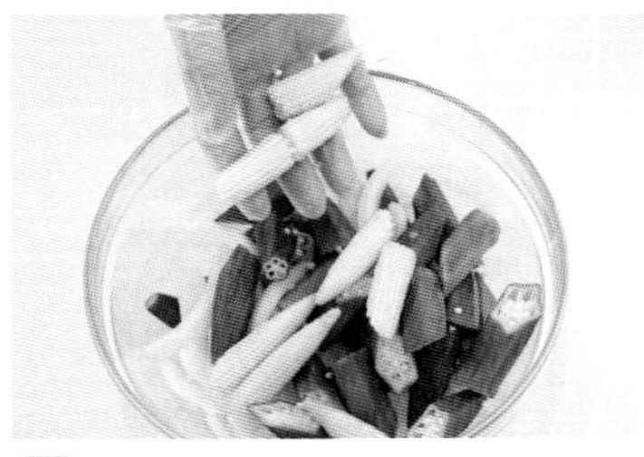

3 玉米筍洗淨、切成小段加入。

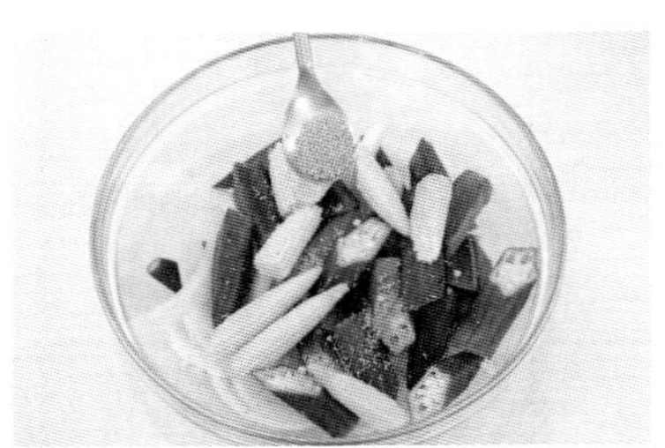

4 放入調味料 A。

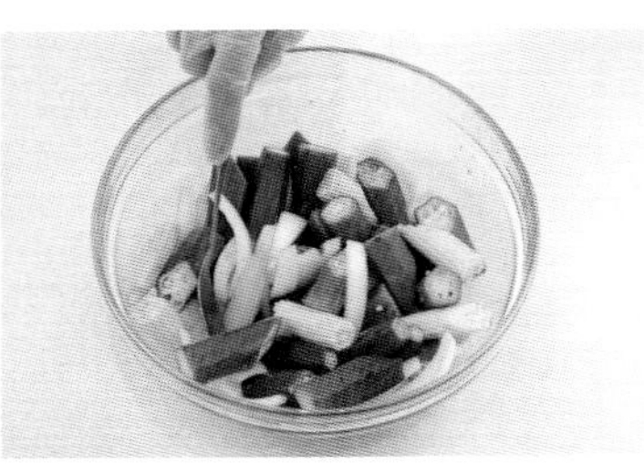

5 攪拌均勻。

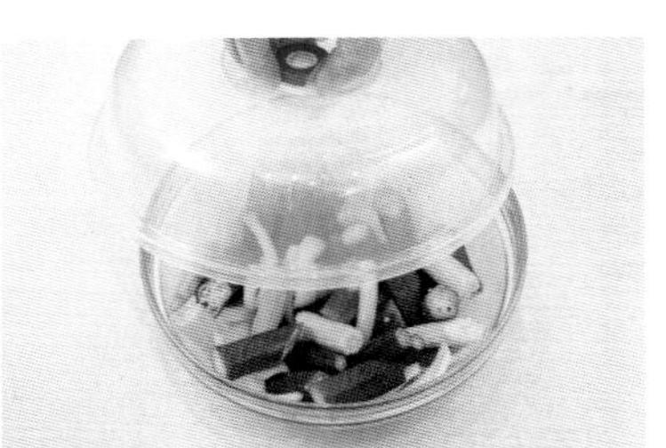

6 蓋上蓋子（要有小孔洞），強火微波 2 分鐘。

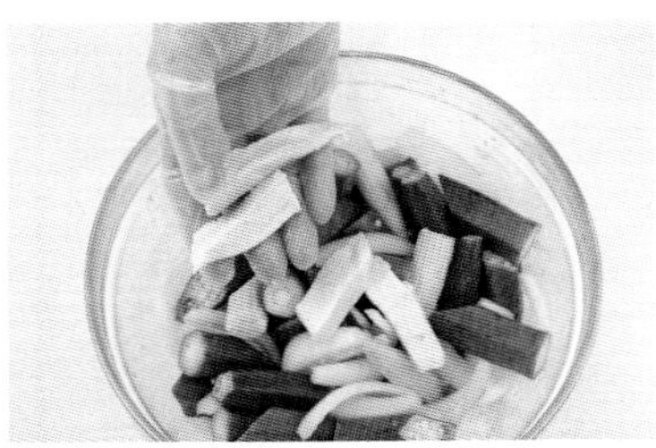

7 舒肥嫩雞胸切條狀，加入，拌勻。

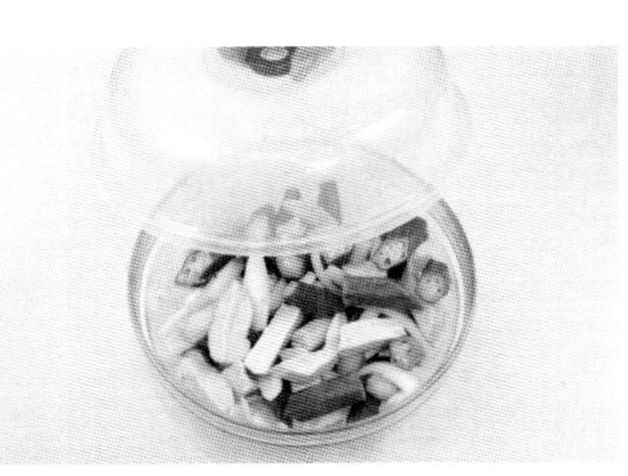

8 蓋上蓋子（要有小孔洞），強火微波 2 分鐘。

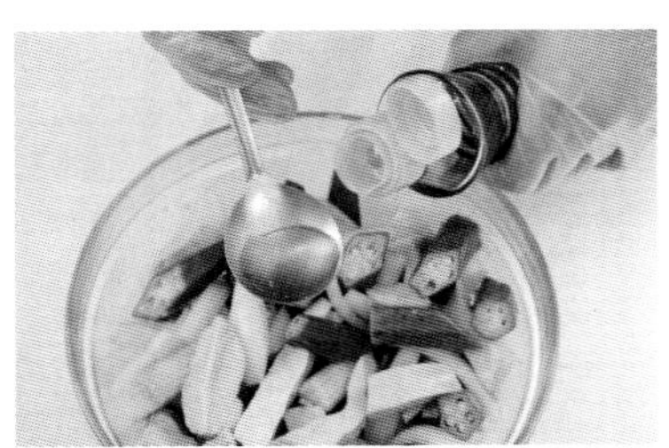

9 食用前淋上香油，完成。

營養標示 <一餐量> 300 公克 <熱量> 175.9 大卡

蛋白質	24.0	g	水	246.3	g
脂肪	1.1	g	粗纖維	0.0	g
飽和脂肪	0.3	g	膳食纖維	5.6	g
反式脂肪	0.0	g	灰分	2.8	g
碳水化合物	17.5	g	膽固醇	52.0	mg
糖	0.8	g	維生素 A	2100.0	IU
鈉	240	mg	維生素 E	0.9	mg
鉀	904.5	mg	維生素 B1	0.1	mg
鈣	112.8	mg	維生素 B2	0.2	mg
鎂	86.2	mg	維生素 B6	0.5	mg
磷	288.7	mg	維生素 B12	0.4	μg
鐵	1.9	mg	維生素 C	19.0	mg
鋅	1.5	mg	菸鹼素	8.8	mg

【麥麥筆記欄】

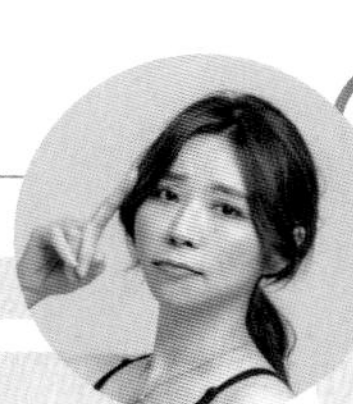

<table>
<tr><td rowspan="4">秋葵</td><td>介紹</td><td>秋葵的外型及口感都很獨特，低熱量、低醣，含有豐富的鈣質，是植物性鈣質來源之一，且更容易為人體吸收。</td></tr>
<tr><td rowspan="3">特色</td><td>★ 含有水溶性纖維果膠、半乳聚糖，以及阿拉伯樹膠，皆屬於水溶性膳食纖維，可以降血壓；幫助消化，預防大腸癌。</td></tr>
<tr><td>★ 吃了會有飽足感，對控制體重也有幫助。</td></tr>
<tr><td>★ 含有維生素 C、硒、鋅，有助於增強抗氧化能力及提昇免疫機能，能防感染。</td></tr>
</table>

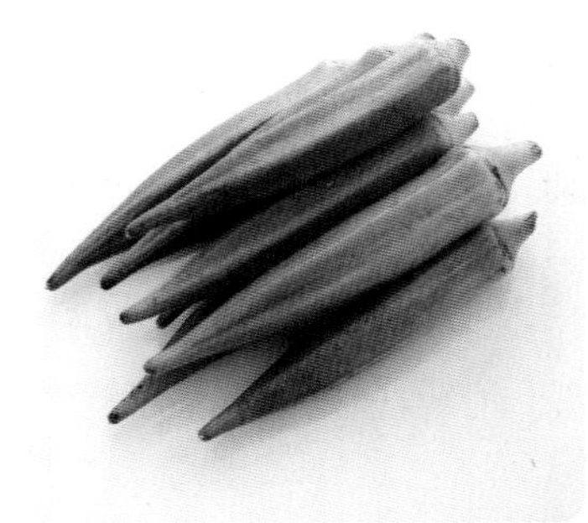

^ 秋葵

<table>
<tr><td rowspan="4">玉米筍</td><td>介紹</td><td>玉米筍就是玉米的小時候，玉米筍是熱量超低的蔬菜類，玉米是長大的全穀雜糧類。</td></tr>
<tr><td rowspan="3">特色</td><td>★ 在熱量及營養成分上來比較，100 公克的玉米筍，熱量是 31 大卡，維生素 C 是 9.2 毫克、鐵 1.3 毫克，而 100 公克的黃玉米，熱量是 107 大卡、維生素 C 是 5.4 毫克、鐵 0.5 毫克。玉米筍的營養價值，完勝長大後的玉米哦！</td></tr>
<tr><td>★ 含有鉀、鐵、硒、維生素 B1、B2、B6、C 及 E、胡蘿蔔素、蛋白質、葉酸、膳食纖維等，營養豐富。</td></tr>
<tr><td>★ 痛風患者要注意，玉米筍的普林含量較高，有痛風的患者不宜多吃。</td></tr>
</table>

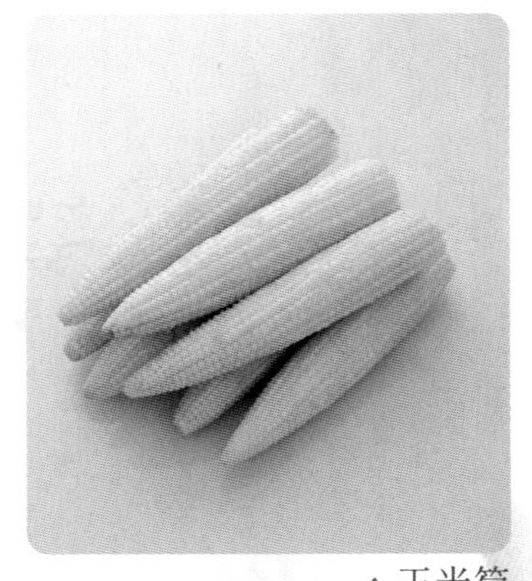

^ 玉米筍

山藥蝦仁燒豆腐

烹飪難度 ★★★★★

山藥脆脆的口感，與蝦仁Q彈的鮮美，再搭上雞蛋豆腐和毛豆增加飽足感，還能將調味料中的水改成滴雞精，做出來的成品會更好吃，味道滿分哦！

一餐量

熱　量

273.3

蛋　白　質：23.8
碳水化合物：27.2
糖　　　　：0.1

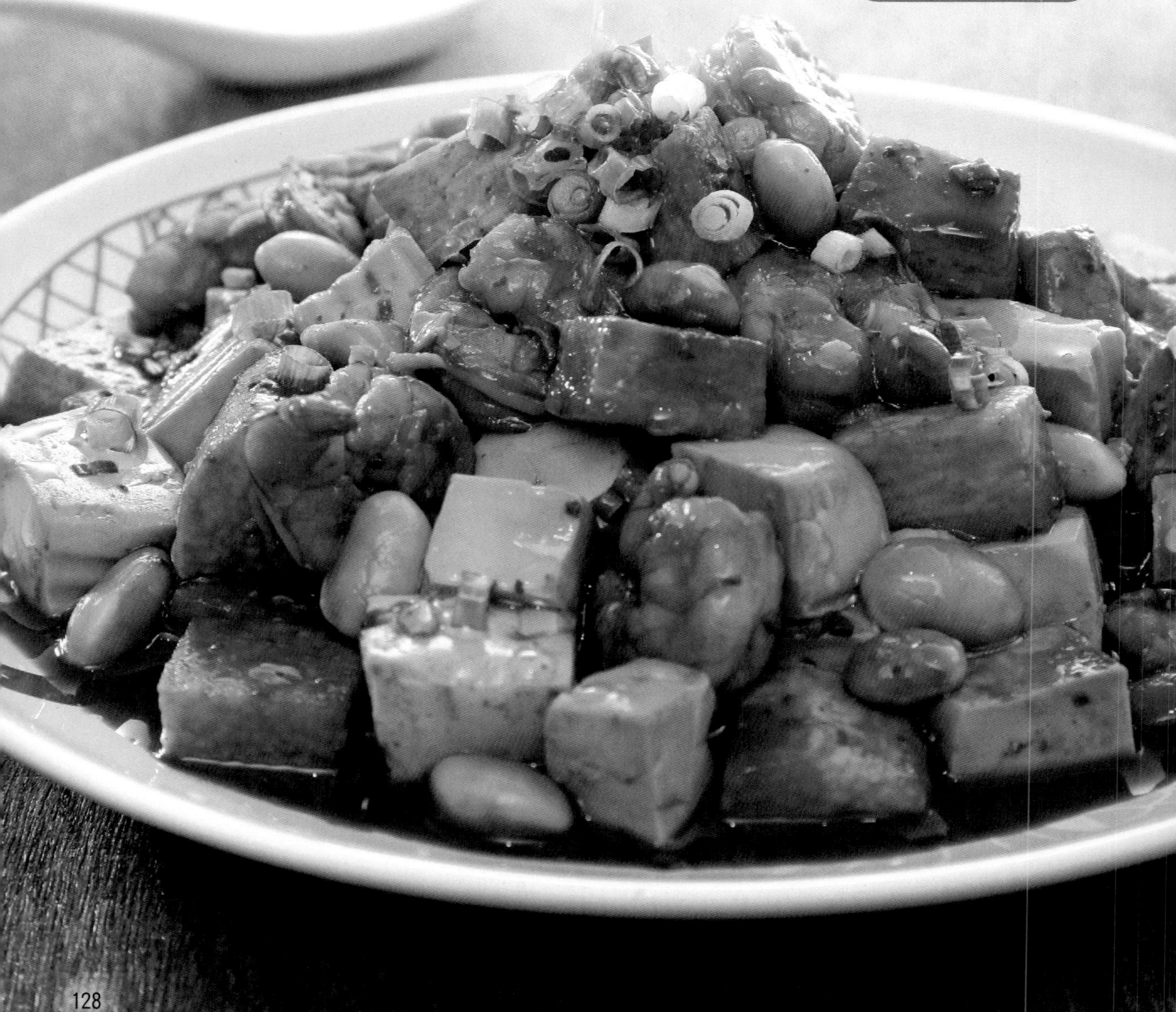

配方〈兩餐量〉

材料（公克 g）	
山藥	150
蝦仁	200
中華雞蛋豆腐	1 盒
毛豆	30

調味料（公克 g）	
甜麵醬	30
水	15cc
蔥花	10

步驟

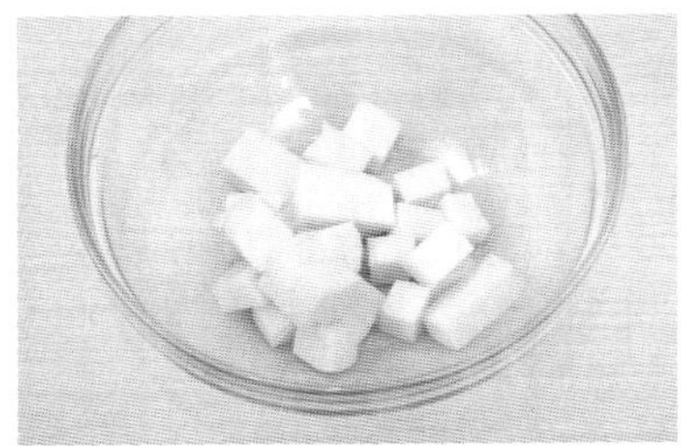

1 山藥去皮切小塊，放入微波容器中。

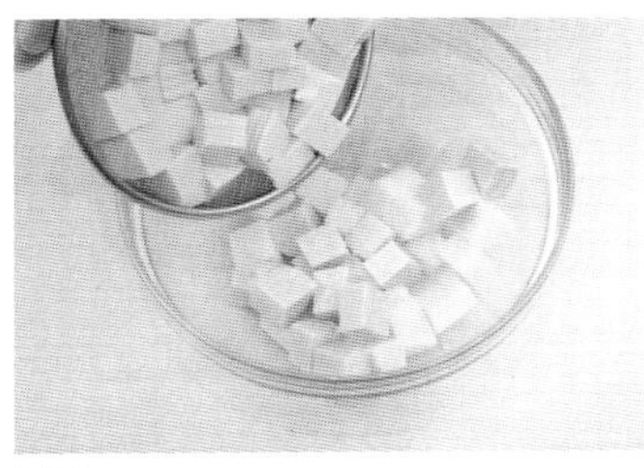

2 再加入切小塊的中華雞蛋豆腐。

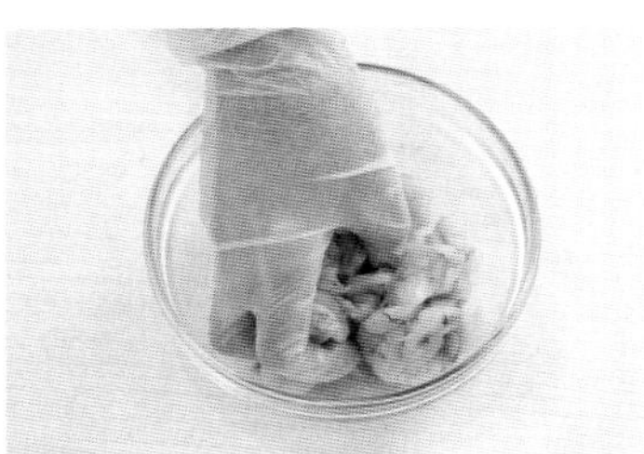

3 蝦仁去泥腸，洗淨，吸乾水分，用鹽 1 克抓醃 10 分鐘。

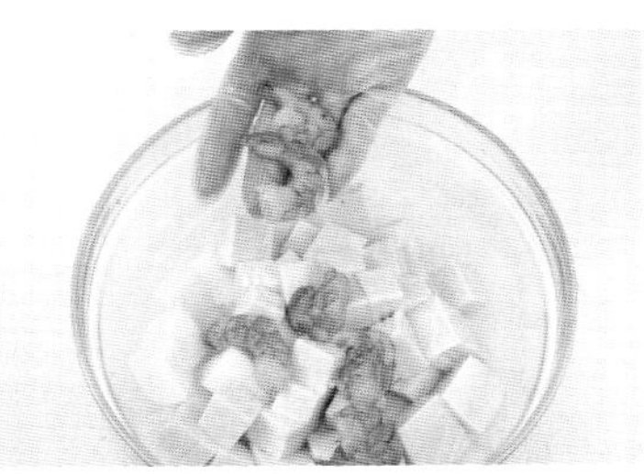

4 再放入處理好的蝦仁。

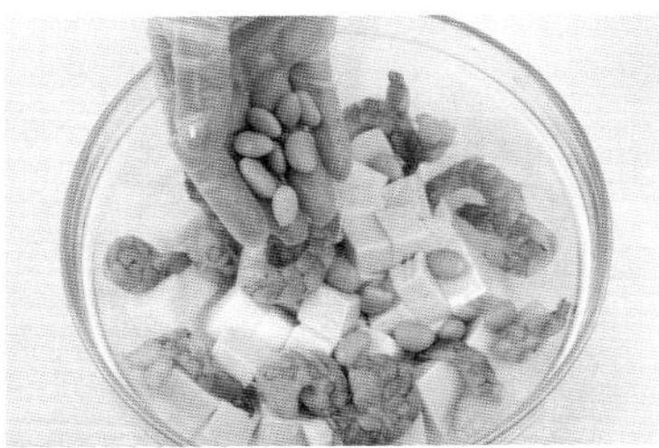

5 放入洗淨的毛豆。

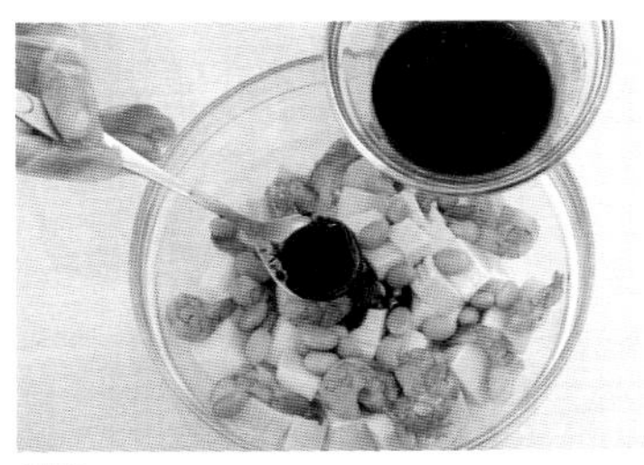

6 調味料拌勻，加入，將所有食材攪拌均勻。

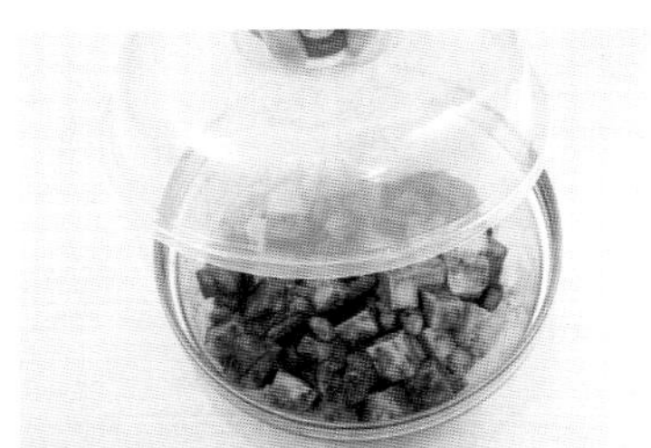

7 蓋上蓋子（要有小孔洞），強火微波 2 分鐘。

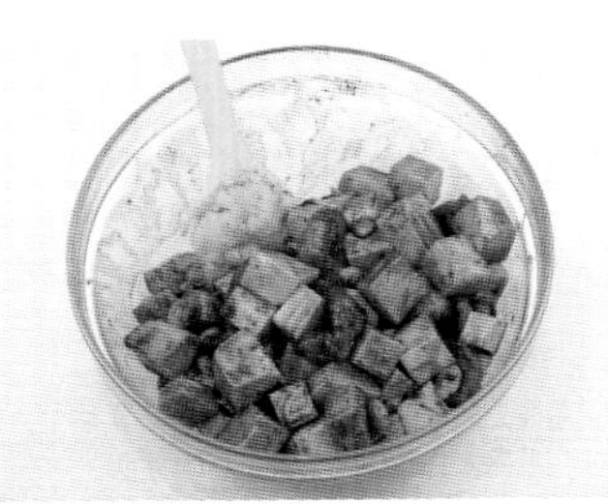

8 取出攪拌均勻，再放入微波爐中，強火，再加熱 2 分鐘。

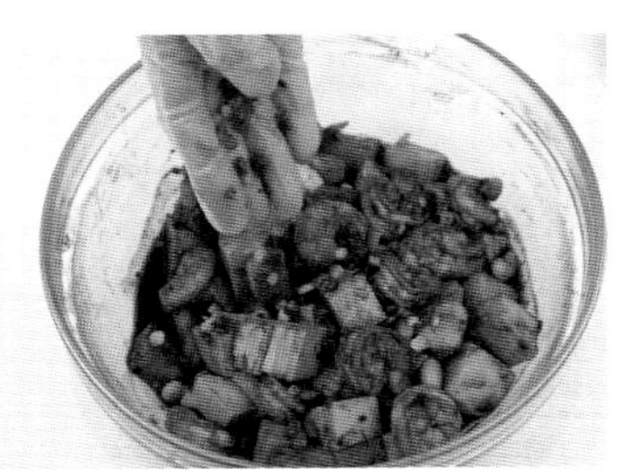

9 食用前撒上蔥花，淋上香油，完成。

山藥蝦仁燒豆腐

營養標示

＜一餐量＞ 350 公克　＜熱量＞ 273.3 大卡

蛋白質	23.8	g
脂肪	7.7	g
飽和脂肪	2.0	g
反式脂肪	0.0	g
碳水化合物	27.2	g
糖	0.1	g
鈉	1119	mg
鉀	802.0	mg
鈣	55.2	mg
鎂	66.9	mg
磷	1841.5	mg
鐵	3.1	mg
鋅	2.5	mg

水	279.6	g
粗纖維	0.0	g
膳食纖維	3.3	g
灰分	4.5	g
膽固醇	295.1	mg
維生素 A	91.9	IU
維生素 E	4.8	mg
維生素 B1	0.4	mg
維生素 B2	1.9	mg
維生素 B6	0.5	mg
維生素 B12	1.6	μg
維生素 C	7.6	mg
菸鹼素	1.4	mg

【麥麥筆記欄】

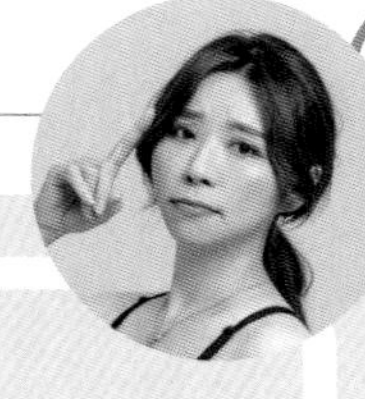

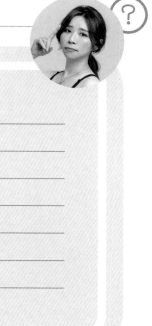

山藥		
	介紹	山藥是蛋白質含量很高的健康食品，含有多種人體需要的礦物質與維生素。
	特色	★ 請挑選長條狀的山藥，糖質含量很低，是低 GI 食物哦。 ★ 中醫稱為淮山，在本草綱目中記載：山藥可健脾胃、補虛盈、止瀉痢、化痰涎、潤皮毛，除寒熱邪氣、久服耳聰目明，輕身不饑延年。有減重的功效哦。

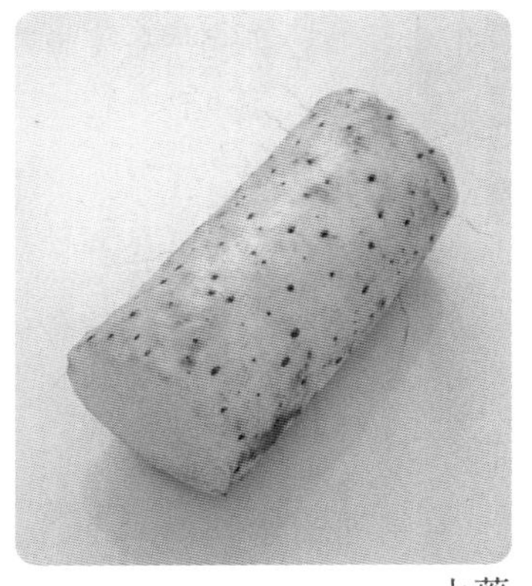

^ 山藥

甜麵醬		
	介紹	是麵粉加入米麴並加以發酵的調味料，其香濃甜味來自麵粉分解出的胺基酸，而鹹味則是由於在製作過程中加入了鹽水。
	特色	★ 起源於中國北方，口味偏鹹，而台灣所製作的甜麵醬多半會加入砂糖，調整成適合台菜的風味。只要添加少許在菜餚內，就能提升菜餚的風味及鮮度。

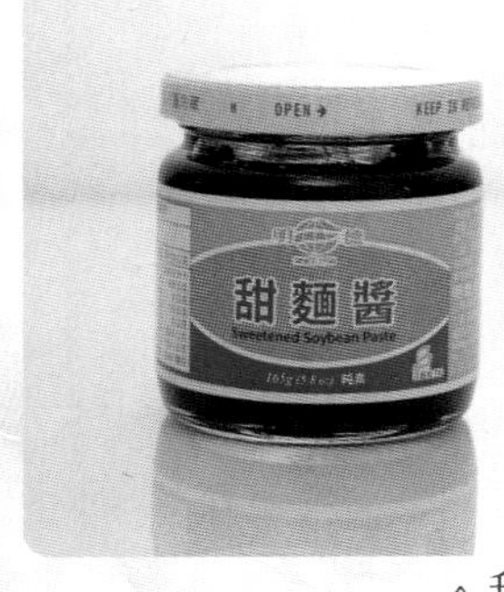

^ 甜麵醬

紅燒竹筍伊比利豬

烹飪難度 ★★★★★

運用竹筍與板豆腐增加滿足感，所有食材裹上紅燒醬料，配上舒肥伊比利豬，完成一道高蛋白質的菜色，滿滿的蛋白質、維生素 A、E，讓您活力滿分。

一餐量

熱　量

472.9

蛋　白　質	34.6
碳水化合物	22.2
糖	1.5

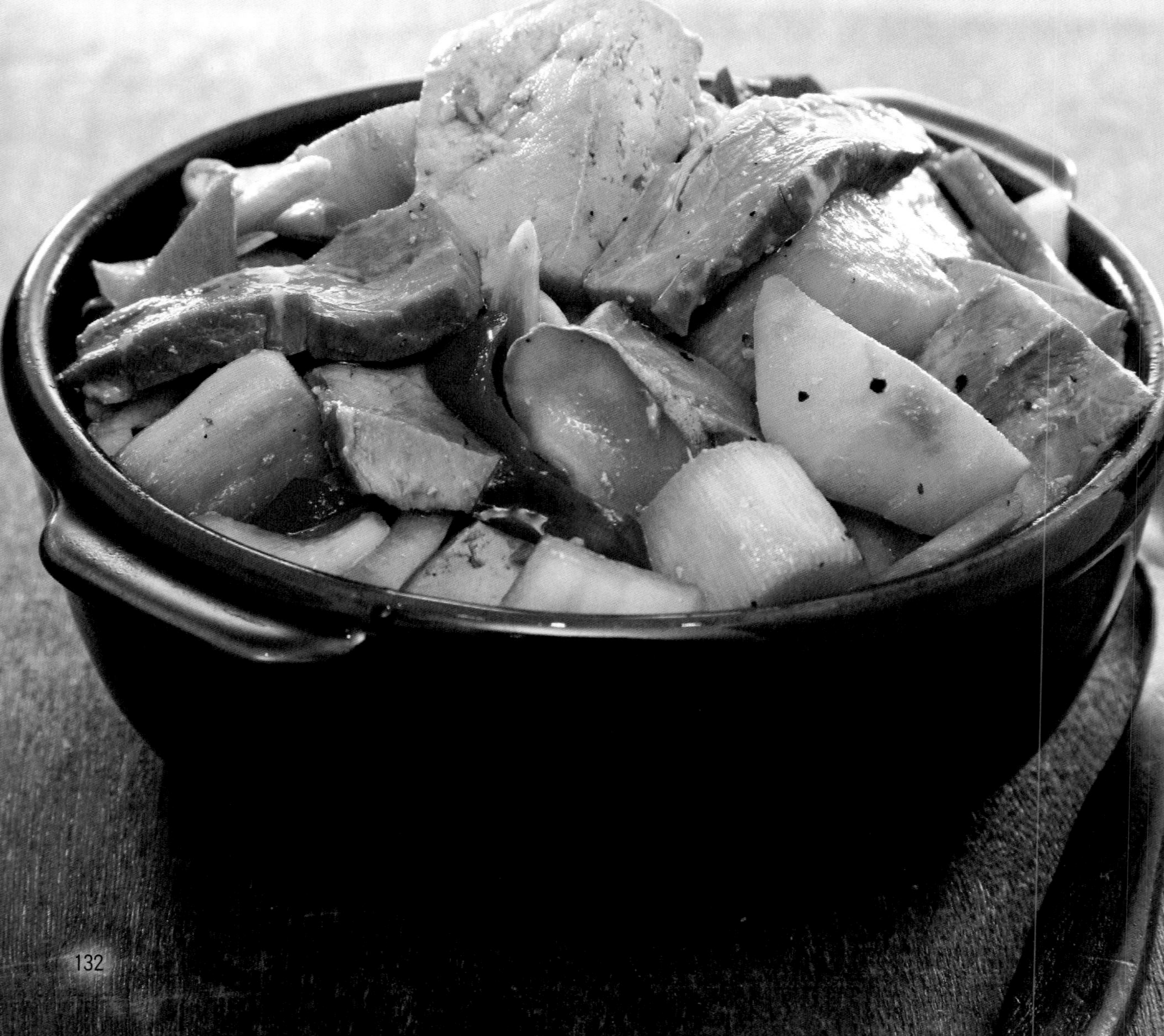

配方〈兩餐量〉

材料（公克 g）	
沙拉筍	200
板豆腐	1 盒
舒肥伊比利豬	200
洋蔥片	50
紅蘿蔔片	10

調味料 A（公克 g）	
橄欖油	20
蔥段	1 支
薑片	5
蒜片	3 顆
紅辣椒	1 支

調味料 B（公克 g）	
薄鹽醬油	10
蠔油	20
赤藻醣醇	10
黑胡椒粉	適量
水	10cc

步驟

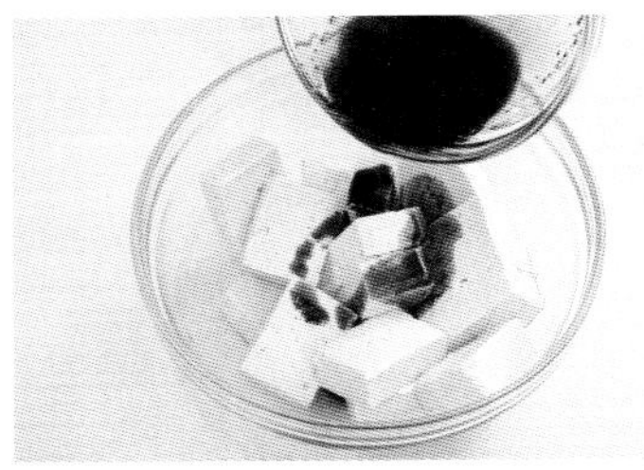

1 板豆腐加調味料 B 醃 10 分鐘。

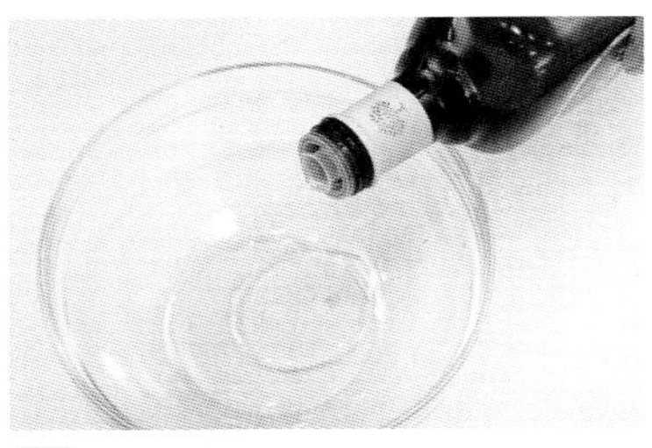

2 取一個微波容器裡，加入橄欖油。

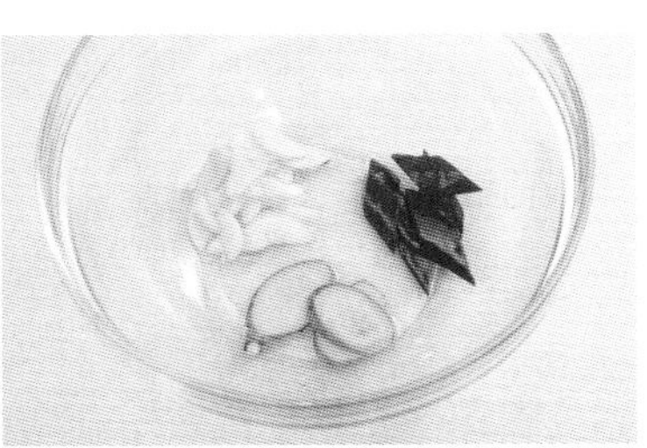

3 加入蒜片、去籽辣椒片、薑片，強火微波 40 秒。

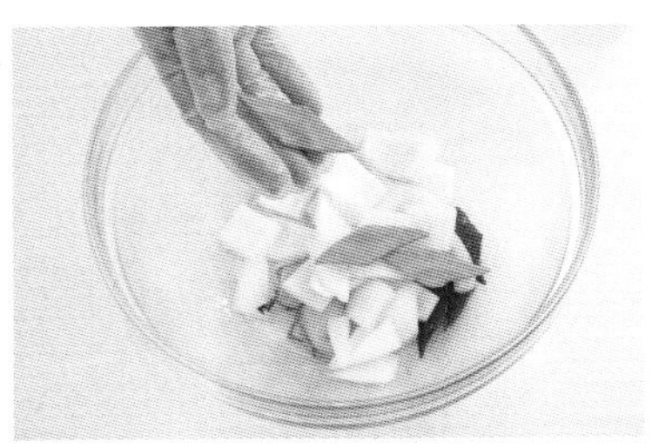

4 加入洋蔥片，紅蘿蔔片。

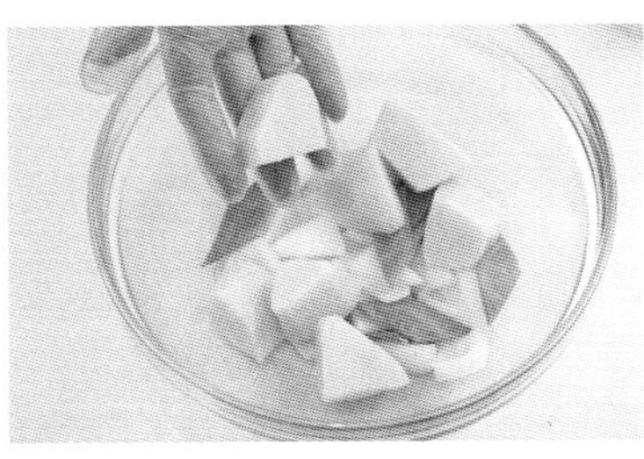

5 加入切大塊狀的竹筍。

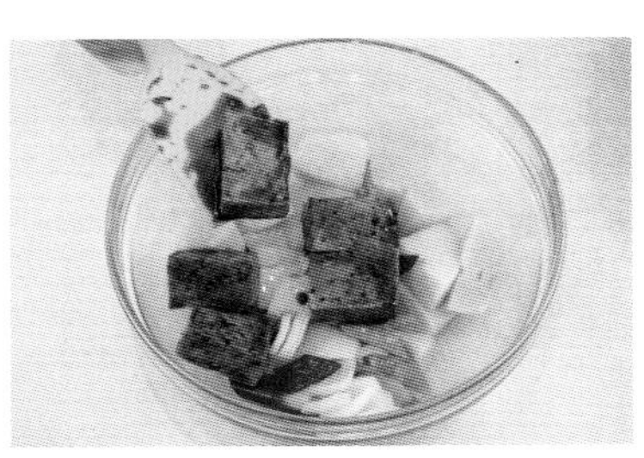

6 放入醃好的板豆腐（含汁），攪拌均勻。

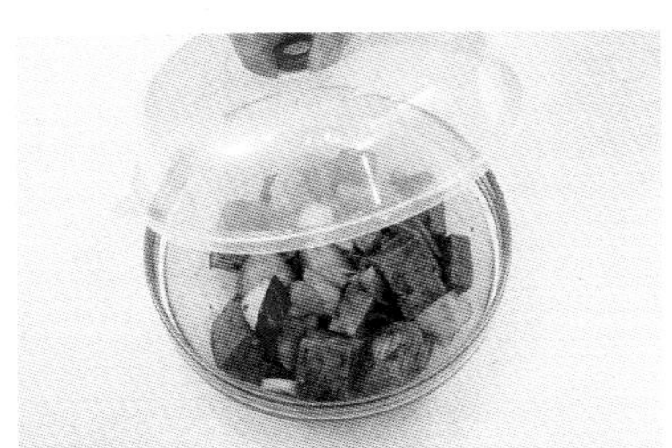

7 蓋上蓋子（要有小孔洞），強火微波 2 分。

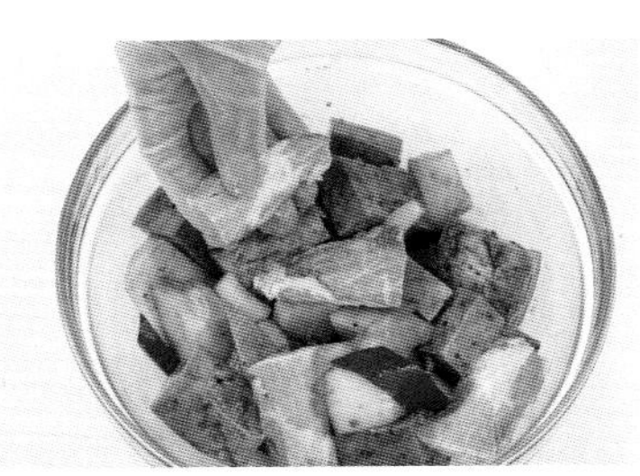

8 加入切成條狀的舒肥伊比利豬。

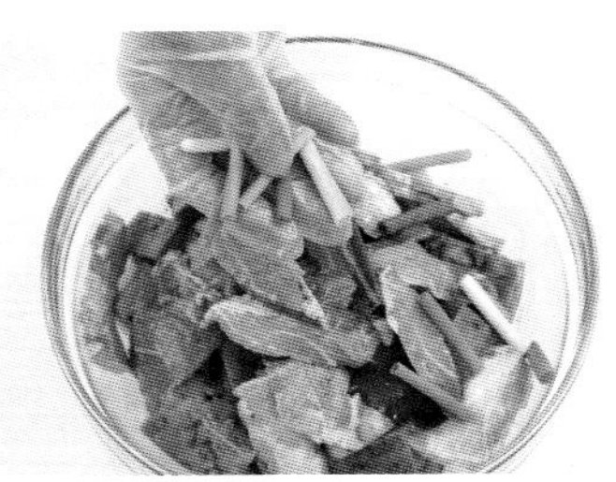

9 再加入蔥段，強火微波 2 分鐘，完成。

紅燒竹筍伊比利豬

營養標示

<一餐量> 400 公克　<熱量> 472.9 大卡

營養素	含量	單位	營養素	含量	單位
蛋白質	34.6	g	水	305.1	g
脂肪	27.3	g	粗纖維	0.0	g
飽和脂肪	8.0	g	膳食纖維	3.7	g
反式脂肪	0.0	g	灰分	4.4	g
碳水化合物	22.2	g	膽固醇	49.8	mg
糖	1.5	g	維生素 A	758.2	IU
鈉	787	mg	維生素 E	6.6	mg
鉀	848.8	mg	維生素 B1	1.0	mg
鈣	223.3	mg	維生素 B2	0.1	mg
鎂	77.9	mg	維生素 B6	0.7	mg
磷	311.3	mg	維生素 B12	0.8	μg
鐵	4.7	mg	維生素 C	3.8	mg
鋅	3.4	mg	菸鹼素	6.3	mg

【麥麥筆記欄】

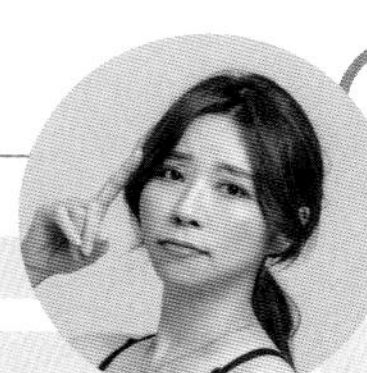

<table>
<tr><td rowspan="2">綠竹筍</td><td>介紹</td><td>烏殼綠是一般店家拿來煮竹筍湯的筍種，其只有最嫩的部分可以拿來做沙拉筍，一般市面上賣的沙拉筍都是挑等級最好的綠竹筍來製作。</td></tr>
<tr><td>特色</td><td>★ 綠竹筍的挑選方式
1、筍尖絕不可有綠色，有綠色就表示出尖時被光照到，會有苦味。
2、外形彎腰像牛角，筍尖非常尖，下端肥厚，筍肉才多。俗稱的駝背筍。
3、不要剝筍殼，筍殼可以保護竹筍的水分不流失。
4、根部要濕潤出汁才鮮嫩。

★ 有豐富的膳食纖維和碳水化合物，可以幫助腸胃蠕動，促進消化，又由於熱量低，所以深受減肥者喜愛。

★ 做沙拉筍時，為了保存筍的鮮甜味，只剝除靠底座比較粗的兩層筍殼就好。

★ 如何確認有沒有熟：
放入鍋中後加入淹過竹筍的冷水，然後加入一把白米和一小塊五花肉，蓋上鍋蓋一起煮，只要白米化開，竹筍就熟了；白米是保住竹筍鮮甜的秘密武器。五花肉的油脂，可以讓筍肉更滑嫩順口。

★ 如何保存：
煮熟的筍撈出放涼，將湯汁中的米粒過濾掉後，放入放涼的竹筍，一同移入冰箱冷藏，吃的時候才剝殼、切塊。</td></tr>
</table>

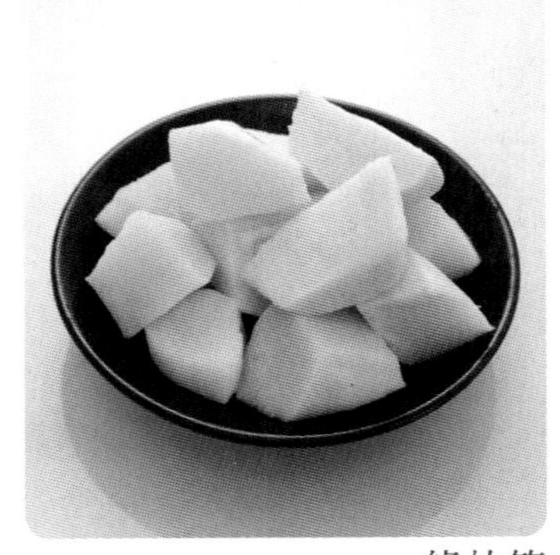

^ 綠竹筍

滴雞精蝦仁美白菇生菜

烹飪難度 ★★★★★

美生菜的脆口鮮甜是做沙拉的首選，搭上美白菇以及蝦仁，做成一道溫沙拉更是美味滿點，擁有滿滿的蛋白質、維生素A、E，非常適合一日一菜的<輕斷食餐>。

一餐量

熱量 80.5

蛋白質	13.6
碳水化合物	5.4
糖	2.2

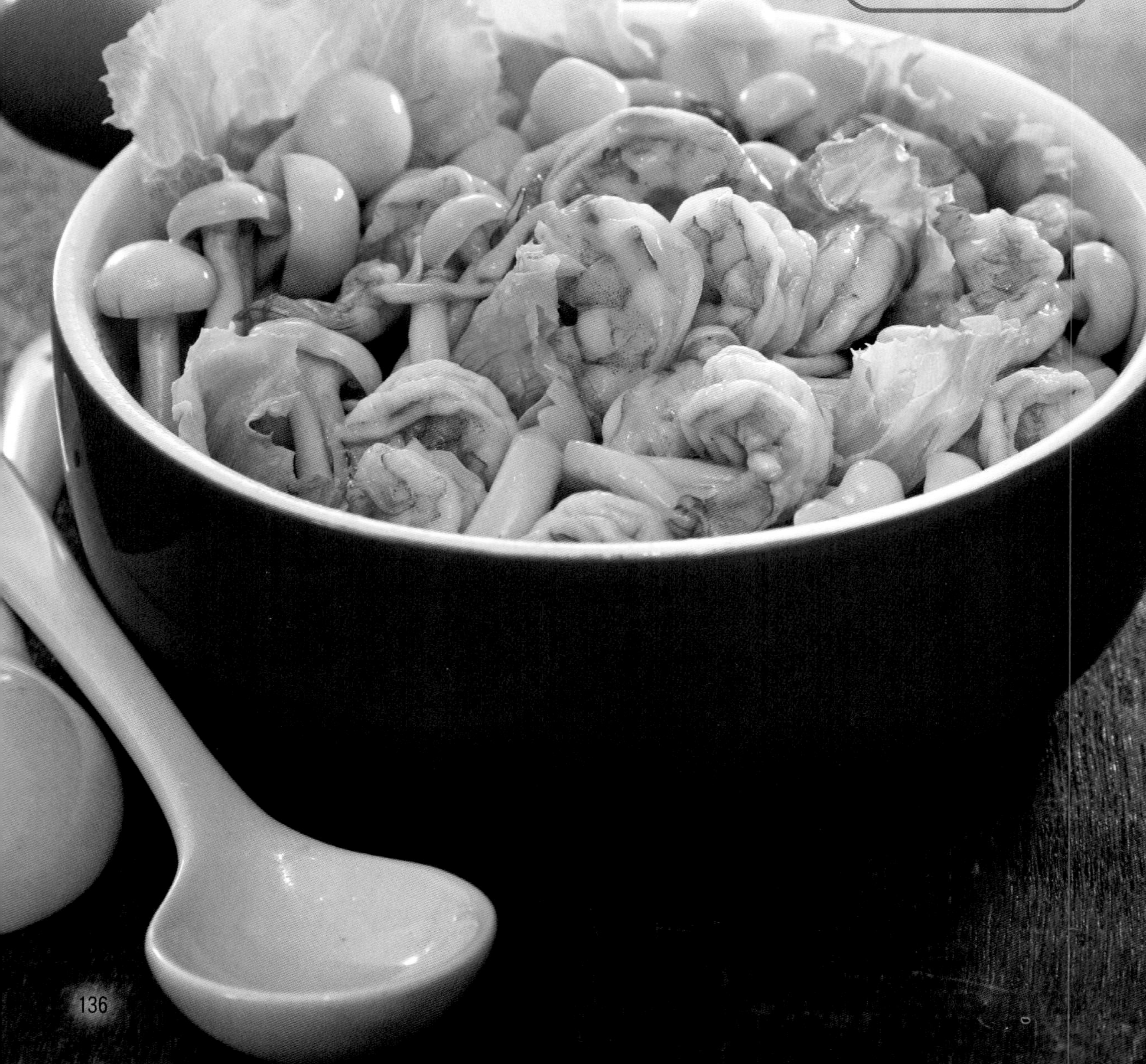

配方 <兩餐量>

材料（公克 g）		調味料（公克 g）	
蝦仁	200	滴雞精	1 包
美白菇	100	水	50cc
結球萵苣	100	白胡椒	適量
		烹大師	1

步驟

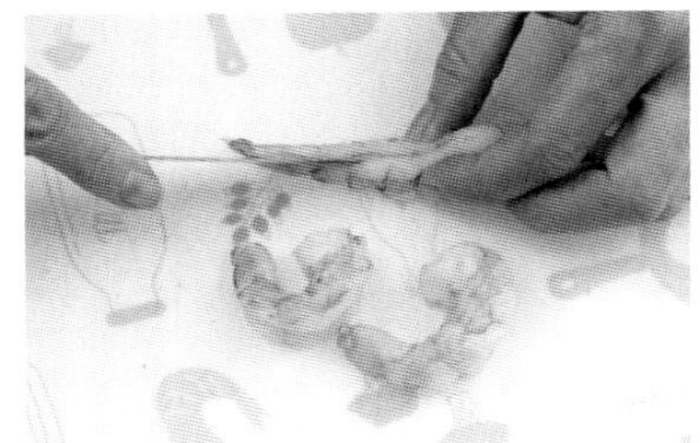

1 蝦仁洗淨，吸乾水分，剖開。

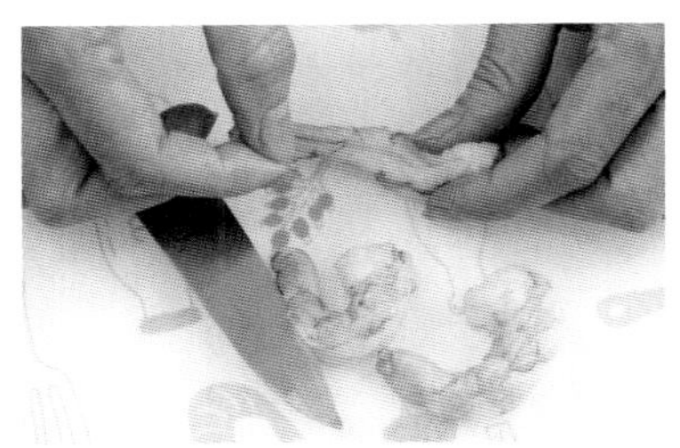

2 去除腸泥，用鹽 1 克，抓醃 10 分鐘，放入微波容器中。

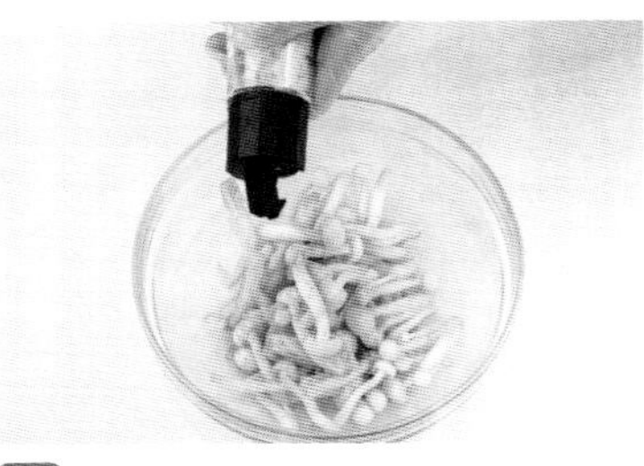

3 美白菇洗淨，放入微波容器中，加入適量的鹽。

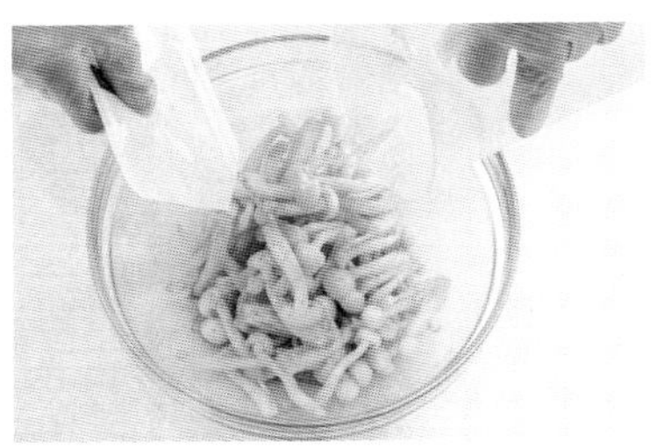

4 加入調味料。

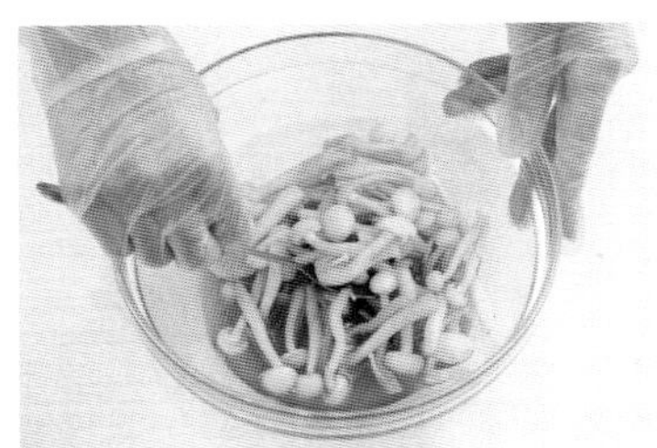

5 攪拌均匀。

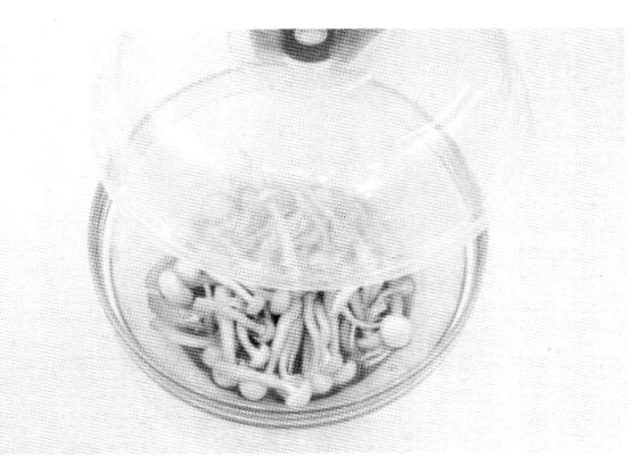

6 蓋上蓋子（要有小孔洞），強火微波 1 分鐘。

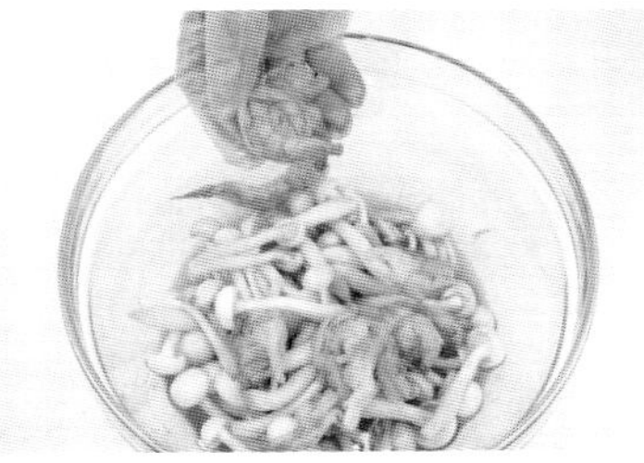

7 加入處理好的蝦仁，攪拌均匀，蓋上蓋子（要有小孔洞），強火，微波 2 分鐘。

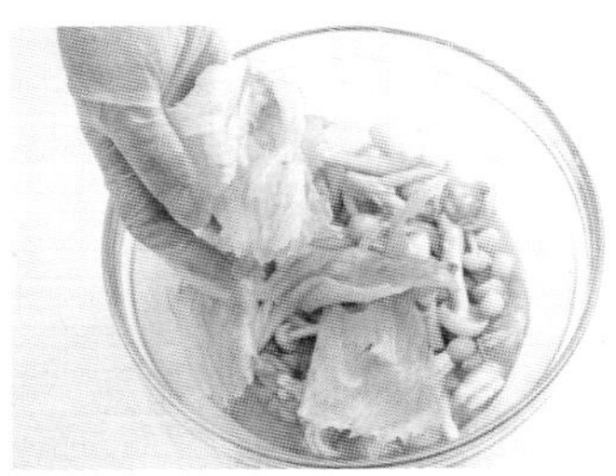

8 加入切小片的結球萵苣，攪拌均勻。

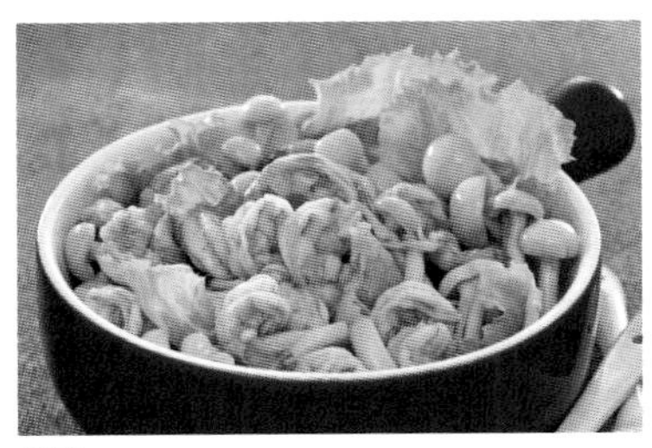

9 完成。

滴雞精蝦仁生菜美白菇

營養標示 <一餐量> 250 公克 <熱量> 80.5 大卡

蛋白質	13.6	g
脂肪	0.5	g
飽和脂肪	0.1	g
反式脂肪	0.0	g
碳水化合物	5.4	g
糖	2.2	g
鈉	643	mg
鉀	548.1	mg
鈣	36.6	mg
鎂	21.3	mg
磷	344.2	mg
鐵	1.1	mg
鋅	1.1	mg

水	176.8	g
粗纖維	0.0	g
膳食纖維	1.5	g
灰分	2.6	g
膽固醇	141.0	mg
維生素 A	3.2	IU
維生素 E	0.9	mg
維生素 B1	0.1	mg
維生素 B2	0.2	mg
維生素 B6	0.3	mg
維生素 B12	1.5	μg
維生素 C	1.7	mg
菸鹼素	3.3	mg

【麥麥筆記欄】

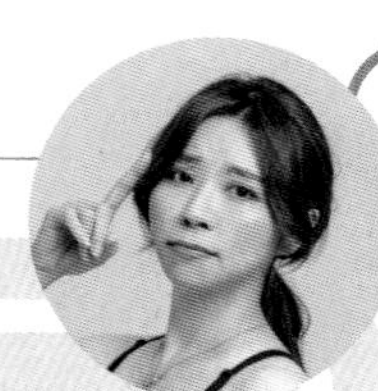

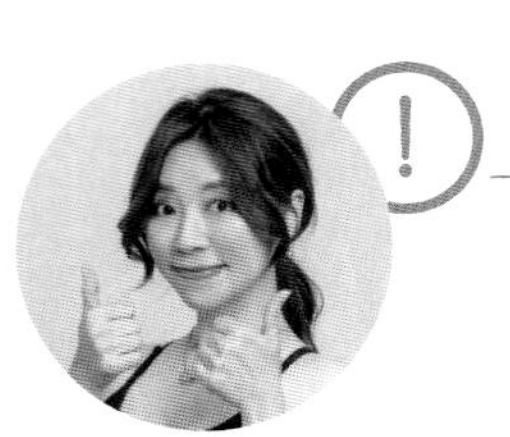

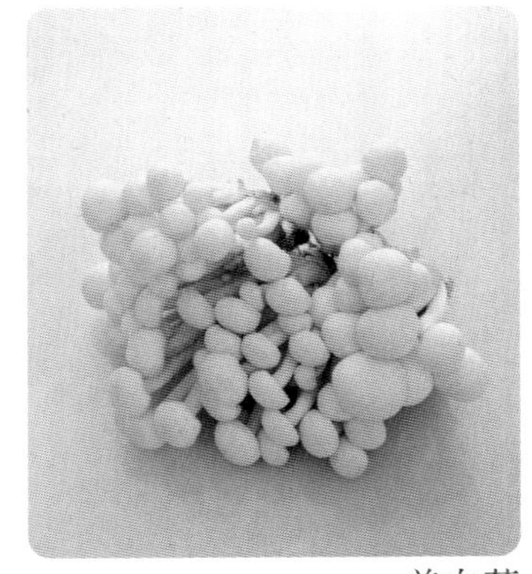
^ 美白菇

美白菇		
	介紹	白精靈菇，俗名：美白菇；是種木材腐朽菌，常見長在野外倒腐的樹幹上；白色菌柄是圓柱狀或棒狀，中央或基部有些膨大，幼嫩時是實心，成熟後中央會有點空心，口感鮮脆沒有菇腥味。
	特色	★ 白精靈的菌傘在溼潤時會稍微黏滑，煮食後嚐起來柔滑適口；菌柄則脆韌鮮嫩。 ★ 含豐富的蛋白質、脂質、礦物質、維他命及食物纖維，其中脂質以亞油酸為主的不飽和脂肪酸含量豐富，也富含纖維質，久煮亦不失其脆度，口感十分良好，是一種兼具美味和保健的食品。 ★ 營養成分充足獨特的美白菇，每 100 公克含有 347 毫克的多酚化合物、540 毫克的多醣體胺基酸、礦物質、纖維素等，等於 10 粒靈芝膠囊的量。 ★ 含有豐富的維他命 C，有美白功效！ ★ 參考資料如下： 1. https://food.ltn.com.tw/article/5246 2. http://qyoec.pixnet.net/blog/post/39244087-%E7%99%BD%E7%B2%BE%E9%9D%88%E8%8F%87 3. https://zh-tw.facebook.com/AMingGuYuan/posts/345365538908936

孜然高麗菜捲

烹飪難度 ★★★★★

孜然口味的肉餡，不論香氣還是味道都是一絕，讓高麗菜捲更添風味！肉餡中更是加入秋葵、小黃瓜的脆口，每咬一口都能吃到不同的滋味，讓平凡的高麗菜捲美味加乘！

一餐量

熱　量

125.7

蛋　白　質	：	8.7
碳水化合物	：	4.5
糖	：	2.6

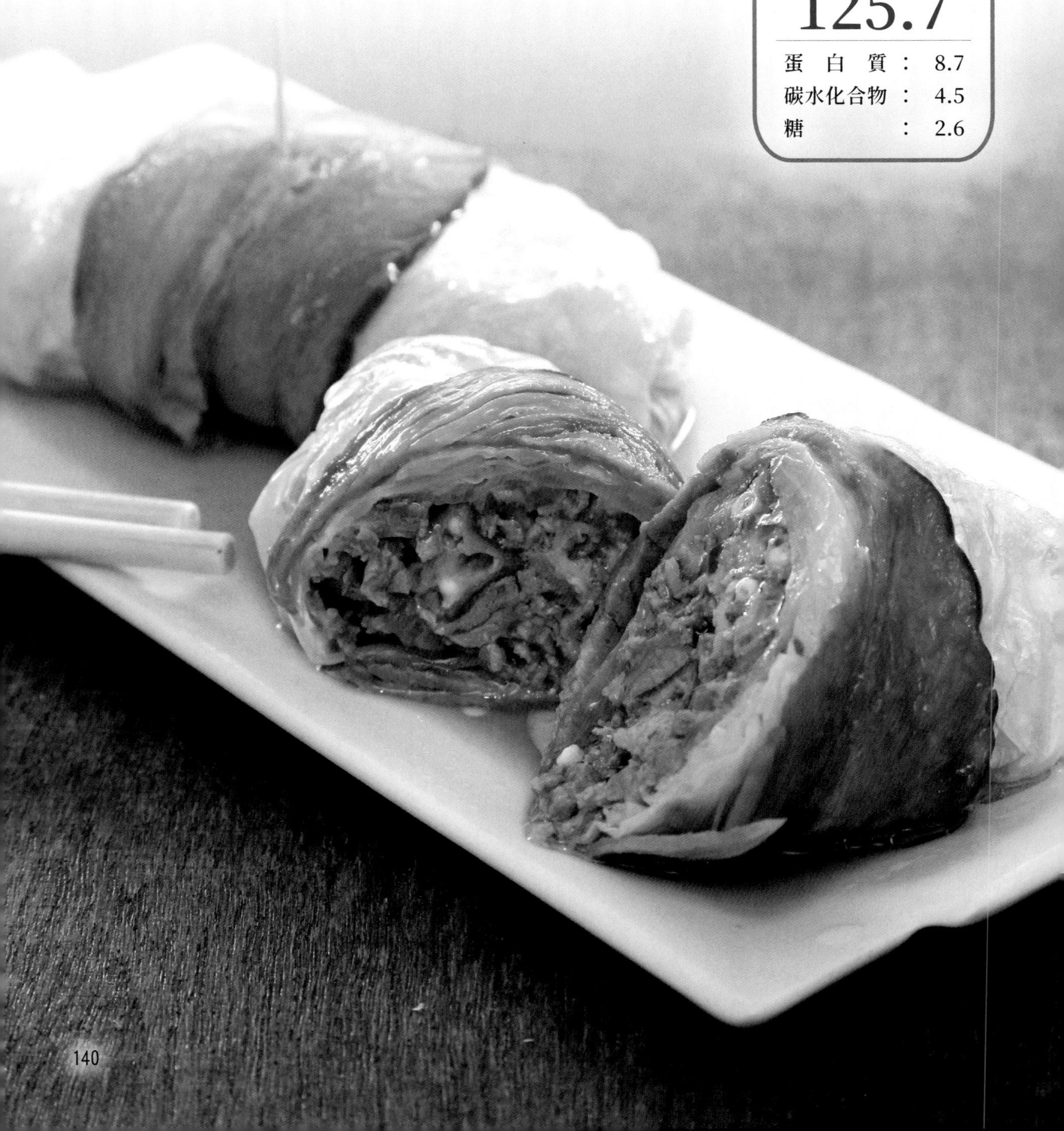

配方 <兩餐量>

內餡材料（公克 g）	
豬絞肉	200
秋葵	15
紅蘿蔔	15
小黃瓜	15
薑泥	10

外皮（公克 g）	
高麗菜	6 片
培根	3 片
鹽	適量
白胡椒	適量
烹大師	1

調味料（公克 g）	
孜然粉	適量
鹽	2
白胡椒	適量
薄鹽醬油	20
香油	10

步驟

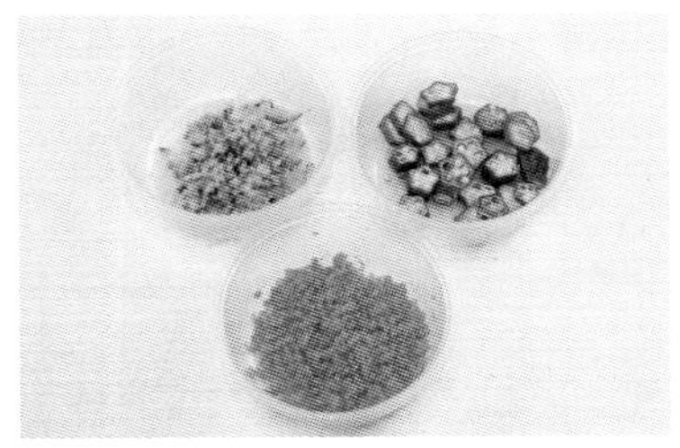

1 秋葵切薄片、紅蘿蔔和小黃瓜切末。

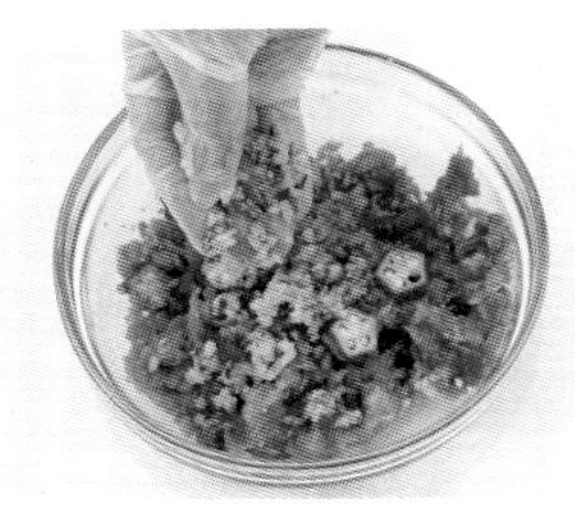

2 步驟 1 加入豬絞肉中。

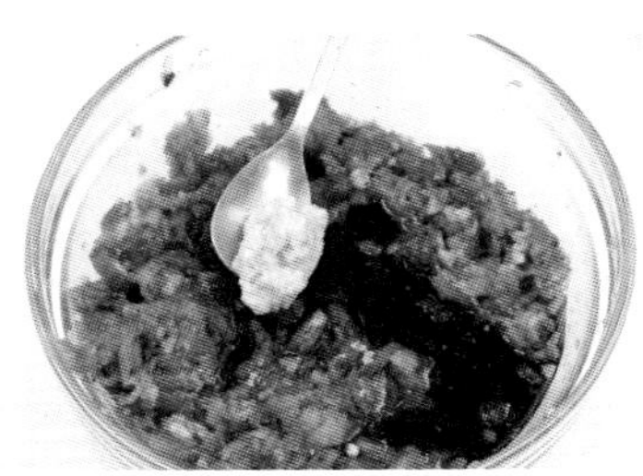

3 加入薑泥、調味料，攪拌均勻，醃 20 分鐘。

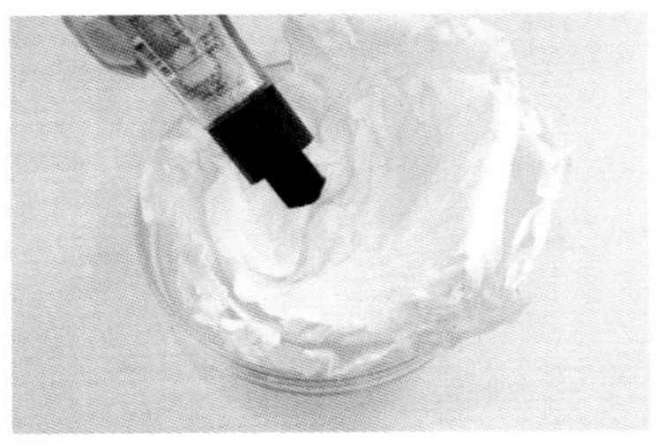

4 高麗菜片撒上鹽，蓋上蓋子（要有小孔洞），強火微波 2 分 30 秒，讓高麗菜變軟。

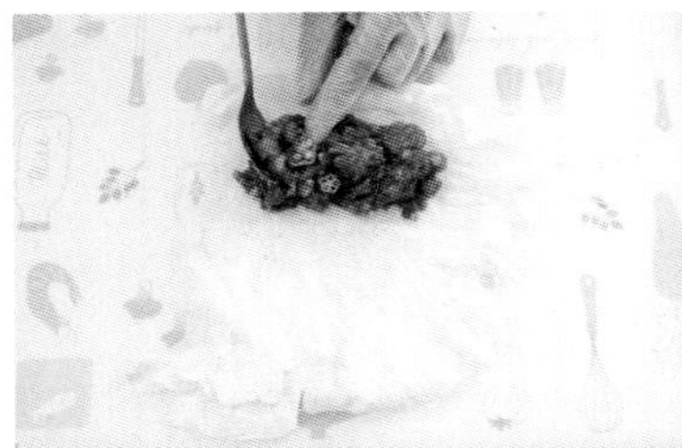

5 取一片高麗菜放上醃好的肉餡。

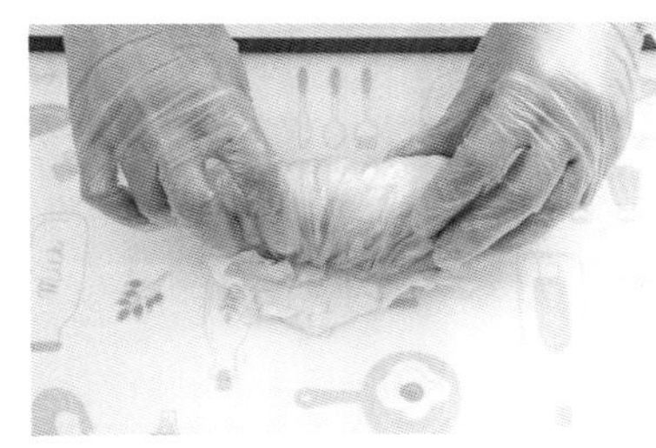

6 捲起。

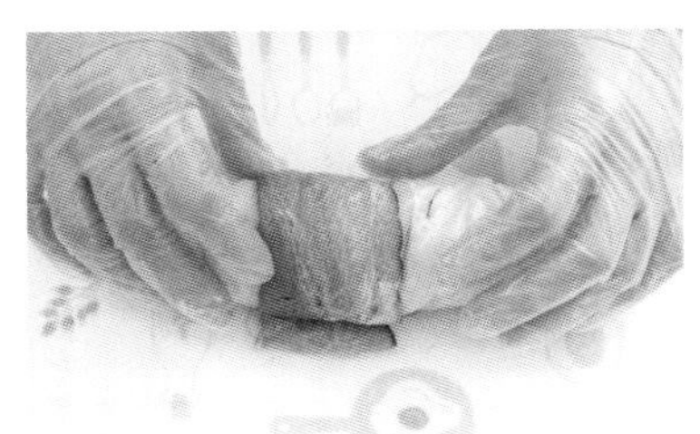

7 高麗菜捲中間再捲上切半的培根。

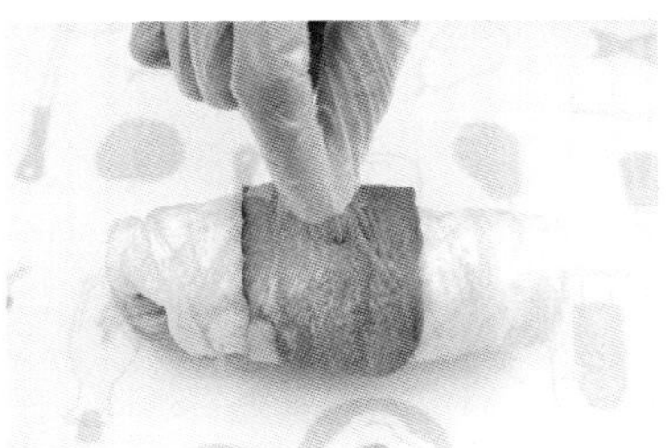

8 用牙籤固定住，放入微波容器中，蓋上蓋子（要有小孔洞），強火微波 3 分 30 秒。

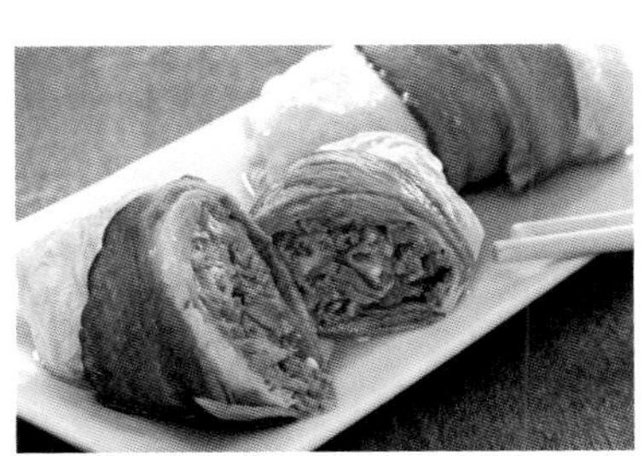

9 完成。

營養標示 <一餐量> 100 公克 <熱量> 125.7 大卡

蛋白質	8.7	g	水	35.0	g
脂肪	8.1	g	粗纖維	0.0	g
飽和脂肪	2.5	g	膳食纖維	1.3	g
反式脂肪	0.0	g	灰分	0.9	g
碳水化合物	4.5	g	膽固醇	25.5	mg
糖	2.6	g	維生素 A	475.4	IU
鈉	275	mg	維生素 E	1.1	mg
鉀	331.9	mg	維生素 B1	0.2	mg
鈣	25.9	mg	維生素 B2	0.1	mg
鎂	16.4	mg	維生素 B6	0.1	mg
磷	88.9	mg	維生素 B12	0.3	μg
鐵	0.6	mg	維生素 C	16.2	mg
鋅	1.1	mg	菸鹼素	2.0	mg

【麥麥筆記欄】

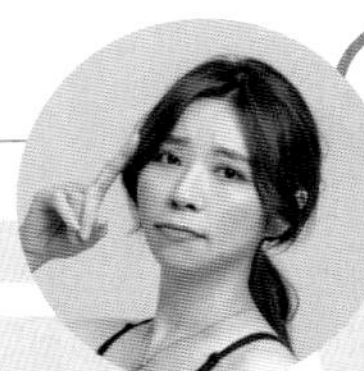

<table>
<tr><td rowspan="2">培根</td><td>介紹</td><td>培根的名字是由英語「Bacon」的音譯而來，正宗的培根其實是煙燻豬肉，主要使用的是豬肋條肉和背脊肉，經過用鹽醃製、脫水、煙燻等加工方法製成，使用這兩個部位製作的培根，份量豐富，口感也比較不肥膩。</td></tr>
<tr><td>特色</td><td>★ 台灣製作的培根，大多是用豬腹脅肉及前腿肉製成。
★ 培根是一種好的加工肉製品。購買時一般為真空包裝，未開封的情況下保存期限很長，但是一旦拆封，肉品接觸到空氣中的水分後，肉質就會開始劣化，建議開封後 2 ～ 3 天內食用完畢。
★ 若是無法立刻食用完畢，建議拆封後立即用包鮮袋分裝為小包裝，放入冰箱冷凍保存，減少肉品與空氣接觸；待需要使用前再轉放到冷藏室中解凍，這樣才能確保肉質的鮮味不流失哦。</td></tr>
</table>

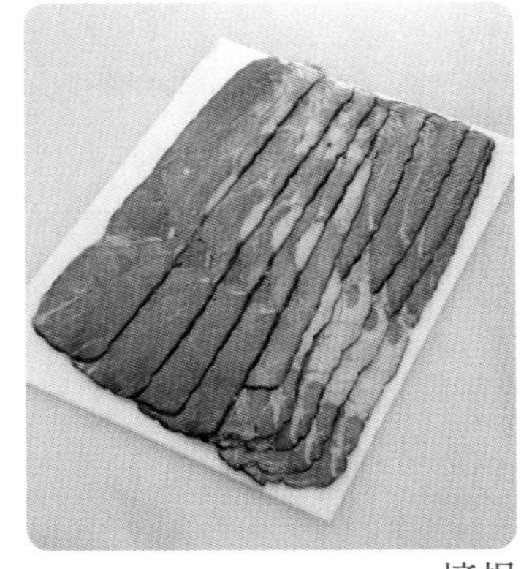

^ 培根

黃瓜鑲肉蒟蒻麵

烹飪難度 ★★★★★

想吃精緻的餐點卻又怕熱量飆升嗎？這道黃瓜鑲肉必能滿足你的視覺與味蕾！這是一道非常適合端上桌驚豔客人的佳餚，讓您吃的滿足，又不怕胖的美味料理。

一餐量

熱　量

240.2

蛋白質	：	20.3
碳水化合物	：	9.6
糖	：	2.4

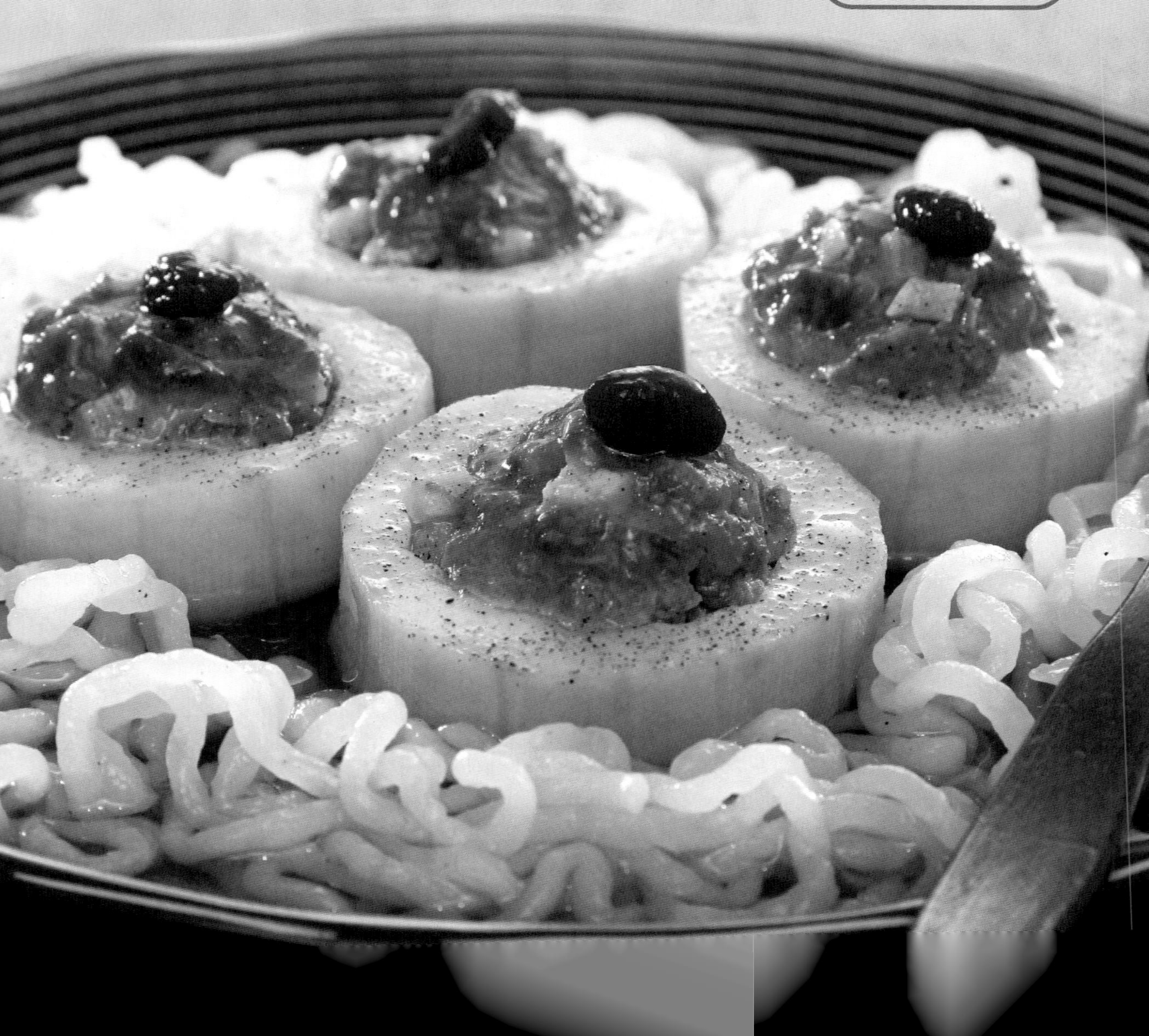

配方 <兩餐量>

材料（公克 g）	
豬絞肉	150
山藥丁	50
大黃瓜	135
薑泥	10
蝦米末	10

調味料 A（公克 g）	
薄鹽醬油	10
白胡椒	適量
鹽	1
香油	5
烹大師	1

調味料 B（公克 g）	
滴雞精	60
水	100cc
蒟蒻麵	100
香油	適量

步驟

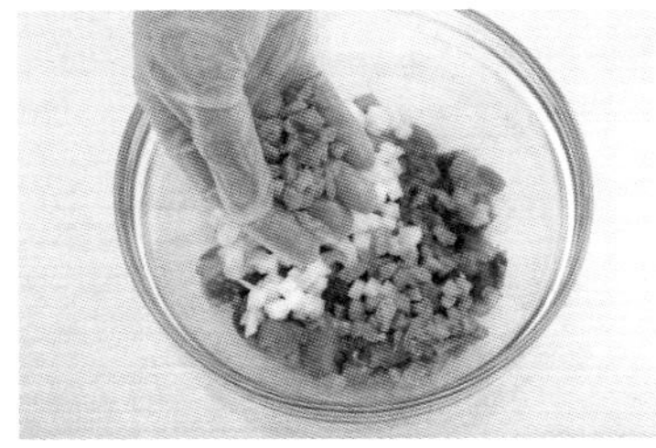

1 取一容器，放入豬絞肉山藥丁、蝦米末。

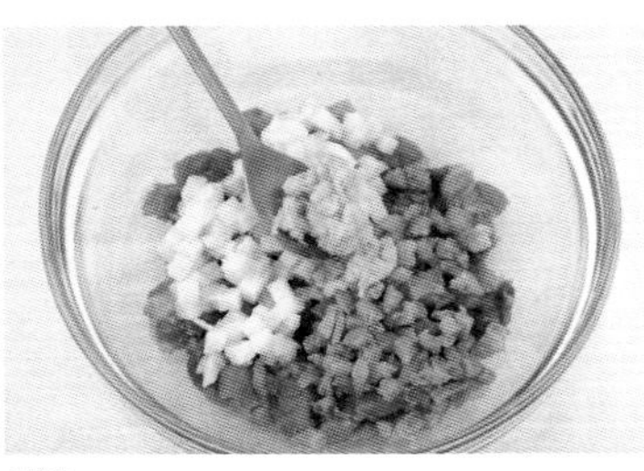

2 加入薑泥、調味料 A。

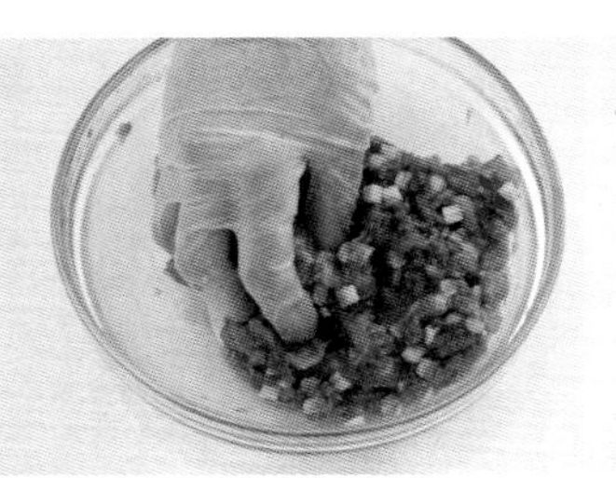

3 攪拌均勻，醃 20 分鐘。

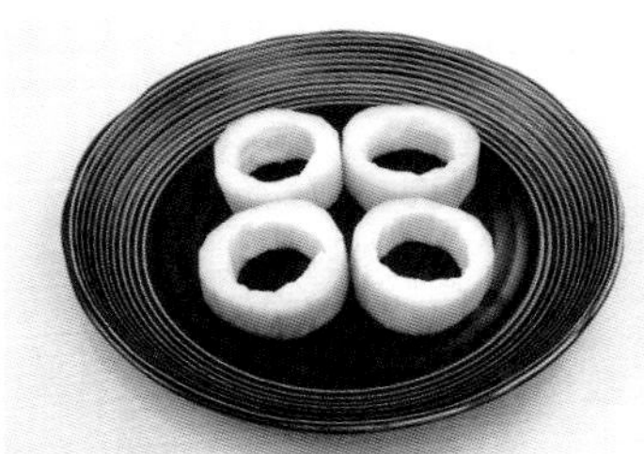

4 大黃瓜去皮，去籽，將中間挖空，放在能微波的盤子上。

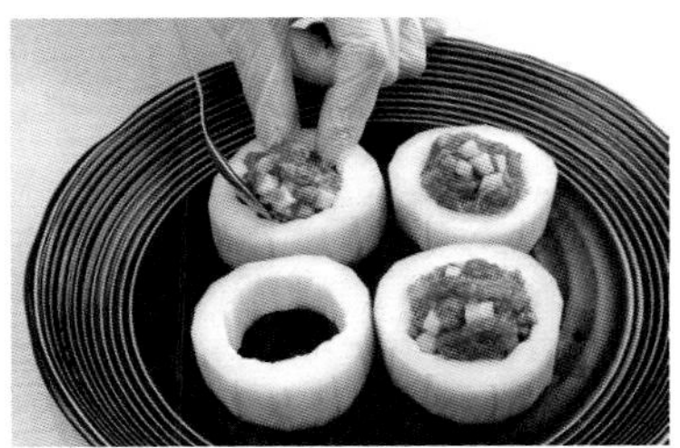

5 在大黃瓜中心，填入醃好的絞肉。

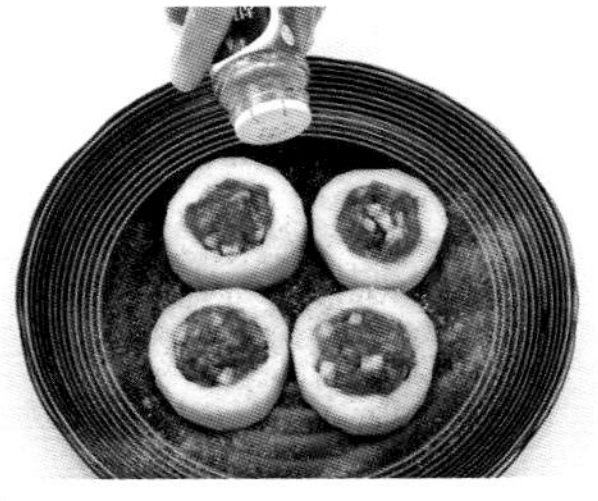

6 大黃瓜表面撒上適量的鹽、白胡椒，蓋上蓋子（要有小孔洞），強火微波 3 分鐘。

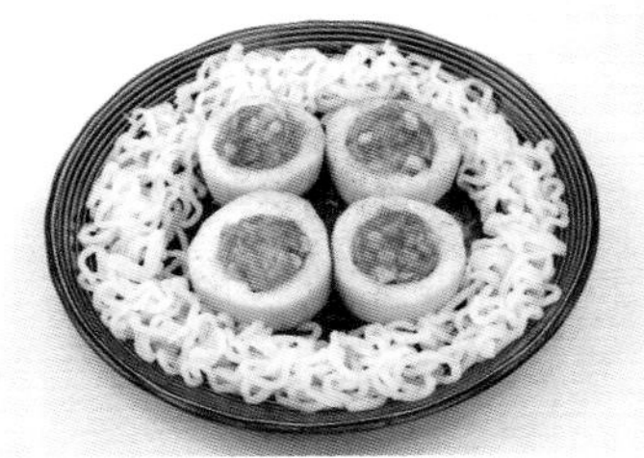

7 盤子周圍擺上蒟蒻麵。

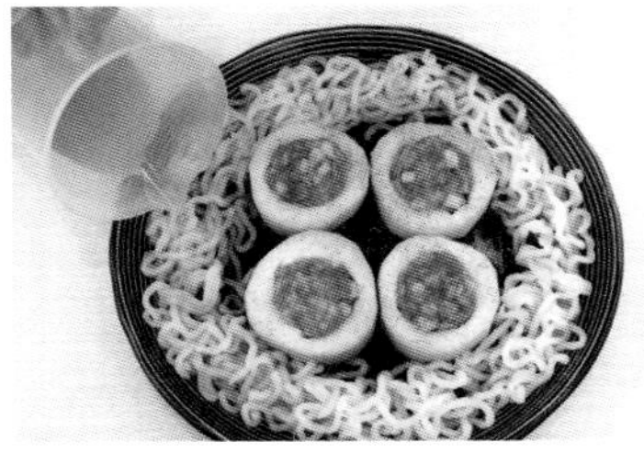

8 將滴雞精、水混合，淋在蒟蒻麵上，蓋上蓋子（要有小孔洞），強火微波 2 分鐘。

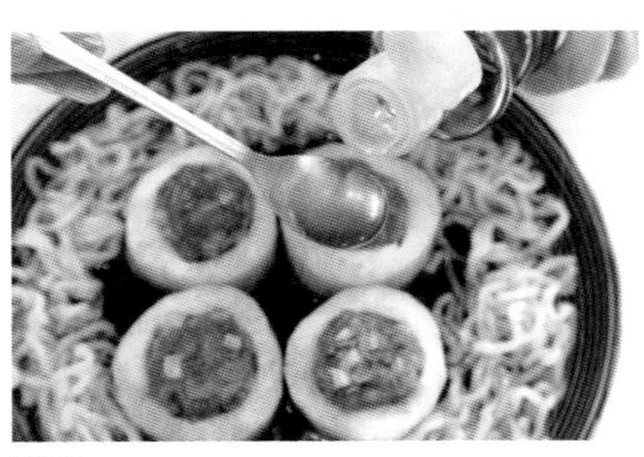

9 食用前淋上香油即可，完成。

營養標示 〈一餐量〉300 公克 〈熱量〉240.2 大卡

蛋白質	20.3	g	水	70.4	g
脂肪	13.4	g	粗纖維	0.0	g
飽和脂肪	4.3	g	膳食纖維	1.3	g
反式脂肪	0.0	g	灰分	2.0	g
碳水化合物	9.6	g	膽固醇	74.5	mg
糖	2.4	g	維生素 A	51.2	IU
鈉	504	mg	維生素 E	2.1	mg
鉀	598.2	mg	維生素 B1	0.5	mg
鈣	75.5	mg	維生素 B2	0.2	mg
鎂	40.8	mg	維生素 B6	0.3	mg
磷	193.0	mg	維生素 B12	0.9	μg
鐵	1.2	mg	維生素 C	2.3	mg
鋅	1.9	mg	菸鹼素	3.5	mg

【麥麥筆記欄】

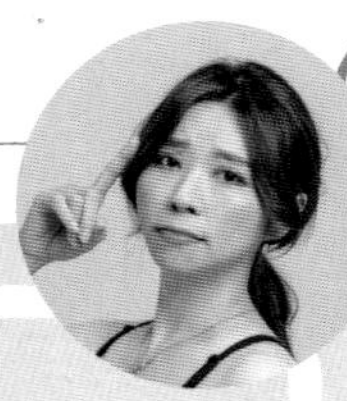

三杯杏鮑菇燴嫩雞雙花椰

烹飪難度 ★★★★★

三杯可說是最開胃的料理，自己做的三杯不但營養、少鹽、少油，還很飽足！這道也很適合一天一鍋餐，或者是帶便當隔天微波食用也很讚！

一餐量

熱量

216.7

蛋白質	：	26.5
碳水化合物	：	14.4
糖	：	2.3

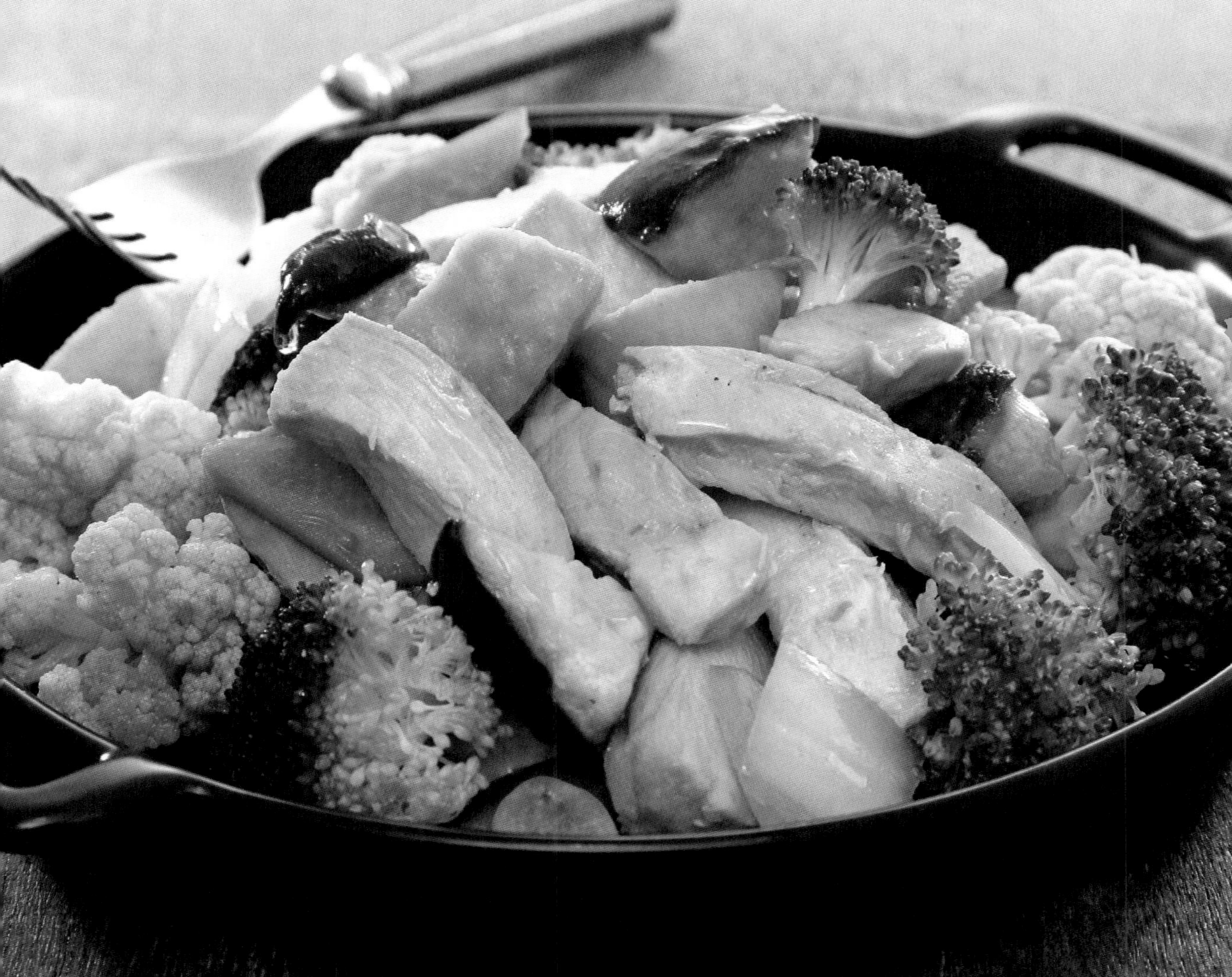

配方 <兩餐量>

材料 A（公克 g）	
杏鮑菇	100
紅蘿蔔	30
洋蔥	50
白花椰菜	100
綠花椰菜	100
舒肥嫩雞胸	200

材料 B（公克 g）	
蔥	5
薑	5
蒜頭	5

調味料（公克 g）	
黑麻油	10
薄鹽醬油	10
米酒	10
鹽	2
赤藻醣醇	10
香油	10

步驟

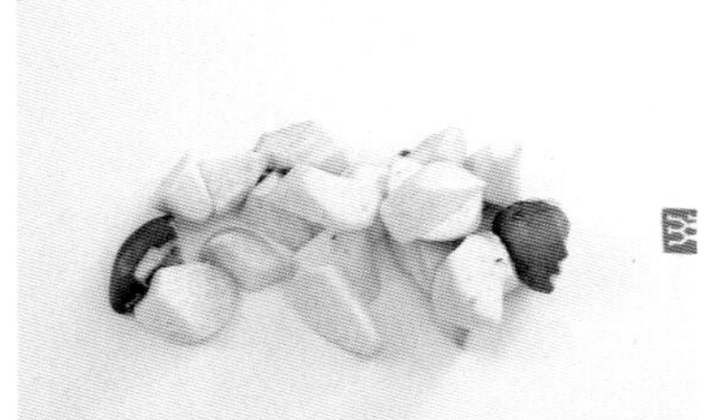

1 杏鮑菇洗淨切滾刀塊。

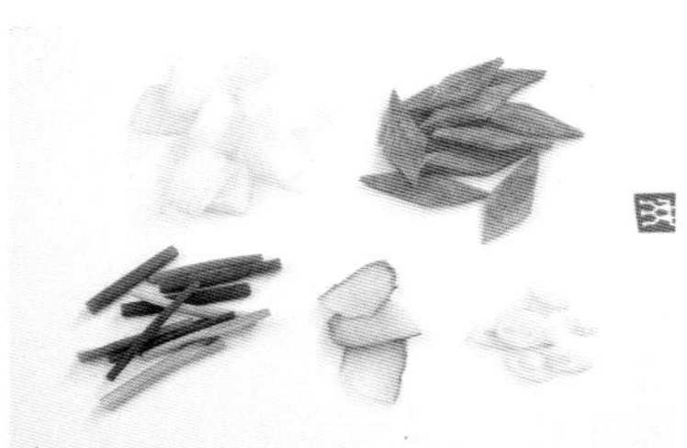

2 洋蔥切大片，紅蘿蔔、薑、蒜頭切片，蔥切段。

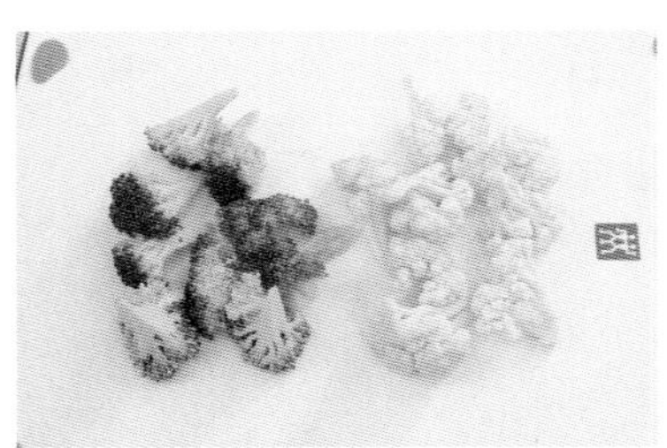

3 白綠兩種花椰菜切成小朵狀。

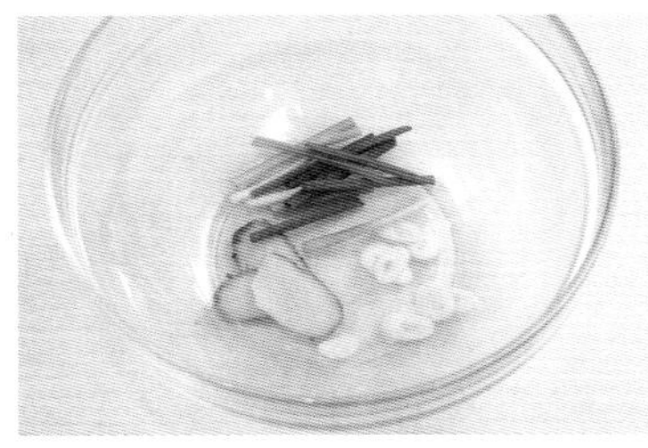

4 微波容器中，放入蔥段、薑片、蒜片。

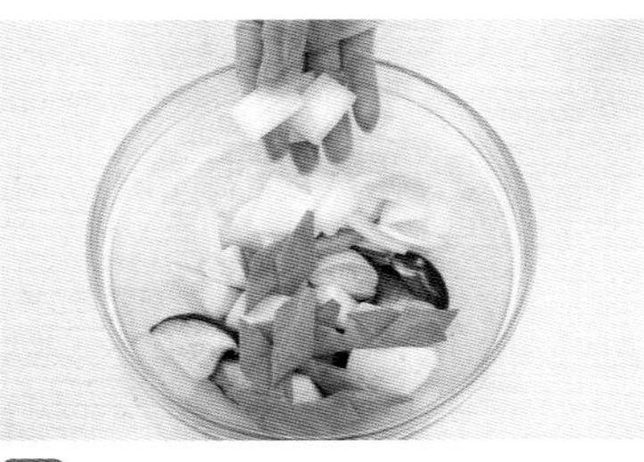

5 加入杏鮑菇塊、洋蔥片、紅蘿蔔片。

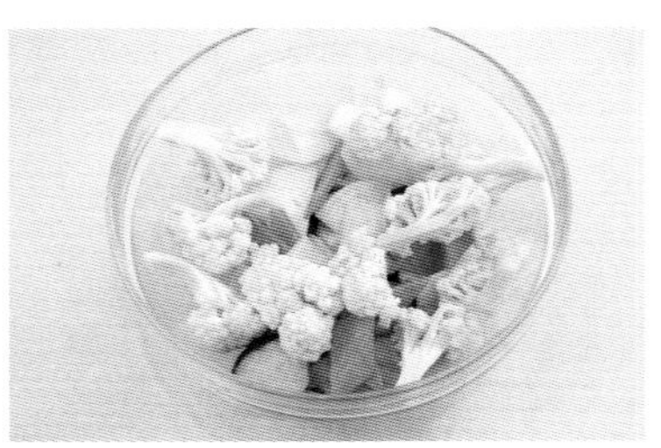

6 再加入白花椰菜。

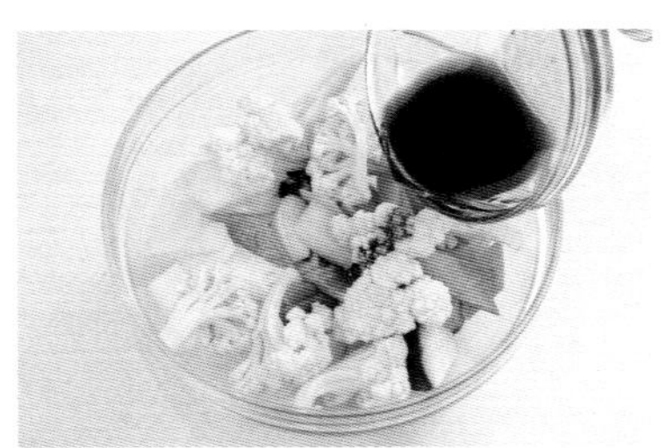

7 調味料攪拌均勻，加入。

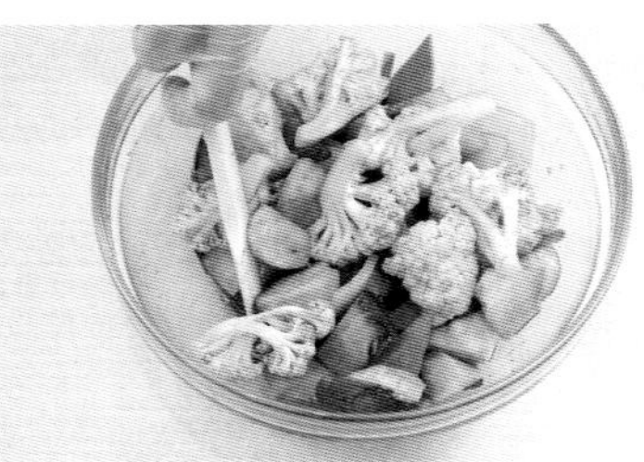

8 攪拌均勻後，蓋上蓋子（要有小孔洞），強火微波 2 分。

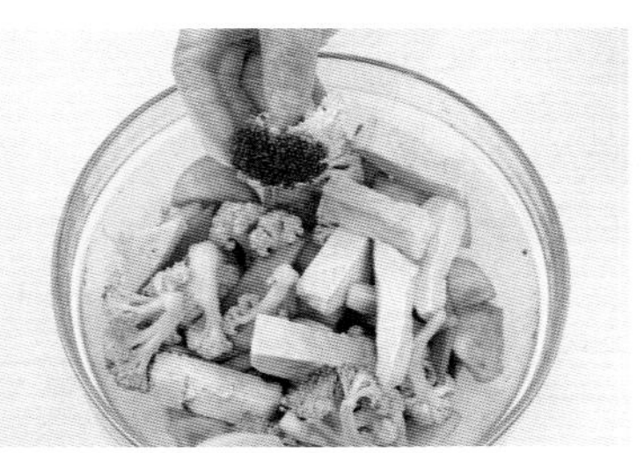

9 加入切粗條的雞胸肉、綠花椰菜，蓋上蓋子（要有小孔洞），強火微波 2 分，完成。

三杯杏鮑菇燴嫩雞雙花椰

營養標示

＜一餐量＞300 公克　＜熱量＞216.7 大卡

蛋白質	26.5	g
脂肪	5.9	g
飽和脂肪	1.1	g
反式脂肪	0.0	g
碳水化合物	14.4	g
糖	2.3	g
鈉	442	mg
鉀	1064.9	mg
鈣	50.7	mg
鎂	55.6	mg
磷	327.5	mg
鐵	1.5	mg
鋅	1.5	mg

水	243.8	g
粗纖維	0.0	g
膳食纖維	5.1	g
灰分	3.3	g
膽固醇	54.4	mg
維生素 A	2086.7	IU
維生素 E	9.5	mg
維生素 B1	0.2	mg
維生素 B2	0.2	mg
維生素 B6	0.7	mg
維生素 B12	0.4	μg
維生素 C	69.6	mg
菸鹼素	11.8	mg

【麥麥筆記欄】

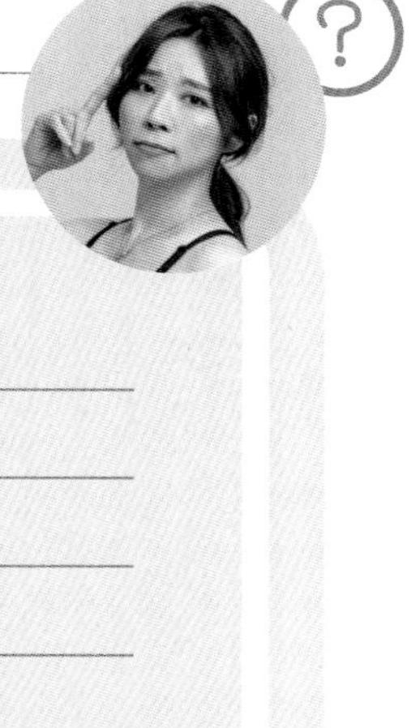

味噌南瓜雞肉花椰菜飯

烹飪難度 ★★★★★

南瓜含有的水分超過 90%，且 100 克熱量僅 64 大卡，是低熱量食材，佐上花椰菜米、嫩雞胸，不但能吃到南瓜的香甜，更是滿足感 UP ！

一餐量

熱 量

161.1

蛋 白 質：24.5
碳水化合物：12.4
糖 ： 2.7

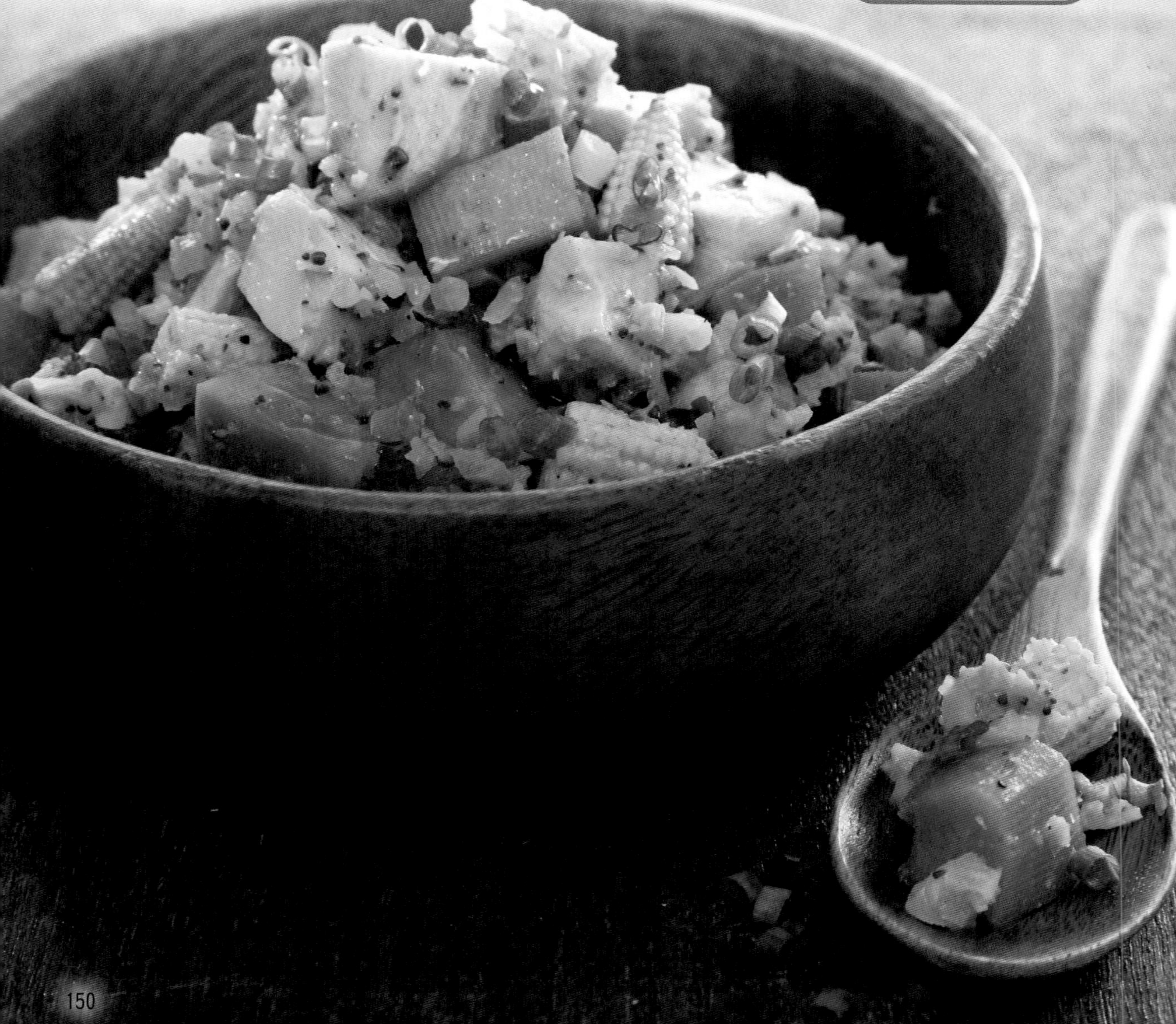

配方〈兩餐量〉

材料（公克 g）	
去皮南瓜	100
舒肥嫩雞胸	200
雙色花椰菜米	150
玉米筍	50
蔥	5

調味料 A（公克 g）	
味噌	20
赤藻醣醇	10
水	10cc
白胡椒	適量

調味料 B（公克 g）	
鹽	1
黑胡椒	適量

步驟

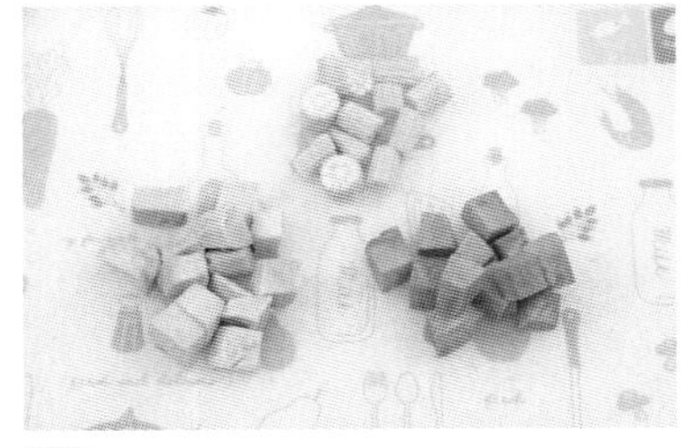

1 去皮南瓜、舒肥嫩雞胸、玉米筍切小塊。

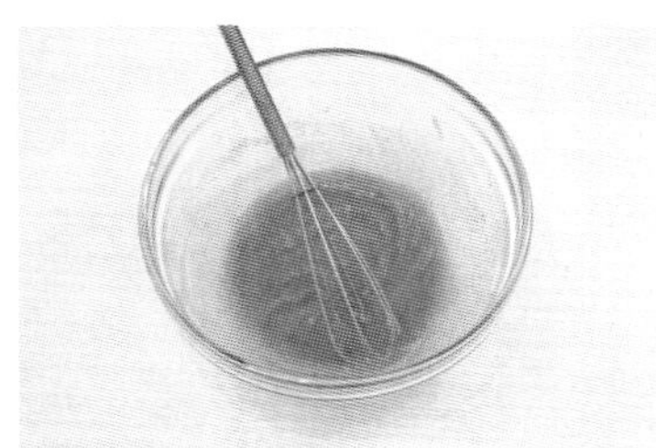

2 調味料 A 拌勻。

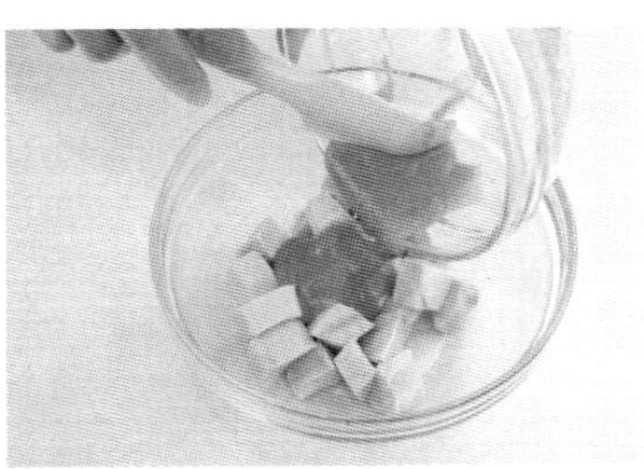

3 舒肥嫩雞胸塊加拌勻的調料料 A，醃 10 分。

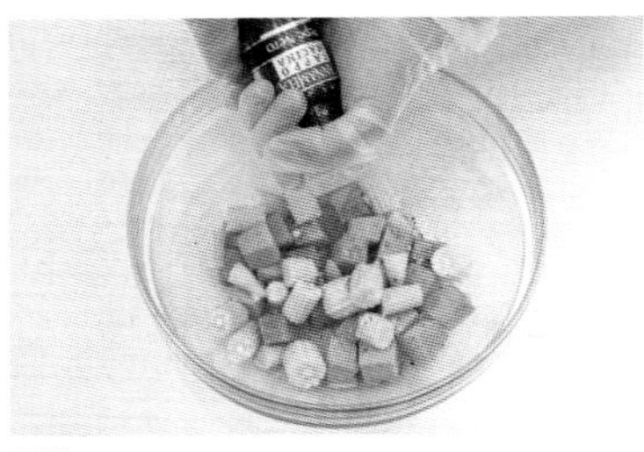

4 南瓜塊、玉米筍塊放入微波容器中，加調味料 B 拌勻。

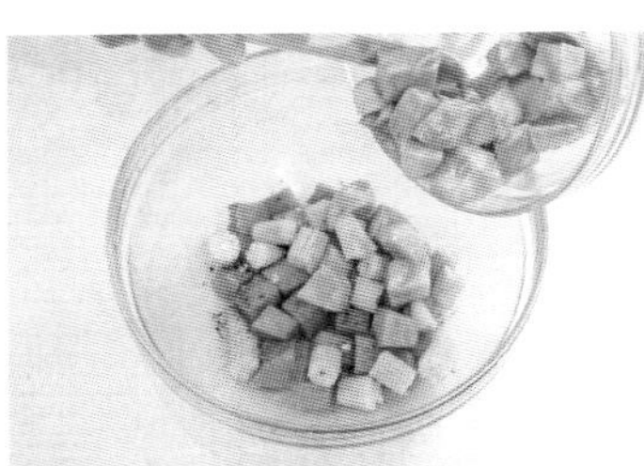

5 蓋上蓋子（要有小孔洞），強火微波 2 分，加入醃好的舒肥雞胸塊。

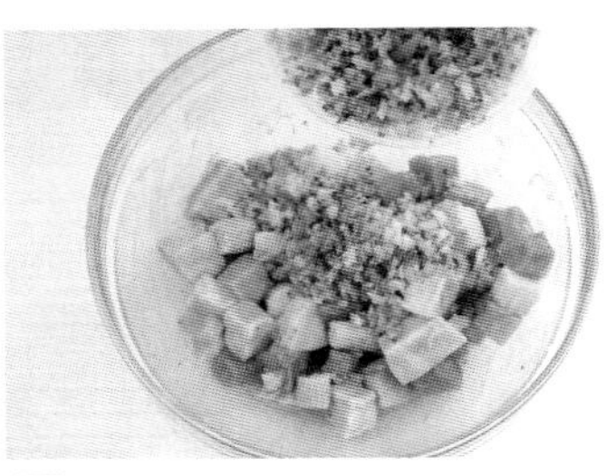

6 再加入雙色花椰菜米攪拌均勻。

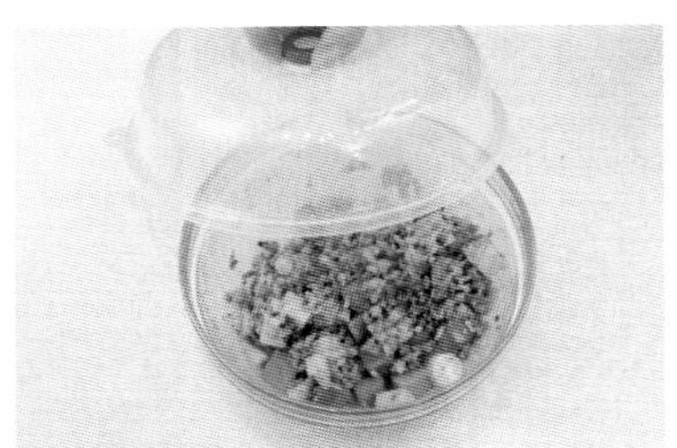

7 蓋上蓋子（要有小孔洞），強火微波 2 分。

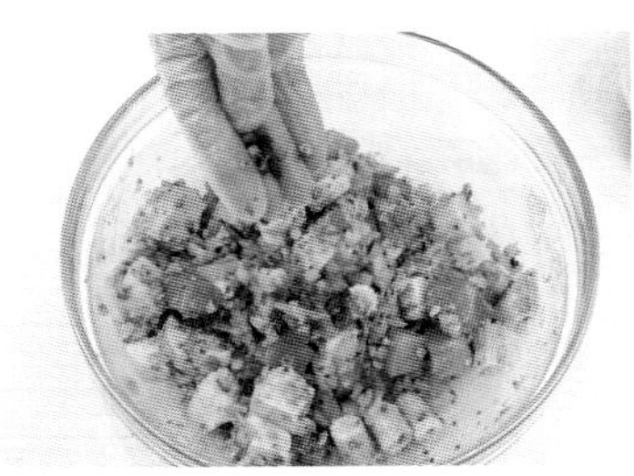

8 食用前撒上蔥花。

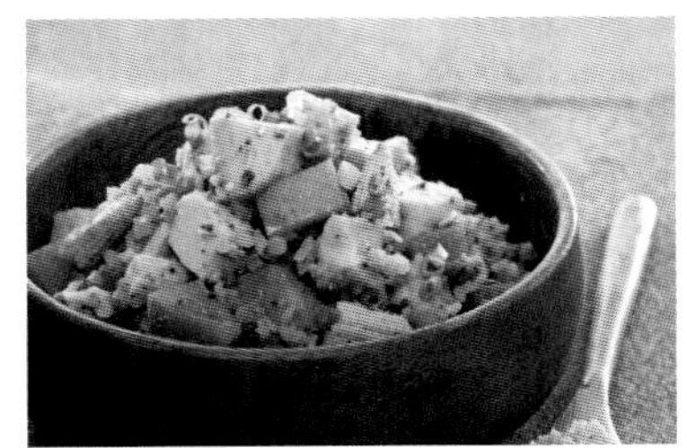

9 完成。

味噌南瓜雞肉花椰菜飯

營養標示 <一餐量> 250 公克 <熱量> 161.1 大卡

蛋白質	24.5	g	水	204.9	g
脂肪	1.5	g	粗纖維	0.0	g
飽和脂肪	0.4	g	膳食纖維	3.0	g
反式脂肪	0.0	g	灰分	3.5	g
碳水化合物	12.4	g	膽固醇	53.0	mg
糖	2.7	g	維生素 A	2356.5	IU
鈉	528	mg	維生素 E	1.2	mg
鉀	822.3	mg	維生素 B1	0.2	mg
鈣	32.5	mg	維生素 B2	0.2	mg
鎂	50.8	mg	維生素 B6	0.6	mg
磷	277.0	mg	維生素 B12	0.4	μg
鐵	1.6	mg	維生素 C	51.0	mg
鋅	1.0	mg	菸鹼素	8.6	mg

【麥麥筆記欄】

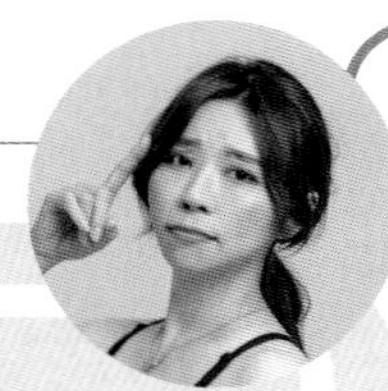

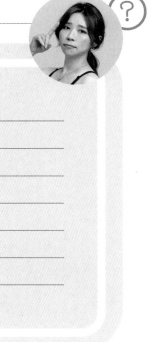

南瓜	介紹	南瓜味道甘甜，因為果肉呈金黃色，又被稱為「金瓜」，根據衛福部資料顯示，新鮮南瓜所含水分超過80%、100公克熱量不到50大卡，是低熱量食材。
	特色	★ 含有豐富的蛋白質、膳食纖維、維生素C以及鈣、磷、鐵、鋅、硒等營養素，也是胡蘿蔔素、維生素A的優質來源，有助於抗氧化、抗老化及預防癌症。 ★《本草綱目》也記載「南瓜性溫味甘、入脾、胃經。具有補中益氣、消炎止痛、化痰排膿、解毒殺蟲功能。」，顯示南瓜的營養價值自古即受到肯定。

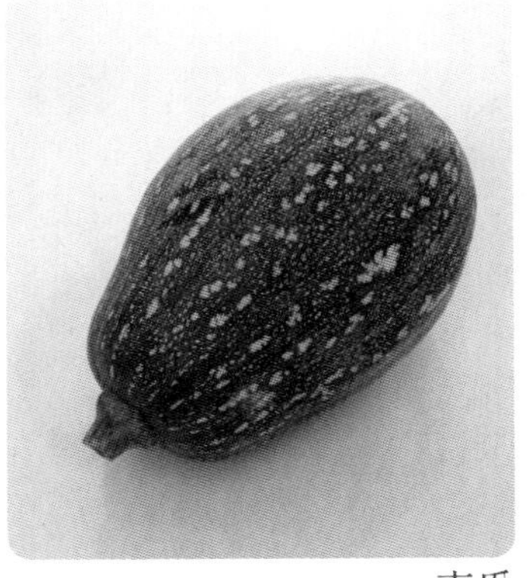

^ 南瓜

味噌	介紹	味噌（Miso）在日本有「醫生殺手」的美稱，它是用大豆、米或小麥等穀物，利用鹽和麴發酵而成的，釀造時間很長，約1至3年，是日本傳統醬料之一，在調味料界中具崇高地位，而且廣受應用及歡迎。
	特色	★ 烹調上的菜色，最常見的有：味噌湯、味噌茄子及味噌煮等。 ★ 本身蘊藏豐富的蛋白質、鋅、各類礦物質及維他命，蛋白質和鋅有幫助增強人體的免疫系統健康的功能。

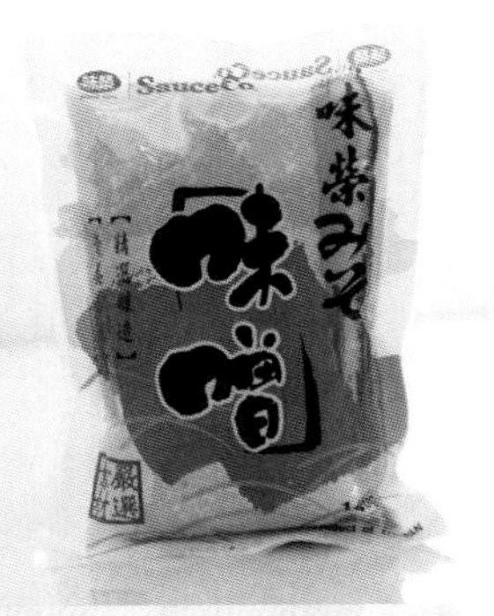

^ 味噌

黑胡椒洋蔥舒肥嫩菲力

烹飪難度 ★★★★★

牛排的魅力是大部分人無法抵擋的，尤其是舒肥後的牛肉更是軟嫩可口，搭配上蔬菜的鮮美與醬料的提味，絕對是瘦身之餘美妙的口慾享受！這道料理的蔬菜量和肉類的蛋白質量相當，還是一道營養滿分的菜色。

一餐量

熱量	258.1
蛋白質	22.2
碳水化合物	17.8
糖	3.4

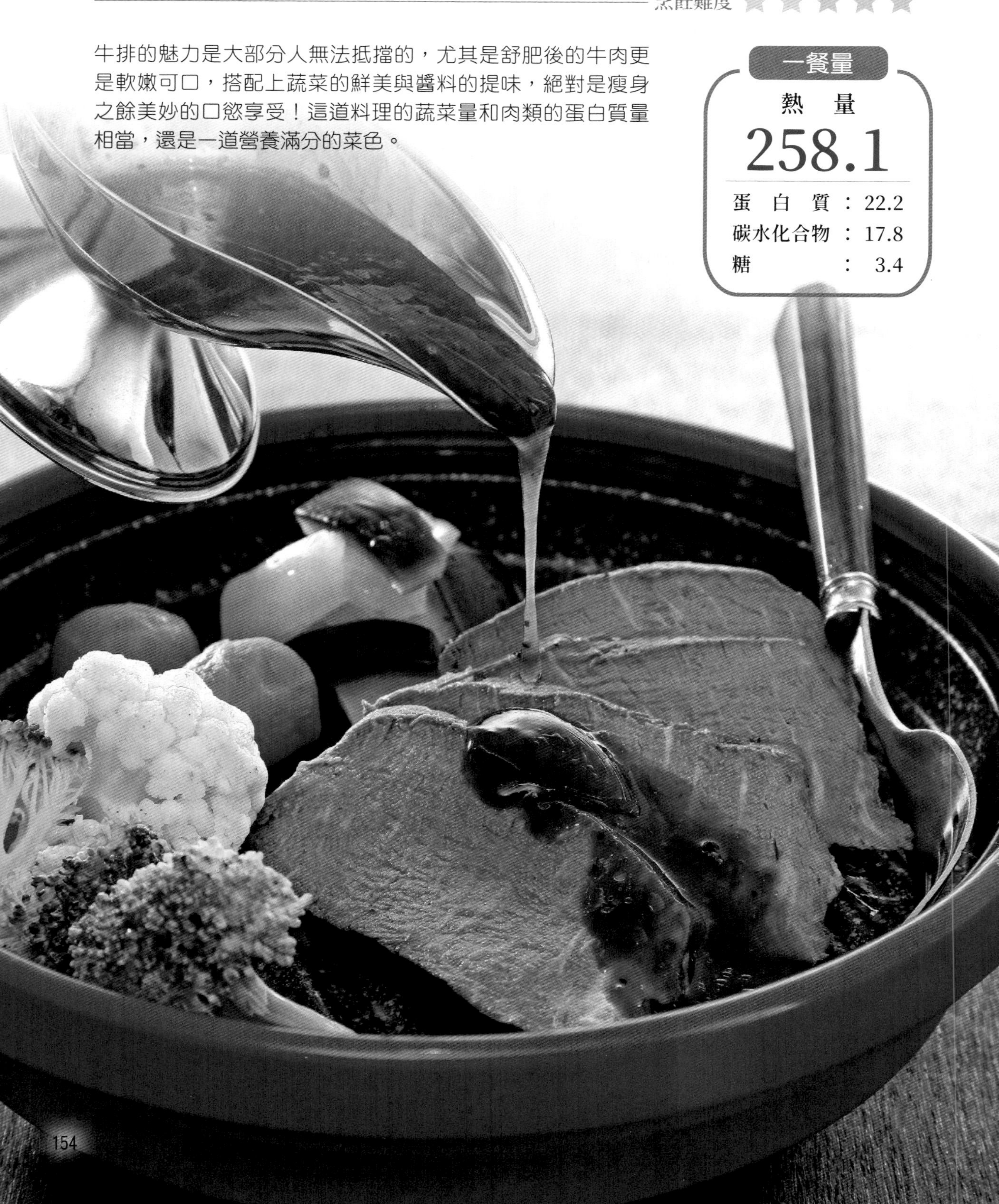

配方 〈兩餐量〉

材料（公克 g）	
白洋蔥片	20
紫洋蔥片	20
綠花椰菜	50
白花椰菜	50
紅蘿蔔	50
舒肥菲力	200

調味料 A（公克 g）	
鹽	1
黑胡椒	適量
水	50cc

調味料 B（公克 g）	
黑胡椒醬	60
水	20cc
蜂蜜	20

步驟

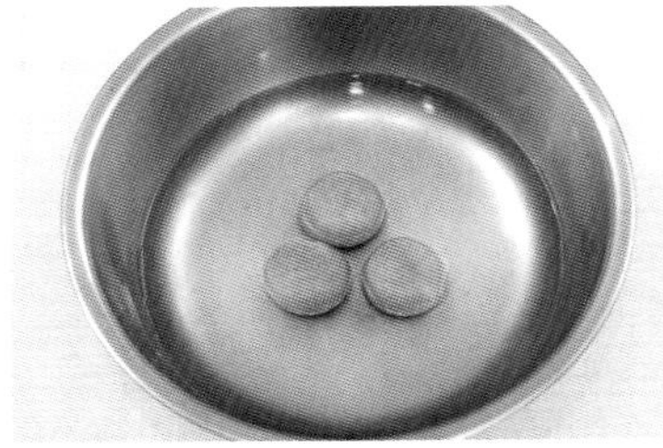

1 紅蘿蔔挖成球狀（也可以切塊狀或片狀），泡鹽水 5 分（鹽少許、水淹過即可）。

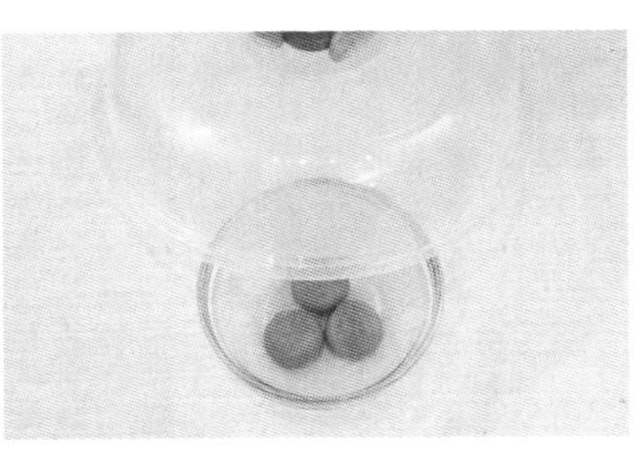

2 撈出，放入微波容器中，蓋上蓋子（要有小孔洞），強火微波 2 分鐘。

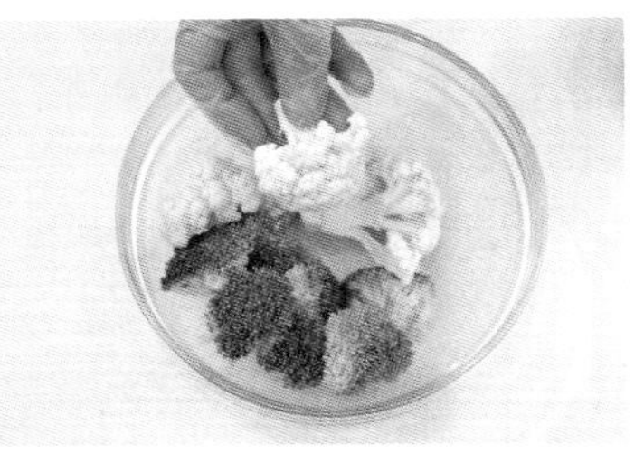

3 白綠花椰菜切成小朵，放入微波容器中。

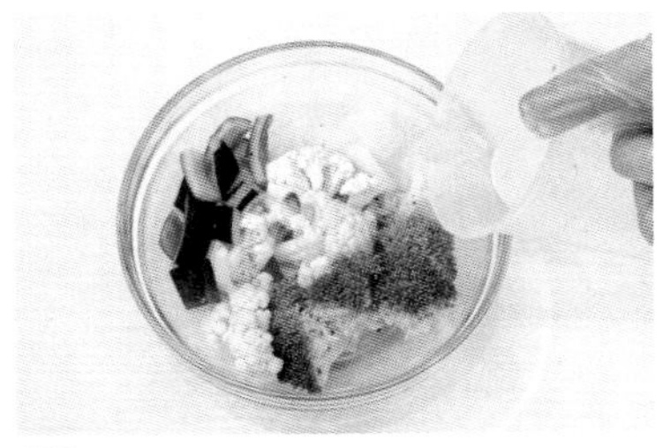

4 再加入白紫洋蔥片、調味料 A 拌勻。

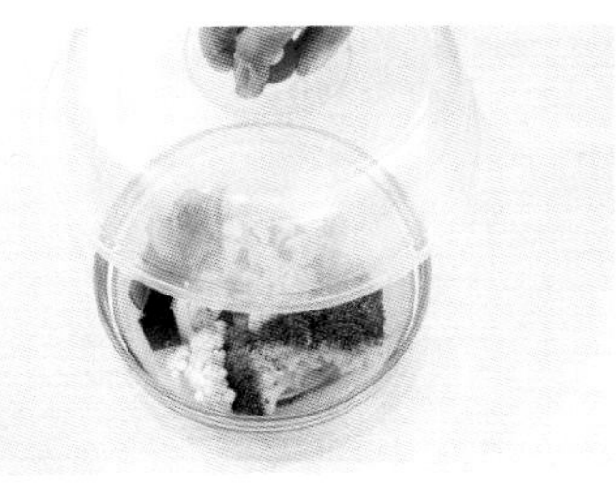

5 蓋上蓋子（要有小孔洞），強火微波 1 分 30 秒。

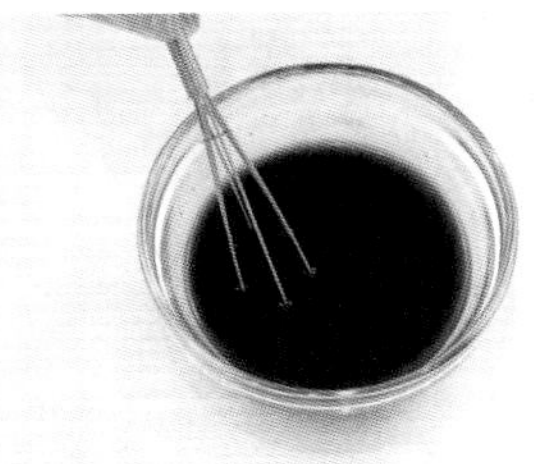

6 調味料 B 攪拌均勻。

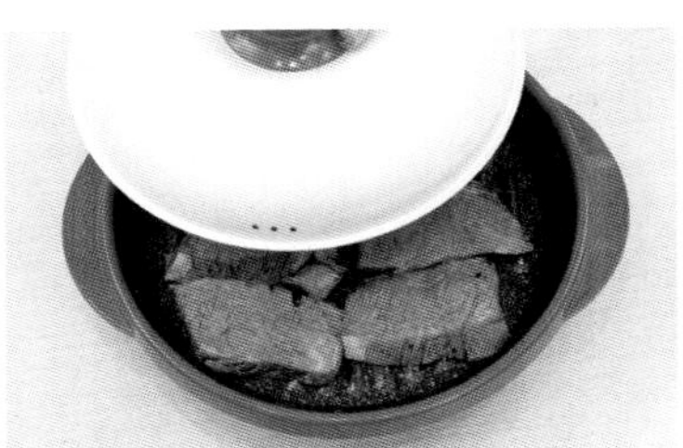

7 舒肥菲力切片，擺在微波容器中，蓋上蓋子（要有小孔洞），強火微波 1 分 30 秒。

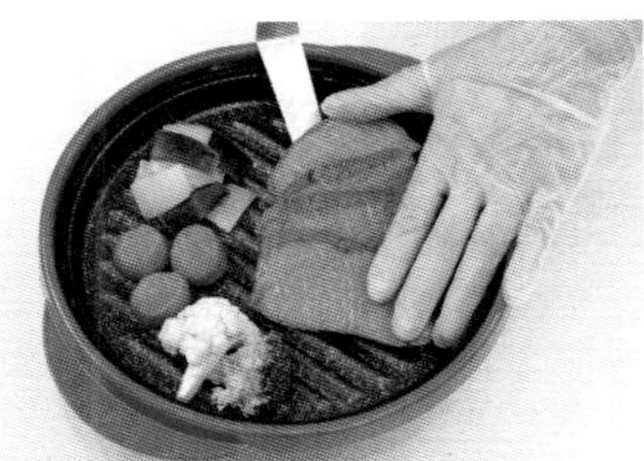

8 全部食材盛盤。

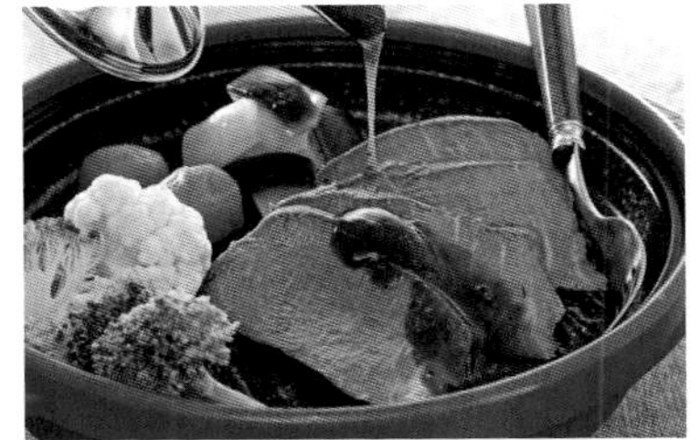

9 食用前淋上黑胡椒醬搭配使用，完成。

營養標示

<一餐量> 260 公克　<熱量> 258.1 大卡

營養素	含量	單位	營養素	含量	單位
蛋白質	22.2	g	水	147.8	g
脂肪	10.9	g	粗纖維	0.0	g
飽和脂肪	5.0	g	膳食纖維	2.4	g
反式脂肪	0.0	g	灰分	2.2	g
碳水化合物	17.8	g	膽固醇	64.7	mg
糖	3.4	g	維生素 A	3086.5	IU
鈉	592	mg	維生素 E	0.9	mg
鉀	718.6	mg	維生素 B1	0.1	mg
鈣	35.6	mg	維生素 B2	0.2	mg
鎂	35.3	mg	維生素 B6	0.9	mg
磷	198.4	mg	維生素 B12	3.1	μg
鐵	3.9	mg	維生素 C	35.8	mg
鋅	4.0	mg	菸鹼素	4.6	mg

【麥麥筆記欄】

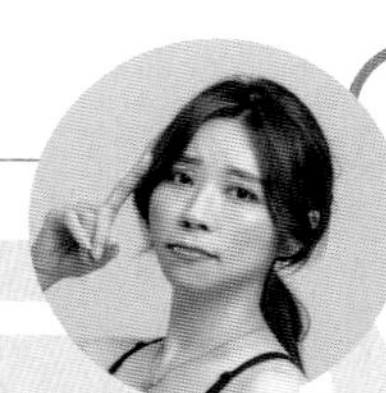

韓式松阪杏鮑菇拌美生菜

烹飪難度 ★★★★★

喜愛韓式料理的一定要嘗試看看這道！運用杏鮑菇增添飽足感，加上紅椒、青椒的爽脆口感，泡菜的酸辣滋味，放在美生菜上吃絕搭！

一餐量

熱量
154.7

蛋白質：11.2
碳水化合物：13.3
糖：2.5

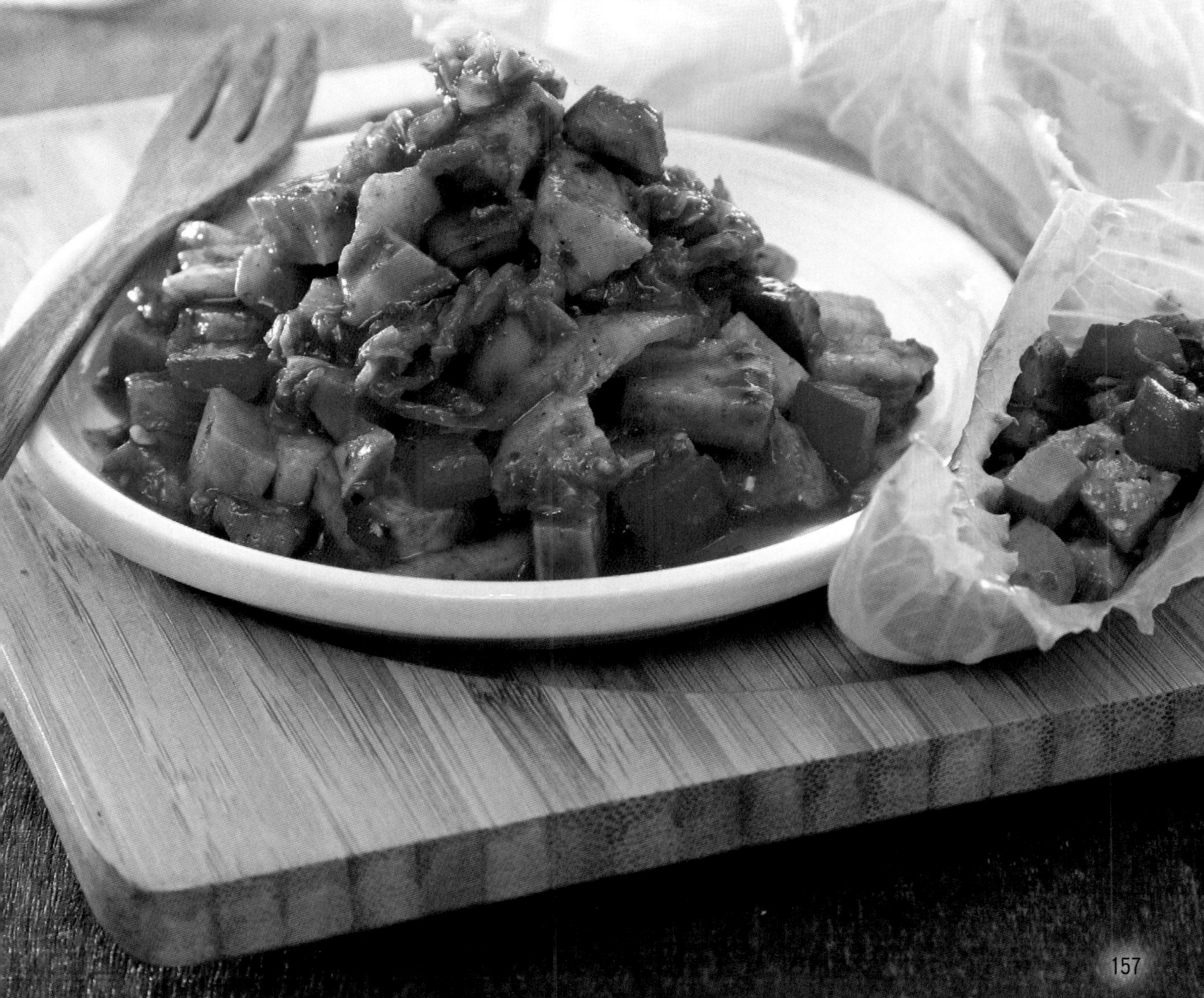

配方〈兩餐量〉

材料（公克 g）	
舒肥松阪豬	100
杏鮑菇	100
美生菜	100
泡菜	50
紅椒	20
青椒	20

調味料（公克 g）	
韓式辣椒醬	20
赤藻醣醇	10
水	10cc
鹽	1
黑胡椒	適量

步驟

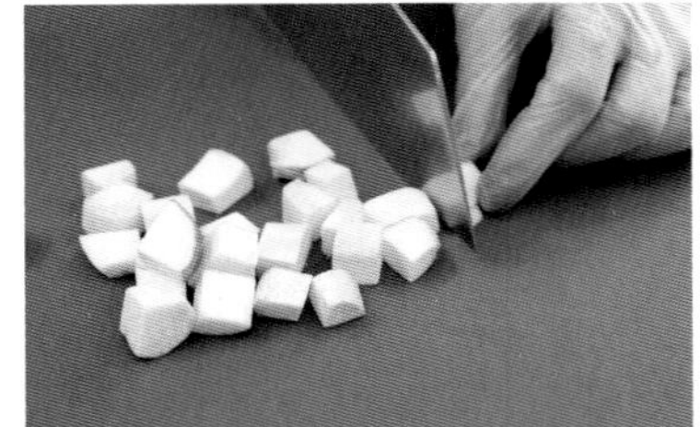

1 杏鮑菇洗淨切小丁。

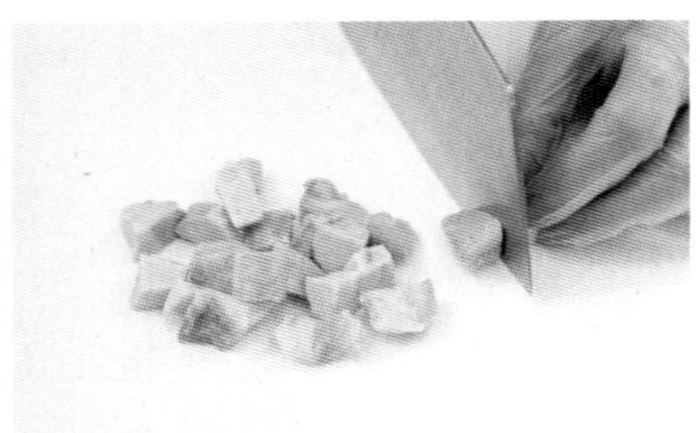

2 舒肥松阪豬切小丁。

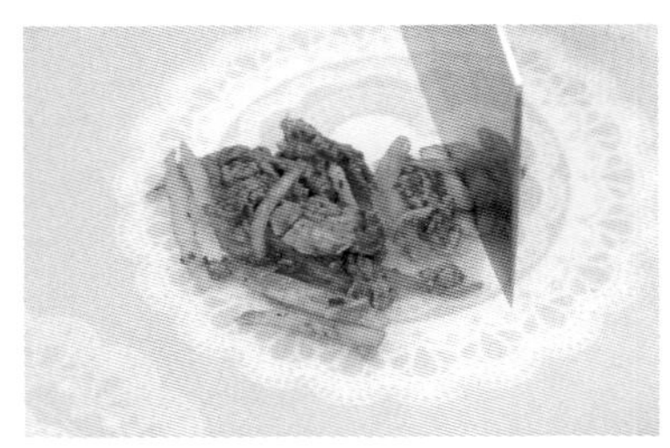

3 泡菜切絲。

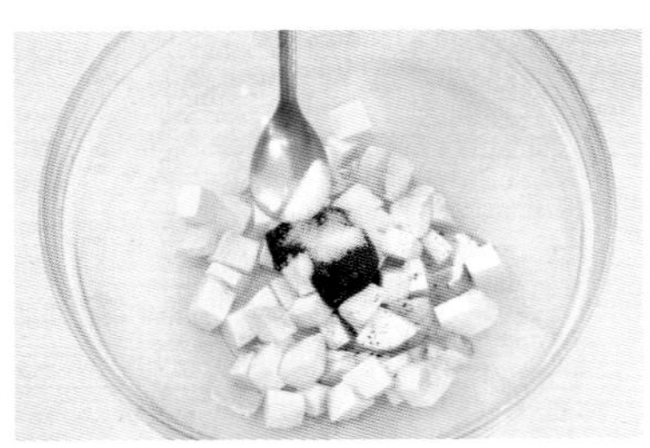

4 微波容器中，放入杏鮑菇、調味料。

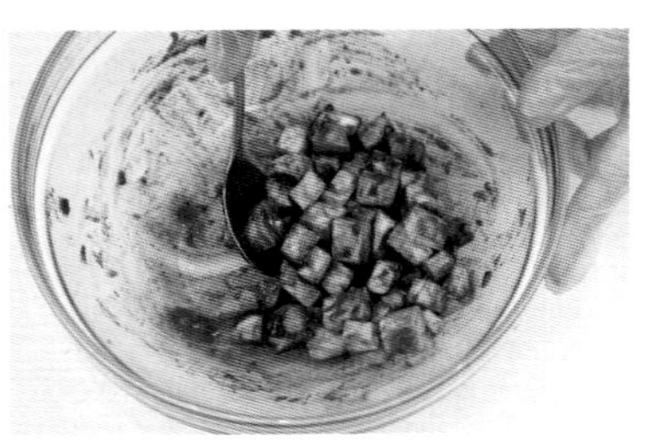

5 攪拌均勻。

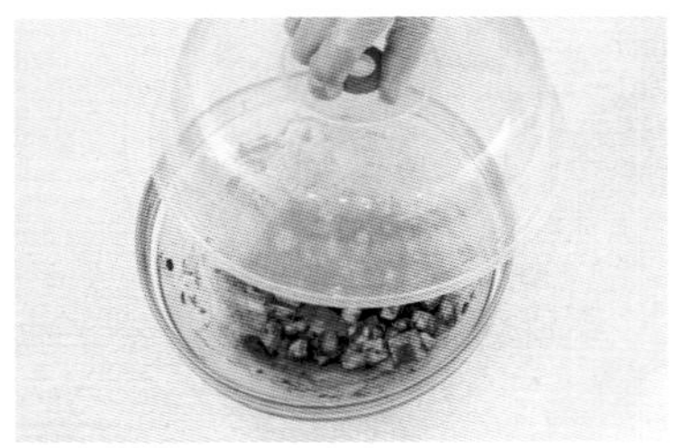

6 蓋上蓋子（要有小孔洞），強火微波 1 分 30 秒。

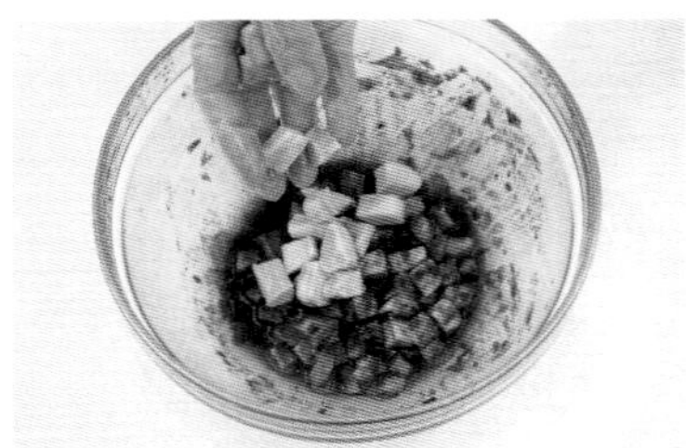

7 加入切丁舒肥松阪豬。

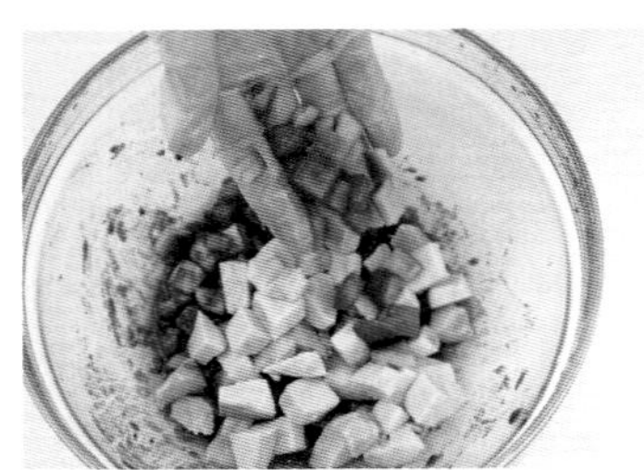

8 加入切丁紅椒、青椒。

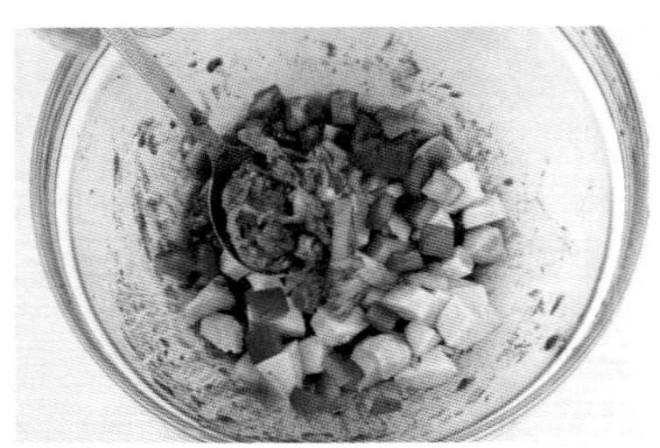

9 放入切絲泡菜拌勻，放入微波爐中，強火 2 分鐘，完成。

韓式松阪杏鮑菇拌美生菜

營養標示 ＜一餐量＞ 200 公克 ＜熱量＞ 154.7 大卡

蛋白質	11.2	g
脂肪	6.3	g
飽和脂肪	2.1	g
反式脂肪	0.0	g
碳水化合物	13.3	g
糖	2.5	g
鈉	493	mg
鉀	571.7	mg
鈣	32.1	mg
鎂	27.4	mg
磷	171.9	mg
鐵	1.5	mg
鋅	2.1	mg

水	162.5	g
粗纖維	0.0	g
膳食纖維	3.1	g
灰分	2.0	g
膽固醇	53.2	mg
維生素 A	457.4	IU
維生素 E	0.7	mg
維生素 B1	0.3	mg
維生素 B2	0.3	mg
維生素 B6	0.5	mg
維生素 B12	0.8	μg
維生素 C	27.4	mg
菸鹼素	5.5	mg

【麥麥筆記欄】

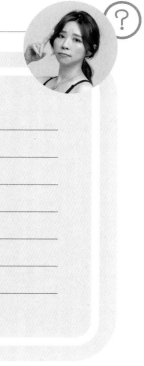

韓式泡菜茭白筍嫩菲力

烹飪難度 ★★★★★

鮮嫩的茭白筍俗稱美人腿，搭配泡菜與韓式辣椒醬，一道香辣美味的韓式料理就上桌啦！不但香氣四溢，口感還超棒，十足的唰嘴！

一餐量

熱　量

275.7

蛋　白　質 ： 25.2
碳水化合物 ： 18.3
糖　　　　 ： 3.2

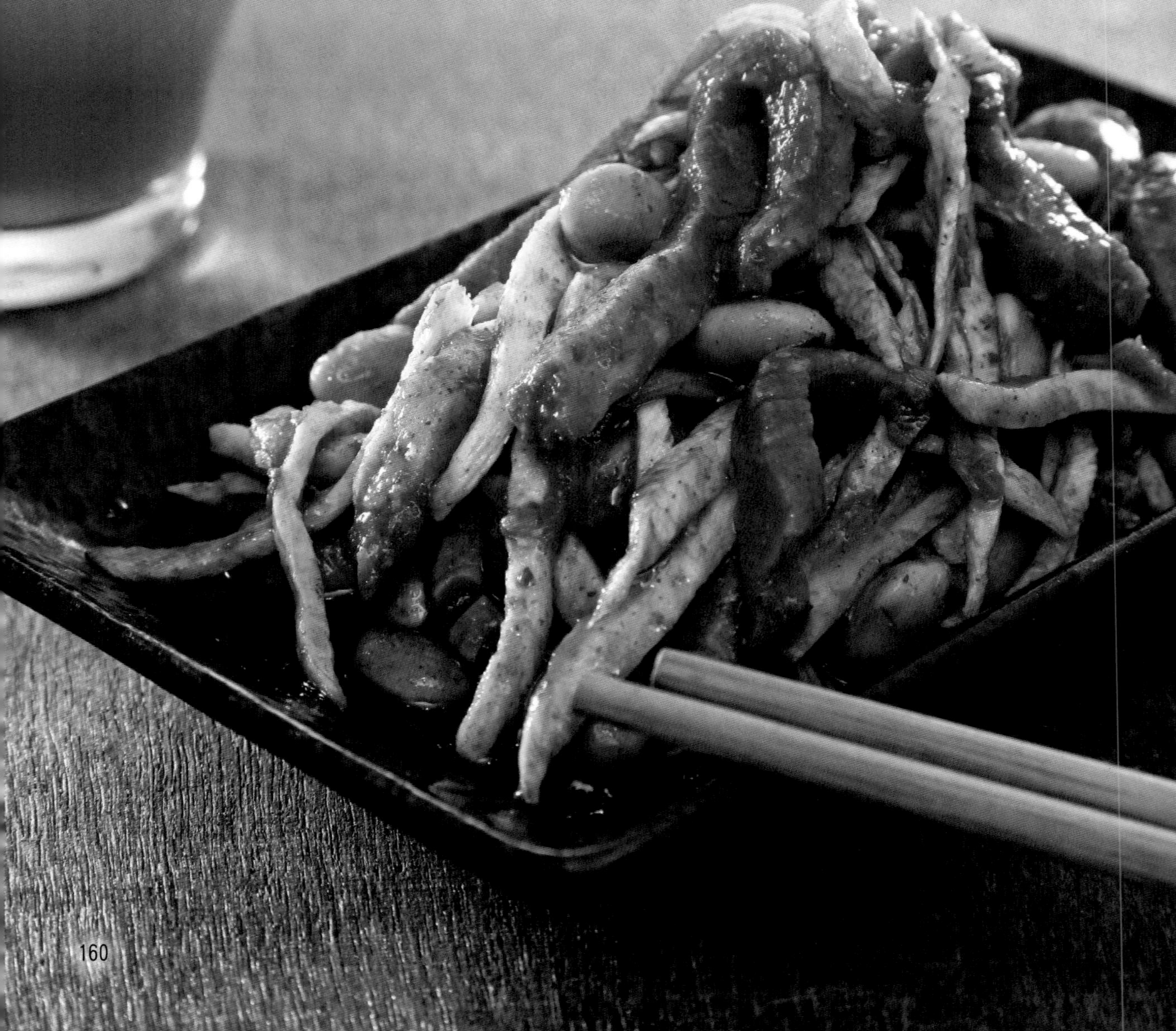

配方 <兩餐量>

材料（公克 g）	
茭白筍	200
毛豆	50
泡菜	50
舒肥菲力	200

調味料（公克 g）	
鹽	1
赤藻醣醇	10
韓式辣椒醬	30
水	15cc
蜂蜜	10

步驟

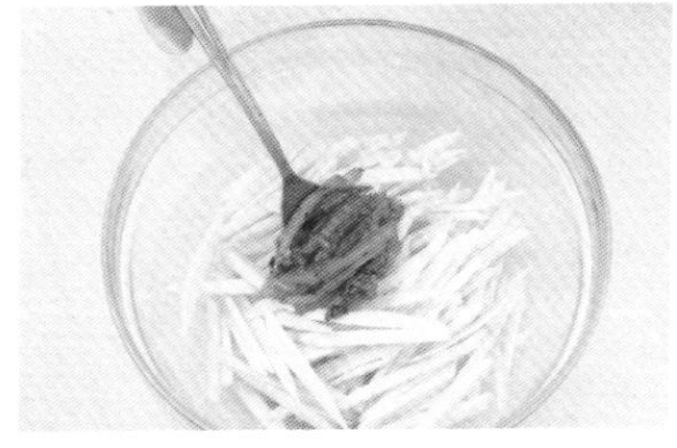

1 茭白筍、泡菜切絲，放入微波容器中。

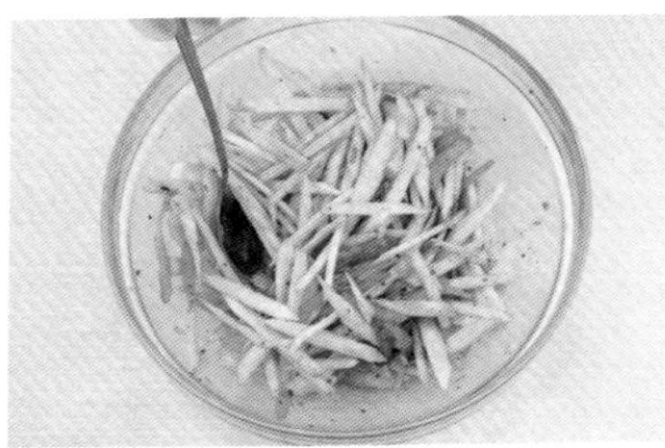

2 攪拌均勻。

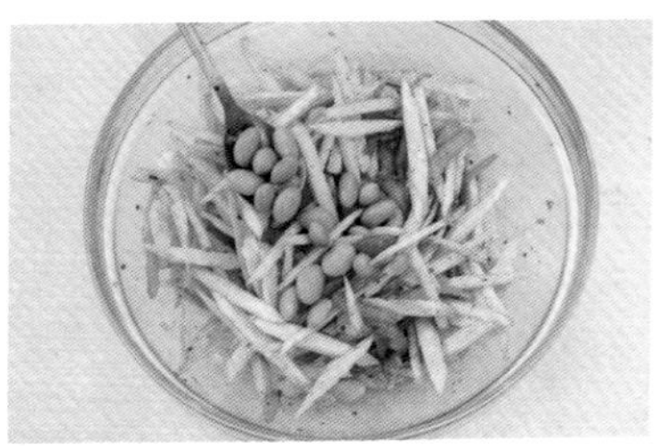

3 加入毛豆。

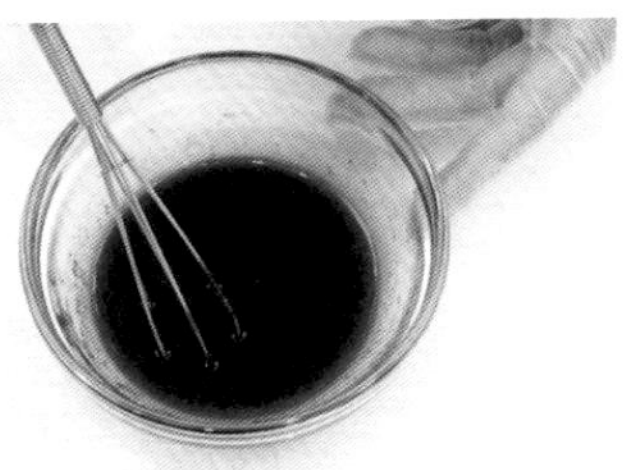

4 調味料放入容器中，攪拌均勻。

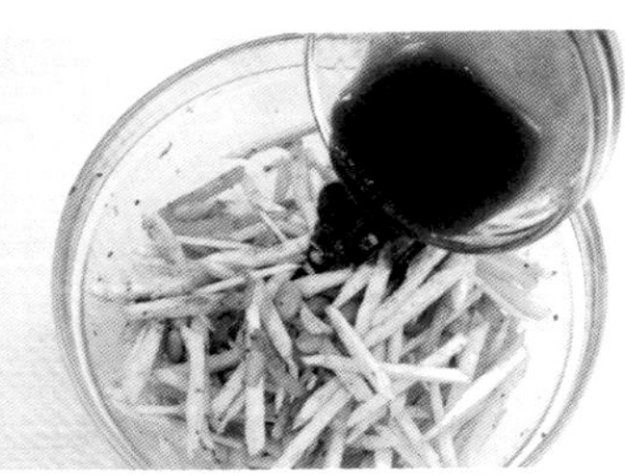

5 將拌好的醬料倒入步驟3中。

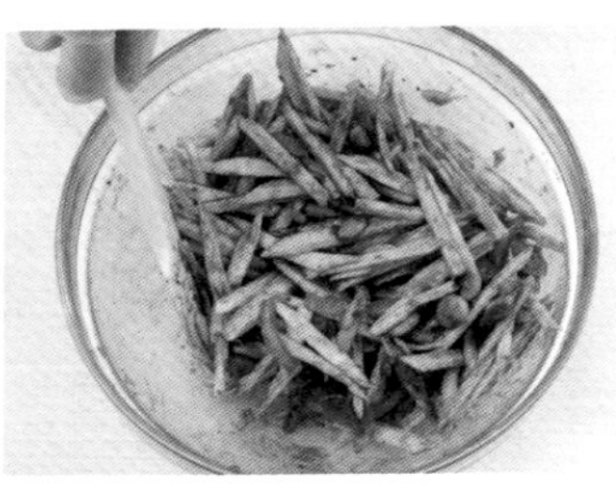

6 攪拌均勻。

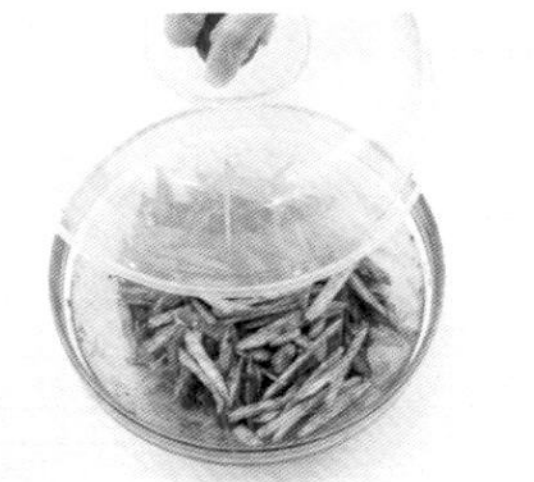

7 蓋上蓋子（要有小孔洞），強火微波 2 分。

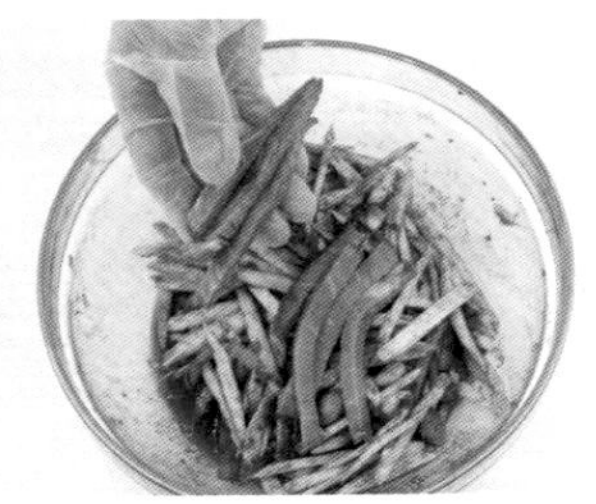

8 放入切條的舒肥菲力，蓋上蓋子（要有小孔洞），強火微波 1 分 30 秒。

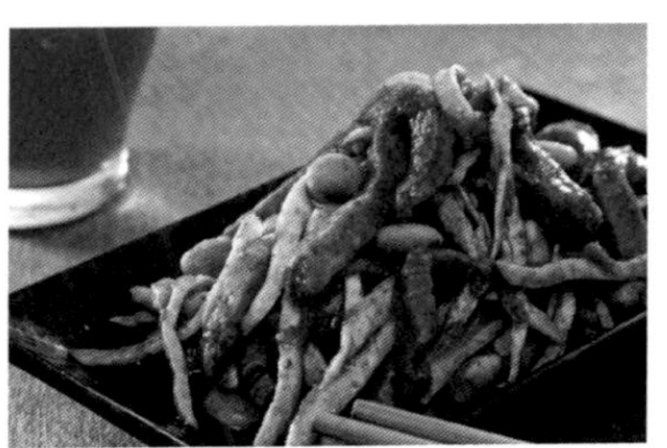

9 完成。

營養標示 <一餐量> 260 公克 <熱量> 275.7 大卡

蛋白質	25.2	g
脂肪	11.3	g
飽和脂肪	4.8	g
反式脂肪	0.0	g
碳水化合物	18.3	g
糖	3.2	g
鈉	609	mg
鉀	863.2	mg
鈣	34.3	mg
鎂	46.5	mg
磷	247.9	mg
鐵	4.7	mg
鋅	4.4	mg

水	187.8	g
粗纖維	0.0	g
膳食纖維	4.1	g
灰分	2.8	g
膽固醇	68.6	mg
維生素 A	270.3	IU
維生素 E	1.5	mg
維生素 B1	0.3	mg
維生素 B2	0.2	mg
維生素 B6	0.9	mg
維生素 B12	3.0	μg
維生素 C	12.6	mg
菸鹼素	5.0	mg

【麥麥筆記欄】

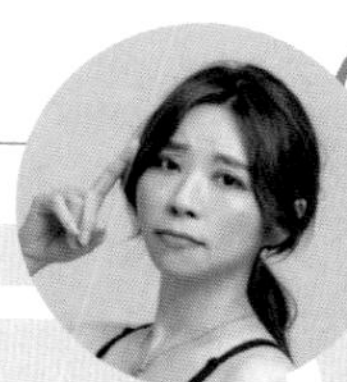

茭白筍		
	介紹	茭白筍為多年生草本水生植物。茭白筍除去外殼後，白嫩筍肉如美人姣好的腿一般，因而被譽為『美人腿』。
	特色	★ 茭白筍一年僅收成一次，每年 10 月至 11 月為產季。茭白筍含高纖維量、嫩脆鮮美水分豐富，熱量很低，是減重者喜愛的食材。 ★ 茭白筍屬白色食物，偏重益氣行氣，可提高肺臟之氣，大多數的白色食物是優質蛋白質的來源，經常食用對於呼吸系統會有幫助，滋潤肺部。 ★ 須注意的是白色食物多偏寒涼，有過敏體質的人，可以搭配溫熱食材來食用。 ★ 茭白筍含有草酸，要避免與豆腐同食，以免影響鈣質吸收。 ★ 鉀的含量較高，因此腎臟功能不好者要盡量少吃。

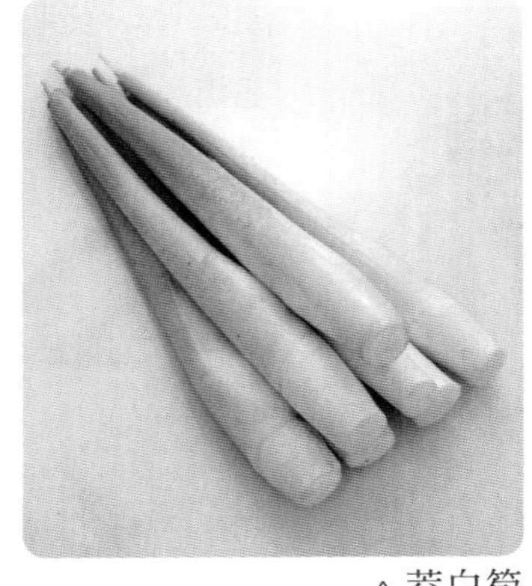

^ 茭白筍

日式壽喜燒雜炊

烹飪難度 ★★★★★

每週一日輕斷食，今天我們來吃壽喜燒！豐富的食材放入鍋中，做出簡單又好吃的日式雜炊，能吃到滿滿蛋白質，但是熱量很低，一天只吃這一鍋，營養滿分，不但吃的飽飽，還能瘦的好好！

一餐量

熱　量

557.3

蛋　白　質：　55
碳水化合物：33.7
糖　　　　：　3.1

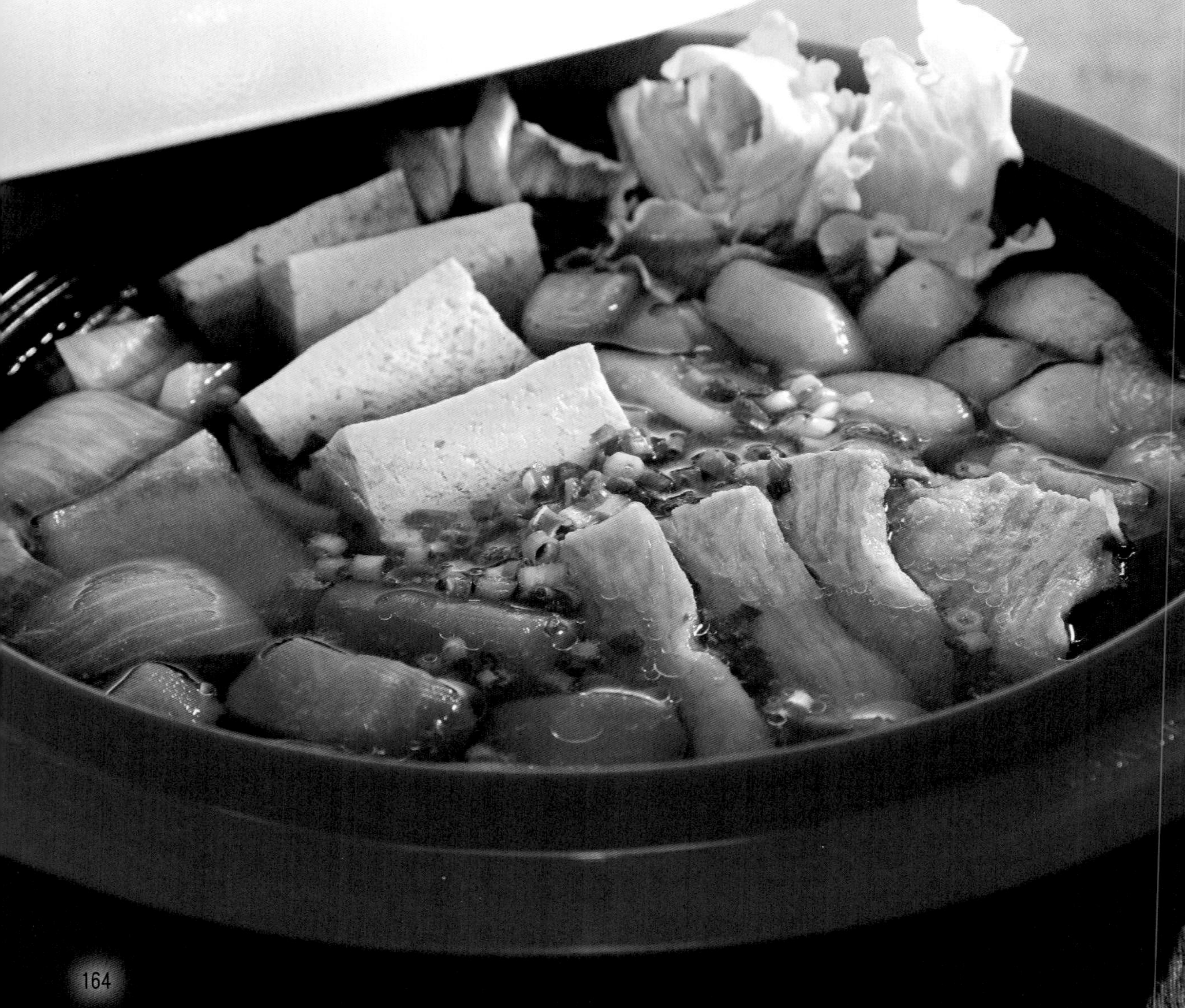

配方 <一餐量>

材料A（公克g）	
結球萵苣（小片）	100
板豆腐塊	半盒
蒟蒻球	80
紅蘿蔔塊	60
洋蔥片	50
舒肥松阪豬（切片）	100
蔥花	適量

材料B（公克g）	
柴魚片	10
水	600cc

調味料（公克g）	
鮮美露	50cc

步驟

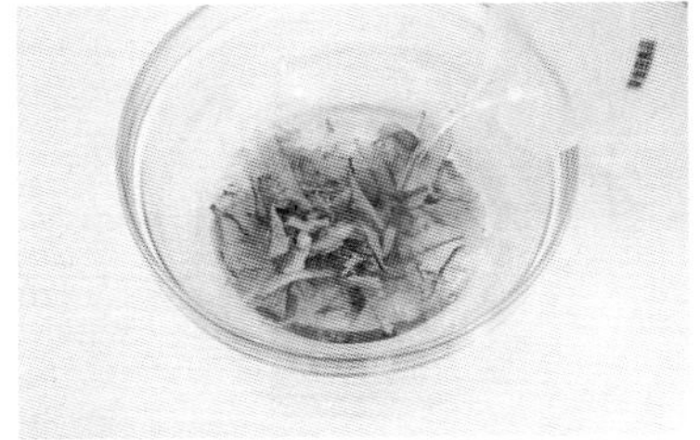

1 柴魚片放入容器中，加入水，完全浸泡在水中。

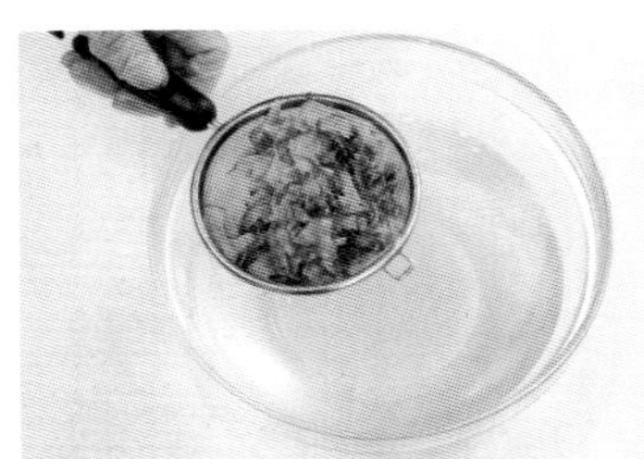

2 放入冰箱冷藏一夜，取出，將柴魚片過濾，完成柴魚高湯。

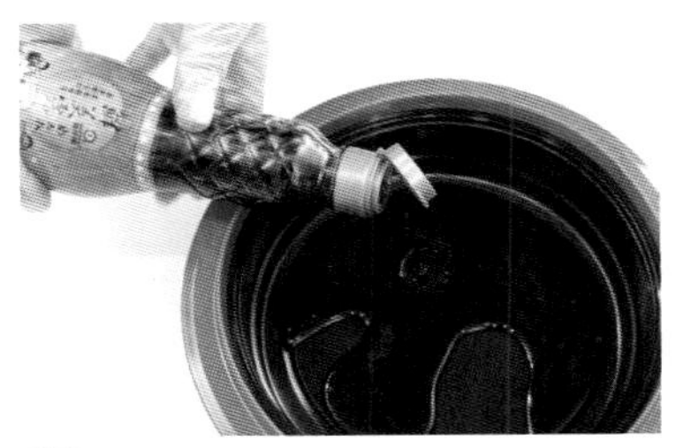

3 取一微波容器加入鮮美露在底部。

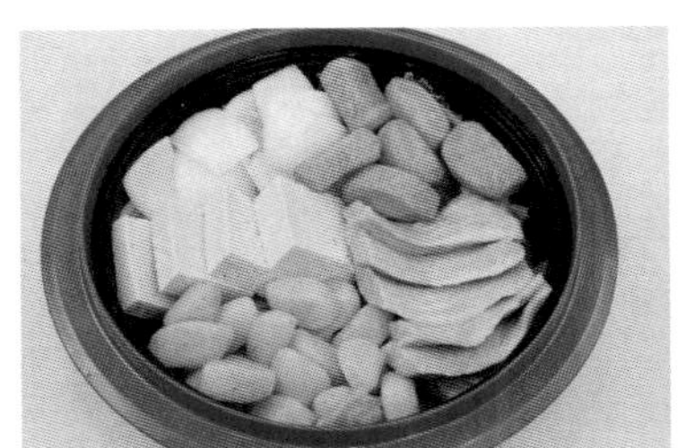

4 擺入所有食材。

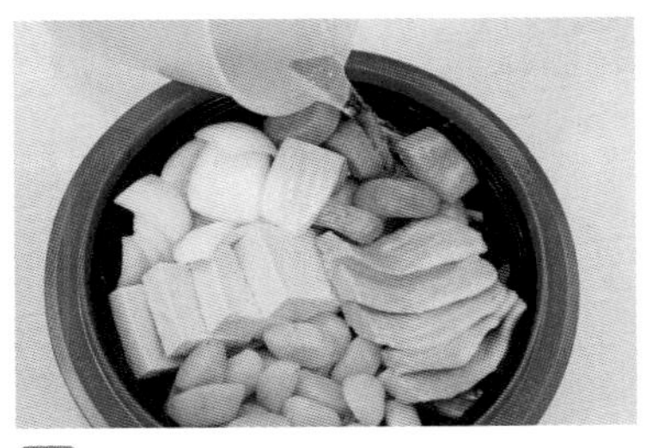

5 加入柴魚高湯，蓋上蓋子（要有小孔洞），強火微波5分。

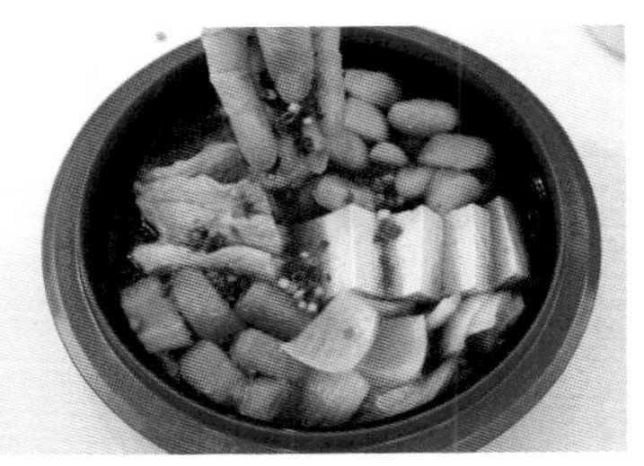

6 食用前撒上蔥花，完成。

營養標示 <一餐量> 740 公克 <熱量> 557.3 大卡

蛋白質	55.0	g
脂肪	22.5	g
飽和脂肪	7.2	g
反式脂肪	0.0	g
碳水化合物	33.7	g
糖	3.1	g
鈉	4028	mg
鉀	1458.6	mg
鈣	478.5	mg
鎂	147.1	mg
磷	618.5	mg
鐵	9.0	mg
鋅	5.9	mg

水	532.8	g
粗纖維	0.0	g
膳食纖維	6.5	g
灰分	18.5	g
膽固醇	97.2	mg
維生素 A	7359.4	IU
維生素 E	9.3	mg
維生素 B1	0.8	mg
維生素 B2	0.3	mg
維生素 B6	1.3	mg
維生素 B12	1.5	μg
維生素 C	10.3	mg
菸鹼素	5.4	mg

【麥麥筆記欄】

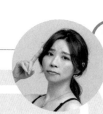

辣味雞肉蒟蒻麵

烹飪難度 ★★★★★

色彩繽紛的一道菜，滿滿的蔬菜與嫩雞胸，運用蒟蒻麵來替代主食，不但口感有層次，更是營養均勻、熱量低！讓你吃的飽足又健康。

一餐量

熱　量

243.5

蛋白質	：	23.7
碳水化合物	：	7.7
糖	：	0

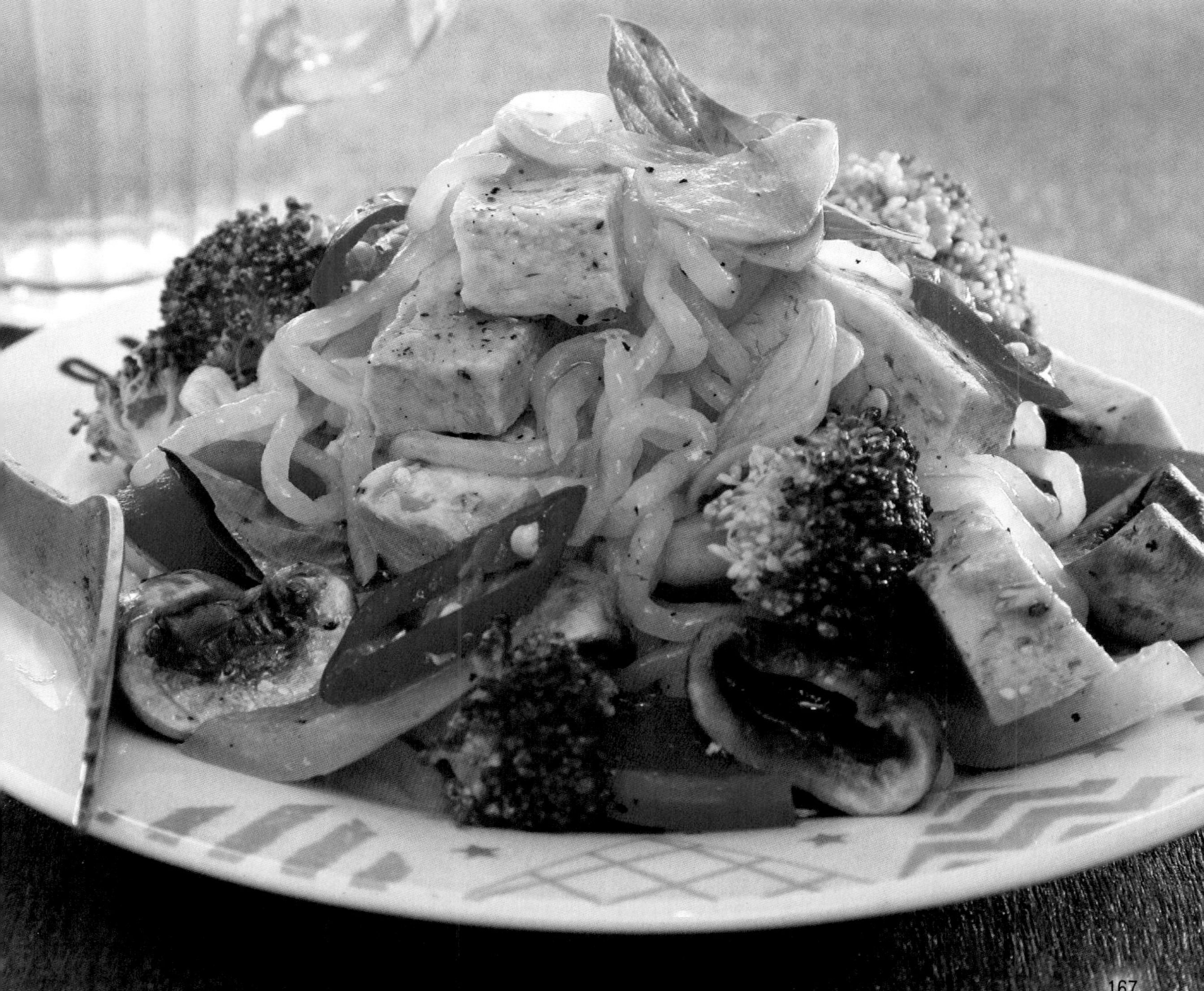

配方〈兩餐量〉

材料（公克 g）	
舒肥嫩雞胸	200
黃椒	50
紅椒	50
綠花椰菜	50
洋菇	50
蒟蒻麵	200
九層塔	適量

調味料（公克 g）	
橄欖油	10
香蒜片	3
辣椒油	15
紅辣椒	3
鹽	1
黑胡椒	適量

步驟

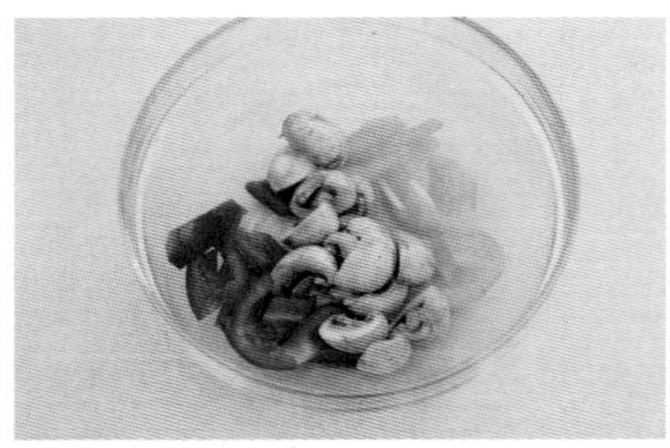

1 黃椒、紅椒、洋菇切小塊，放入微波容器中。

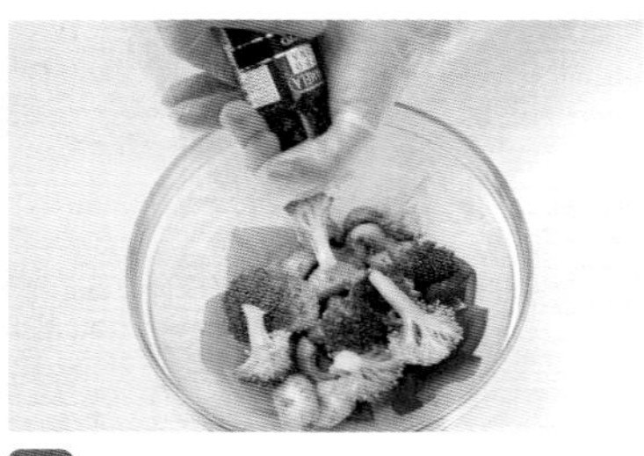

2 綠花椰切小朵，加入，再放入少許黑胡椒。

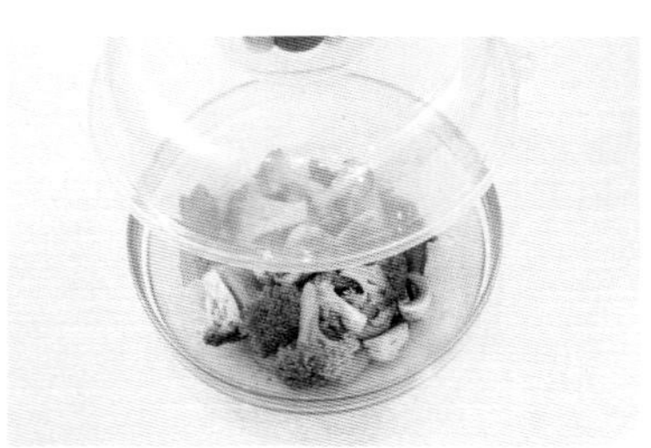

3 蓋上蓋子（要有小孔洞），強火微波 2 分鐘。

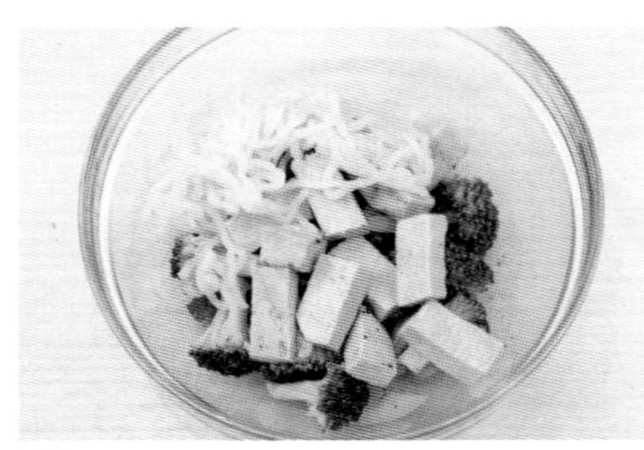

4 加入切小塊的舒肥嫩雞胸、洗乾淨的蒟蒻麵。

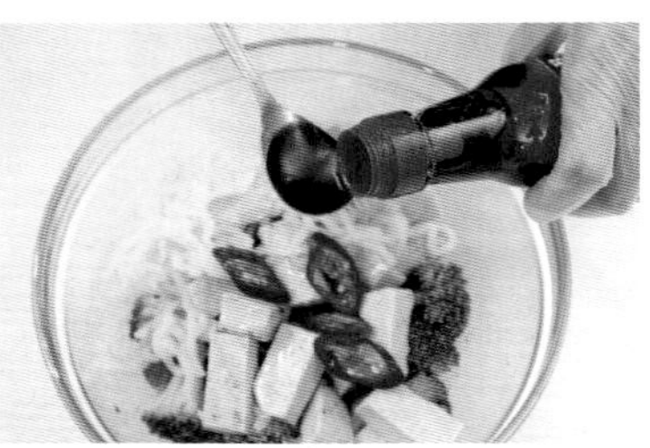

5 再加入調味料，攪拌均勻，蓋上蓋子（要有小孔洞），強火微波 2 分鐘。

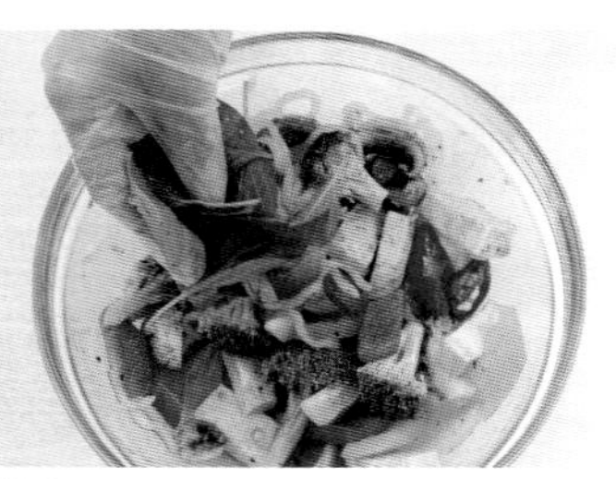

6 最後拌入九層塔，完成。

辣味雞肉蒟蒻麵

營養標示

<一餐量> 300 公克 <熱量> 243.5 大卡

蛋白質	23.7	g
脂肪	13.1	g
飽和脂肪	2.3	g
反式脂肪	0.0	g
碳水化合物	7.7	g
糖	0.0	g
鈉	145	mg
鉀	651.4	mg
鈣	17.7	mg
鎂	39.5	mg
磷	258.9	mg
鐵	1.0	mg
鋅	0.8	mg

水	160.7	g
粗纖維	0.0	g
膳食纖維	2.8	g
灰分	2.2	g
膽固醇	54.2	mg
維生素 A	710.5	IU
維生素 E	8.6	mg
維生素 B1	0.1	mg
維生素 B2	0.2	mg
維生素 B6	0.5	mg
維生素 B12	0.4	μg
維生素 C	82.4	mg
菸鹼素	9.4	mg

【麥麥筆記欄】

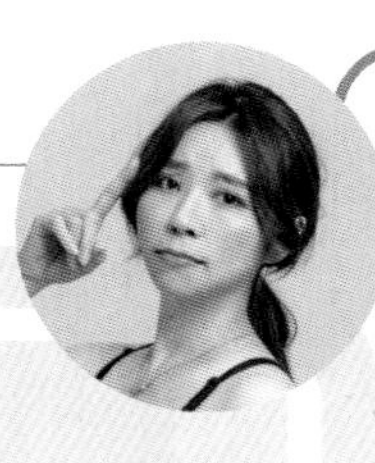

松露風野菇燉什穀飯

烹飪難度 ★★★★★

菇類含有多醣體，對人體有很大的幫助；這道餐點添加了滿滿的菇類，再拌入營養滿分的什穀飯，佐上高級的松露調味，今天的餐點讓減重生活提升了高級的質感！

一餐量

熱　量

363.6

蛋白質：13.8
碳水化合物：23.1
糖：4.4

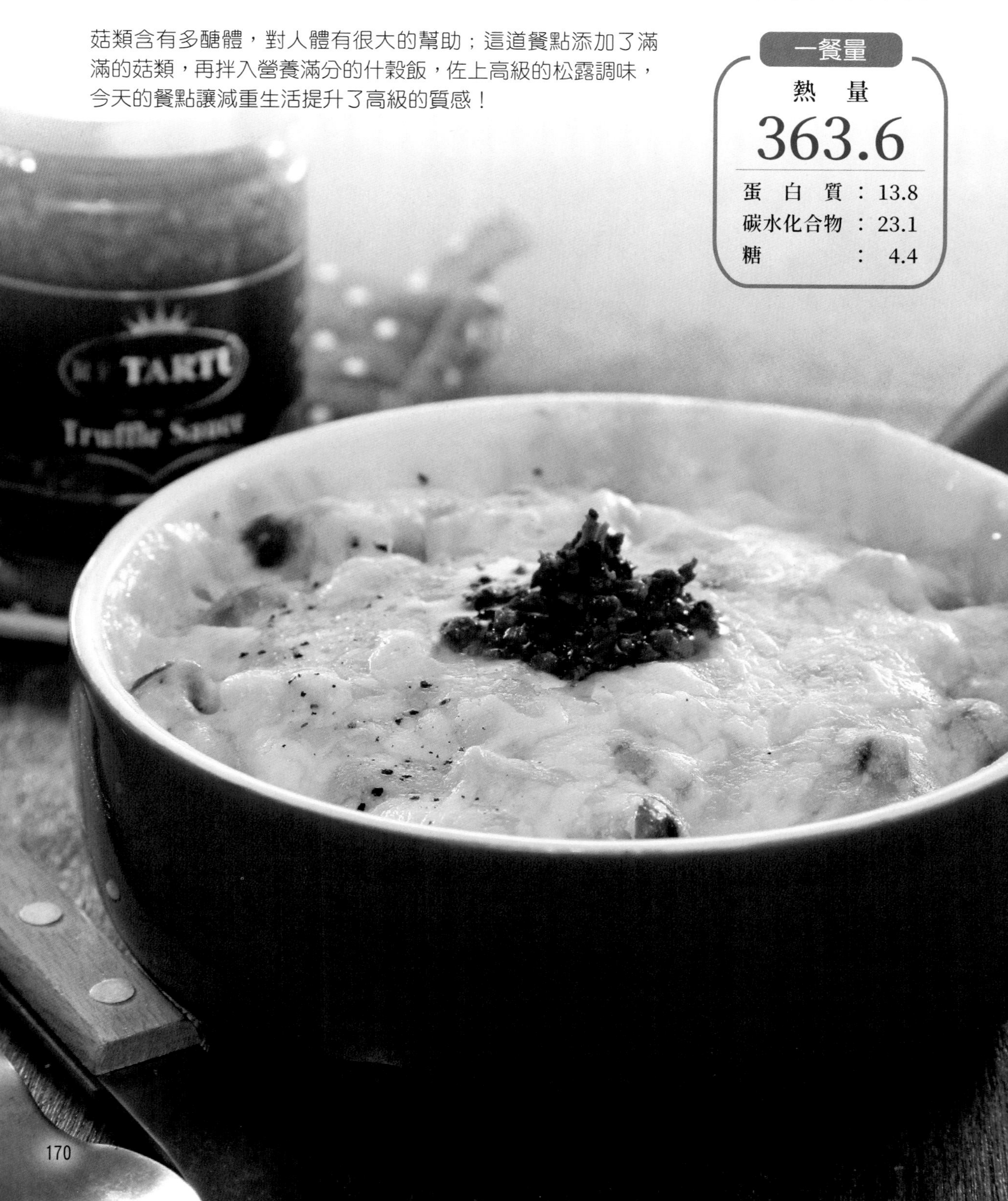

配方 <兩餐量>

材料（公克 g）	
鮮香菇	100
鴻喜菇	100
美白菇	100
什穀飯	100

調味料 A（公克 g）	
奶油	20
麵粉	20
牛奶	50cc

調味料 B（公克 g）	
松露醬	20
鹽	1
黑胡椒	適量
起司絲	70

步驟

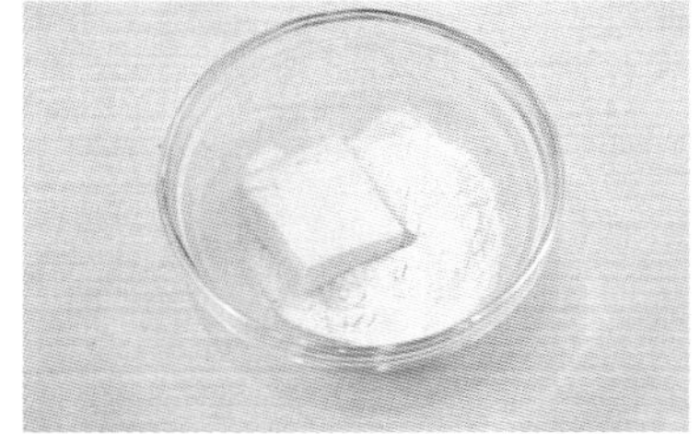

1 將調味料 A 的奶油、麵粉放入微波容器中，蓋上蓋子（要有小孔洞），中火微波 1 分鐘。

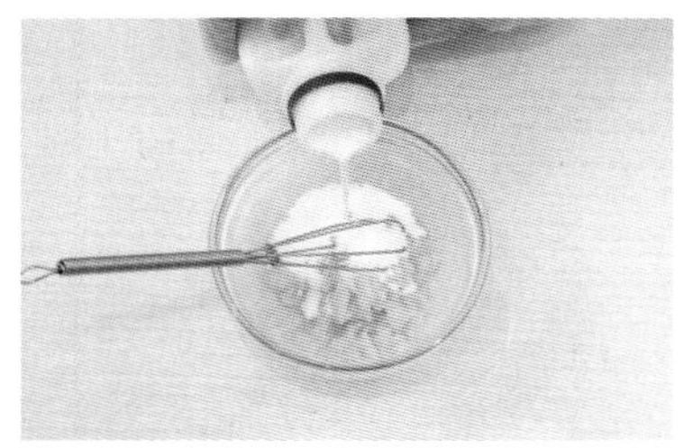

2 取出，加入牛奶。

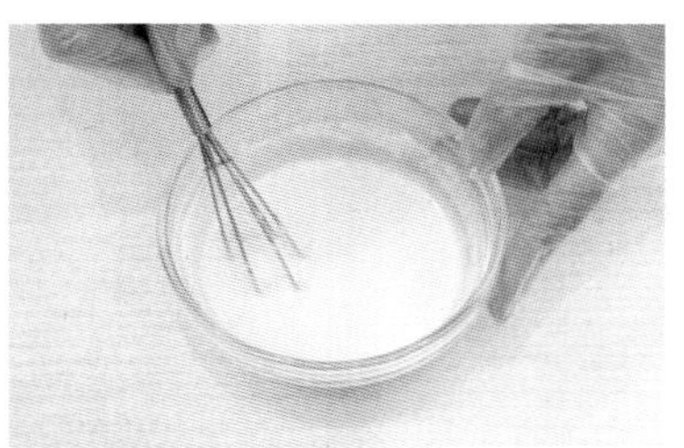

3 攪拌均勻成白醬。

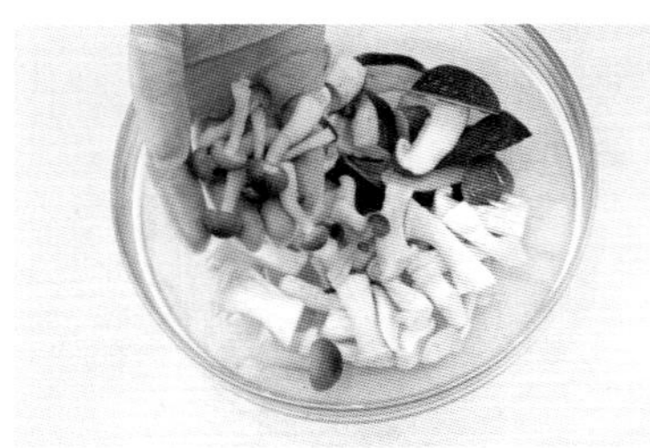

4 取另一個容器加入切好的菇類。

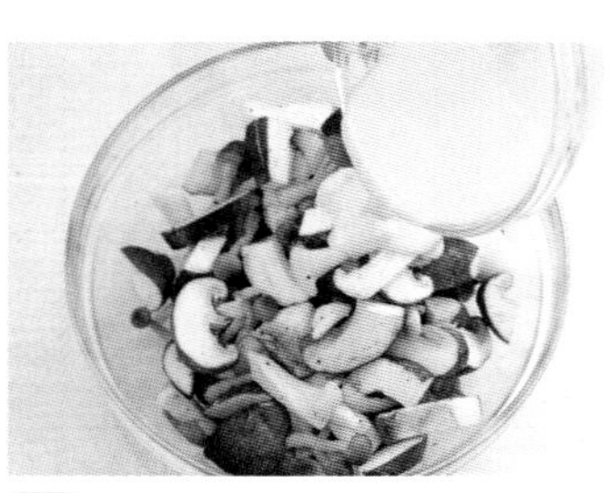

5 倒入攪拌好的白醬，加入鹽、黑胡椒，拌勻。

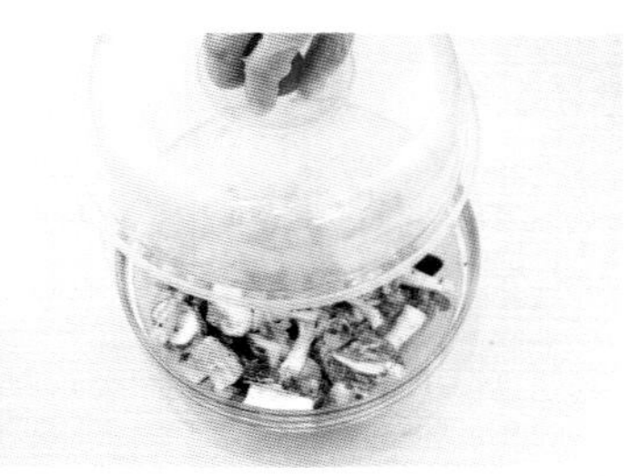

6 蓋上蓋子（要有小孔洞），強火微波 2 分 30 秒。

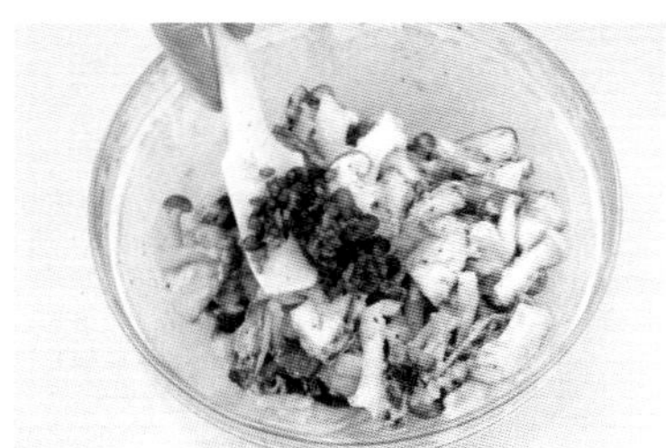

7 加入什穀米飯，拌勻，倒入焗烤皿中。

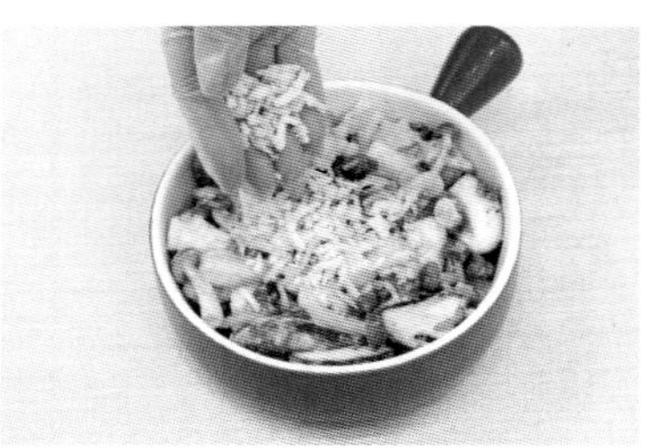

8 撒上起司絲，放入微波爐中，強火 2 分鐘。

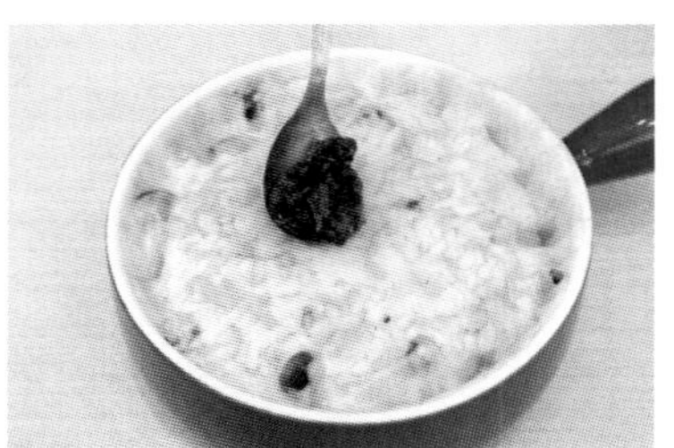

9 食用前，放上松露醬拌勻，完成。

松露風野菇燉什穀飯

營養標示 <一餐量> 270 公克 <熱量> 363.6 大卡

營養素	含量	單位	營養素	含量	單位
蛋白質	13.8	g	水	146.1	g
脂肪	24.0	g	粗纖維	0.0	g
飽和脂肪	12.1	g	膳食纖維	3.9	g
反式脂肪	0.2	g	灰分	1.2	g
碳水化合物	23.1	g	膽固醇	3.0	mg
糖	4.4	g	維生素 A	32.8	IU
鈉	215	mg	維生素 E	0.1	mg
鉀	489.6	mg	維生素 B1	0.1	mg
鈣	27.3	mg	維生素 B2	0.4	mg
鎂	21.2	mg	維生素 B6	0.2	mg
磷	140.4	mg	維生素 B12	0.2	μg
鐵	0.6	mg	維生素 C	0.9	mg
鋅	1.3	mg	菸鹼素	6.6	mg

【麥麥筆記欄】

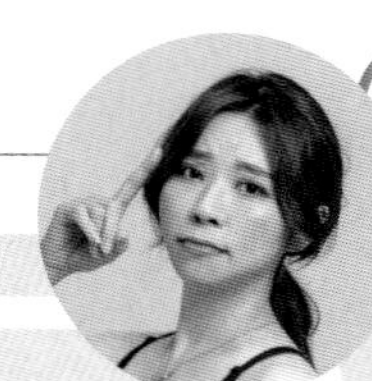

<table>
<tr><td rowspan="2">松露</td><td>介紹</td><td>味道獨特，香氣清雅，帶有微微香草氣味，有一股類似煤氣的雄烯酮的味道，自古便有許多人為之著迷。因為產量稀有，被歐洲人視為「廚房的鑽石」。</td></tr>
<tr><td>特色</td><td>★ 用量只要一點點，就能讓食材產生很棒的香氣。
★ 歐洲人將松露與魚子醬、鵝肝並列為「世界三大珍饈」，屬於非常高貴的食材之一，特別是法國產的黑松露（Tuber melanosporum Vitt.）與義大利產的白松露（Tuber magnatum Pico）評價最高。
★ 松露生長在地下，採集不易，傳統是利用豬或犬的嗅覺來尋找及挖掘松露。</td></tr>
</table>

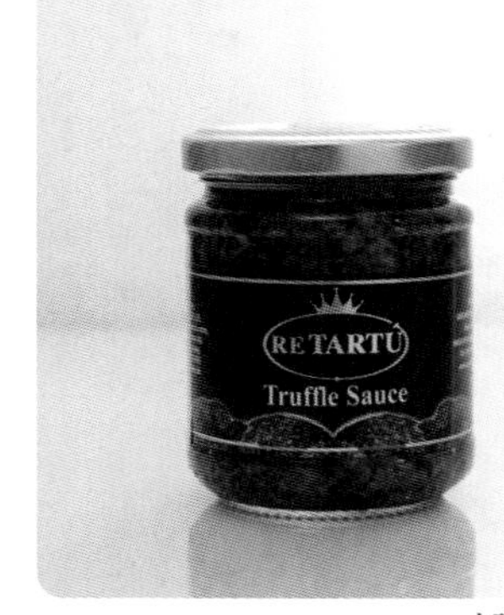

^ 松露醬

<table>
<tr><td rowspan="2">無鹽奶油</td><td>介紹</td><td>過去，奶油都仰賴進口，現在，台灣有能力製作國際級的奶油囉！
高雄的峻鼎食品公司生產的 19 號醱酵奶油（國產乳源），採用了台灣在地的乳脂當原料，在 2020 年及 2021 年，連續二年得到國際大賽風味評鑑獎章。</td></tr>
<tr><td>特色</td><td>★ 奶油在早期羅馬希臘人主要作為化妝品抹在臉上，少量的食用，1879 年瑞典發明了第一台奶油分離機，分離機的誕生為奶油機械化生產邁入新里程。近代奶油的主要應用在飲食上面，可以直接食用，及應用在烘焙食品上。
★ 奶油是將牛乳分離所得之鮮奶油(cream)，經過殺菌、熟成、攪打、壓煉而得的乳製品。</td></tr>
</table>

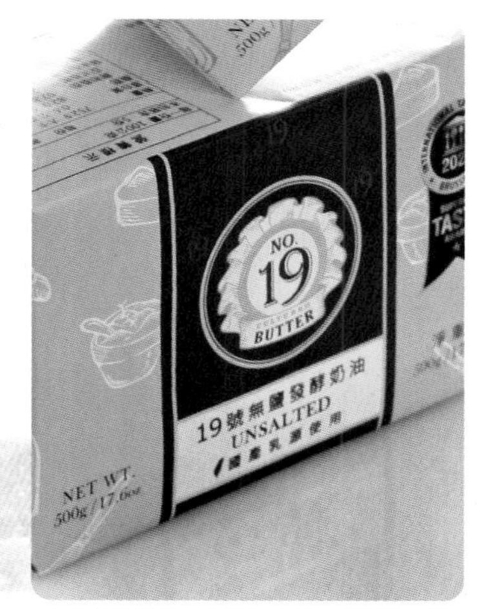

^ 無鹽奶油

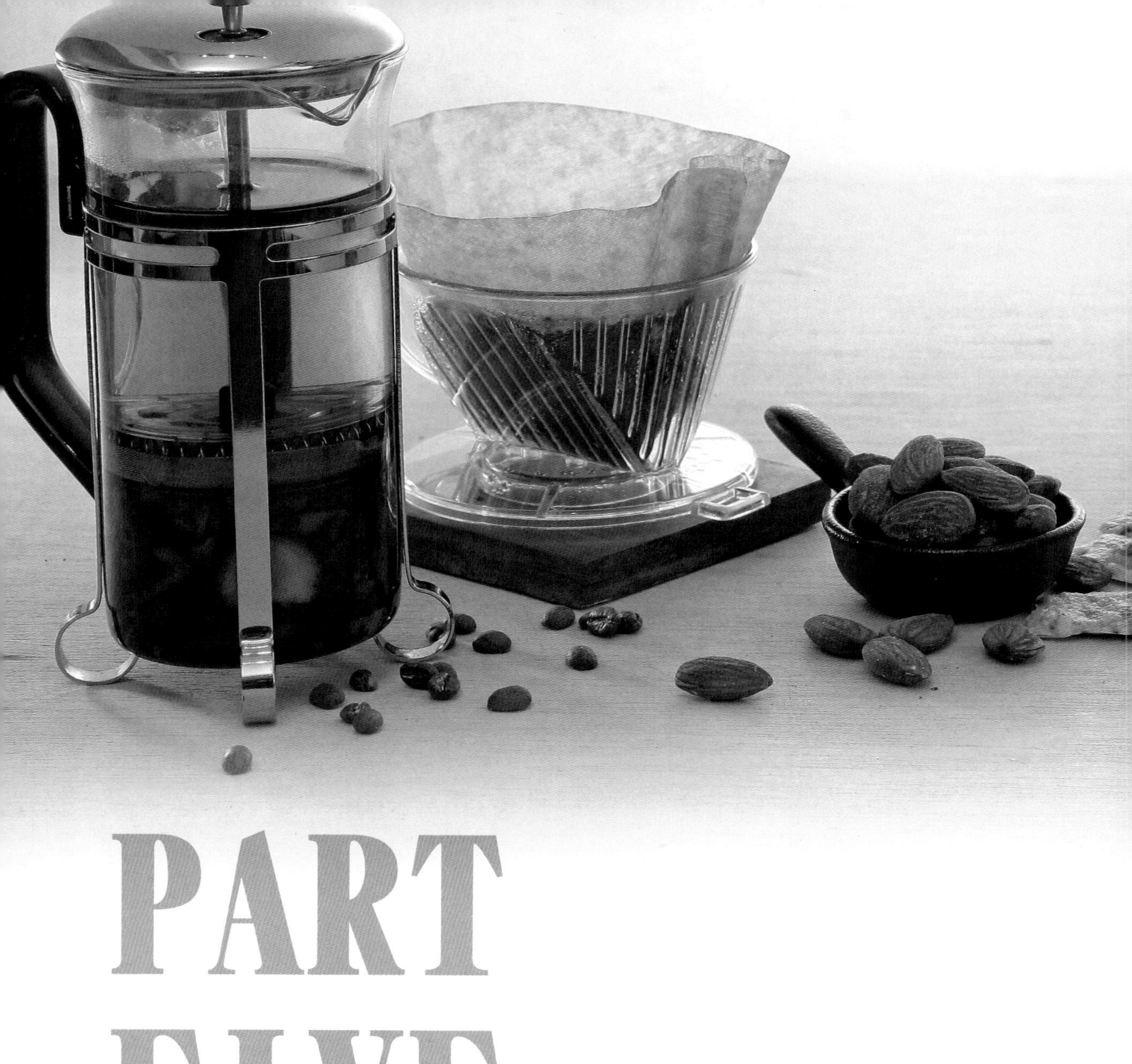

PART FIVE

飲品

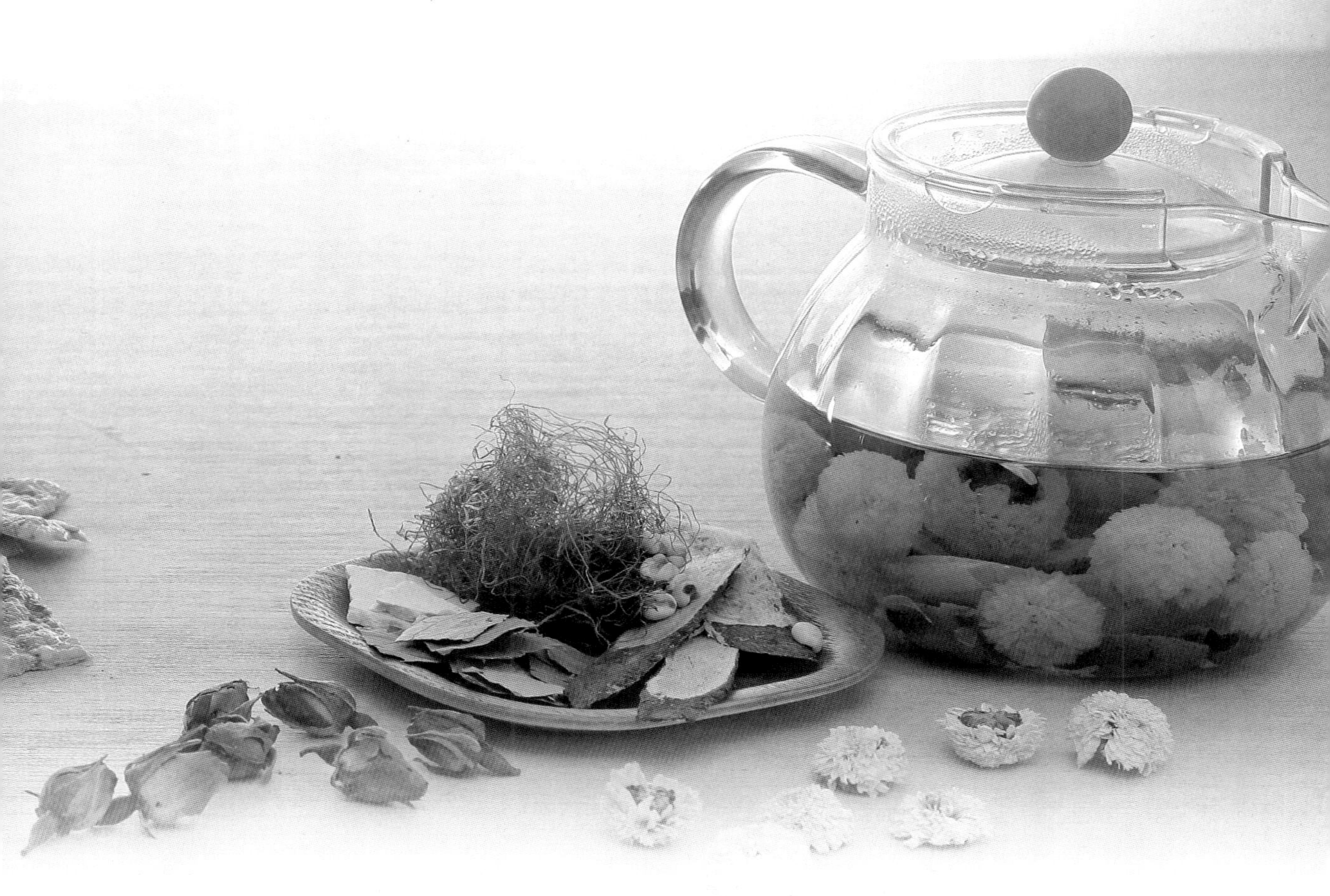

05

去油消脂的飲品

在水中添加一點點不同的食材

讓喝水變成一件有趣的事

身體補充水分的同時，排毒、消脂，讓身體更輕盈！

荷葉消水腫茶

烹飪難度 ★★★★★

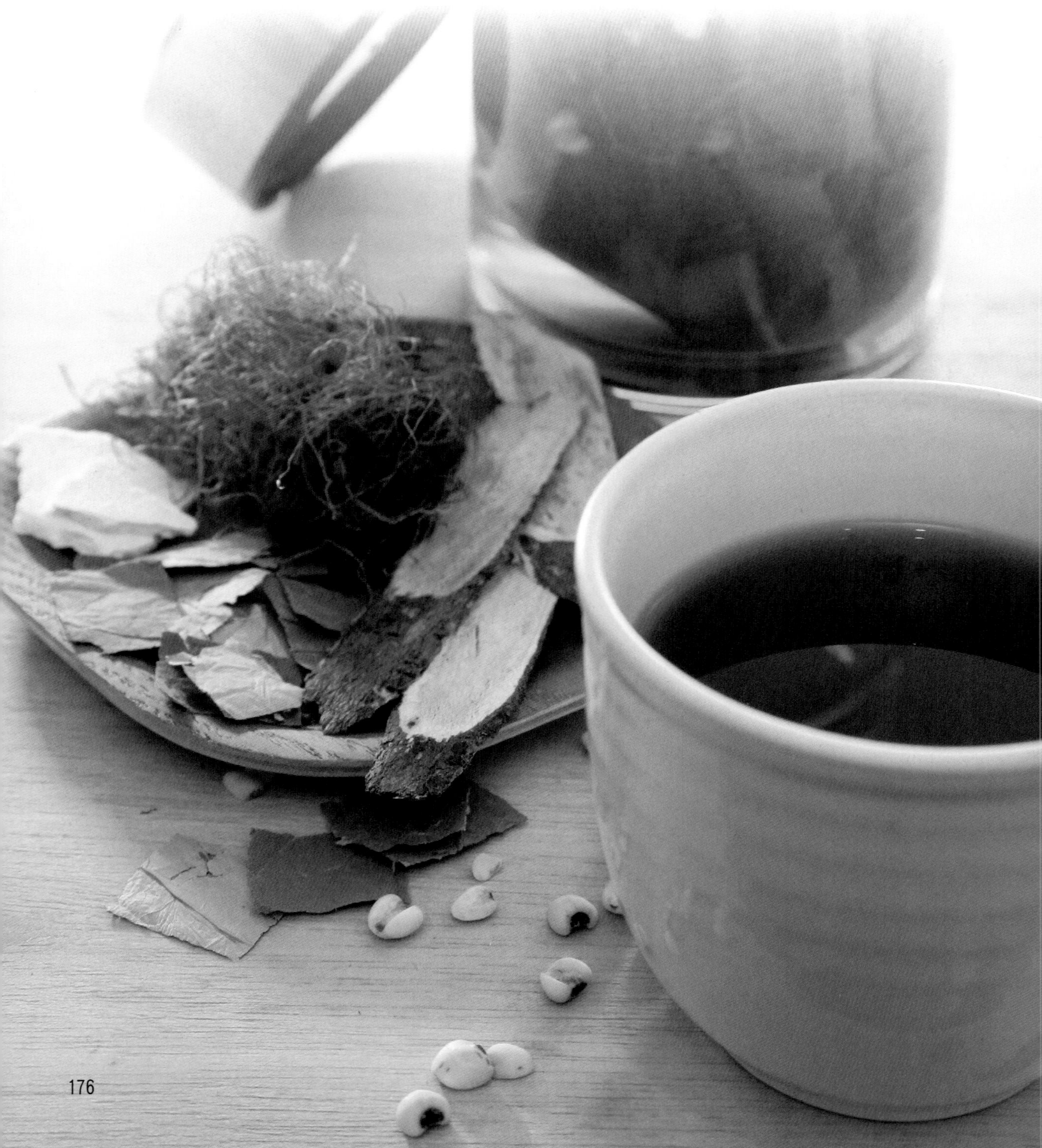

配方

材料（公克 g）	
伏苓	3
薏仁	3
黃耆	3
荷葉	3
玉米鬚	6

水（毫升 cc）	
熱開水	600

步驟

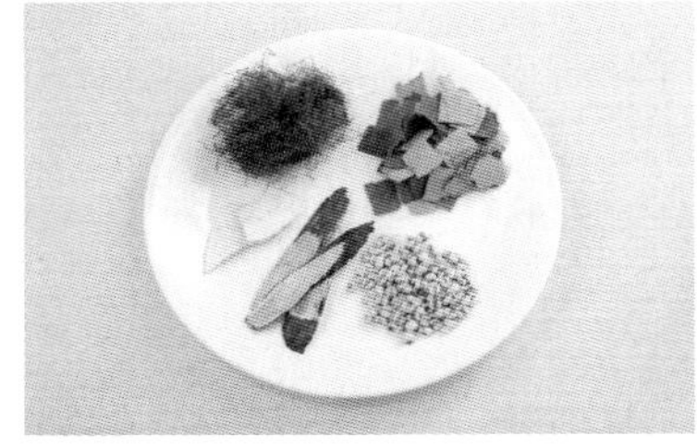
1 材料可在中藥行取得。

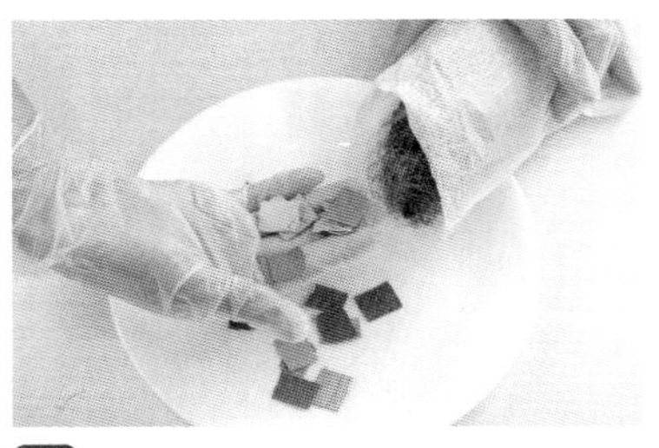
2 裝入滷味袋中。

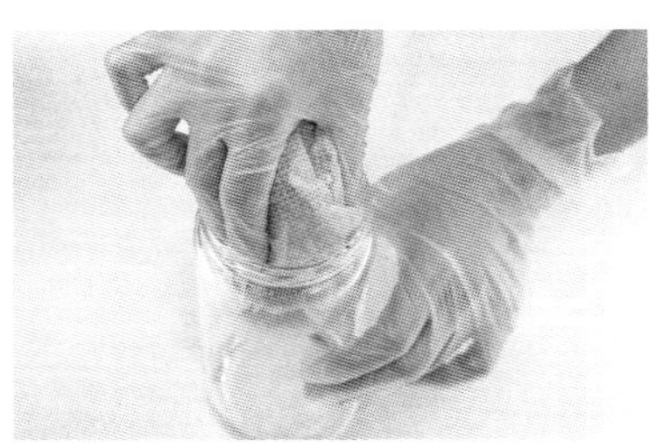
3 放入罐子。

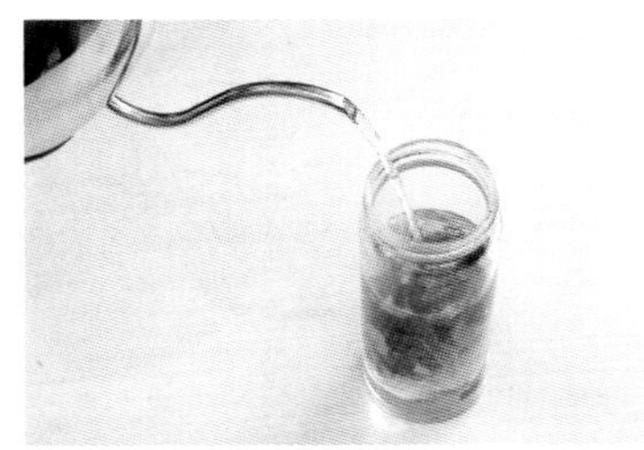
4 沖入熱開水。

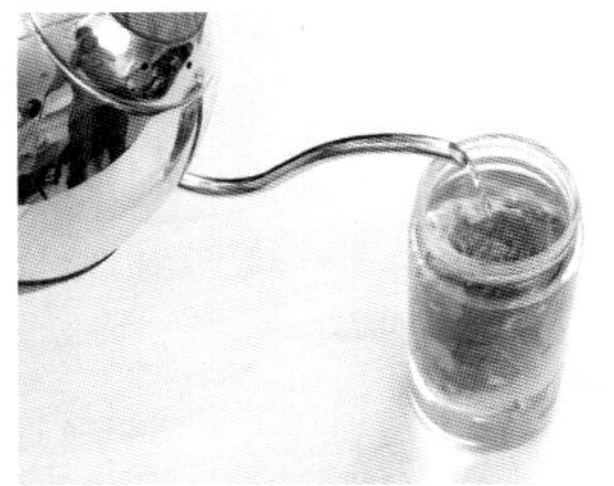
5 浸泡 10 分。

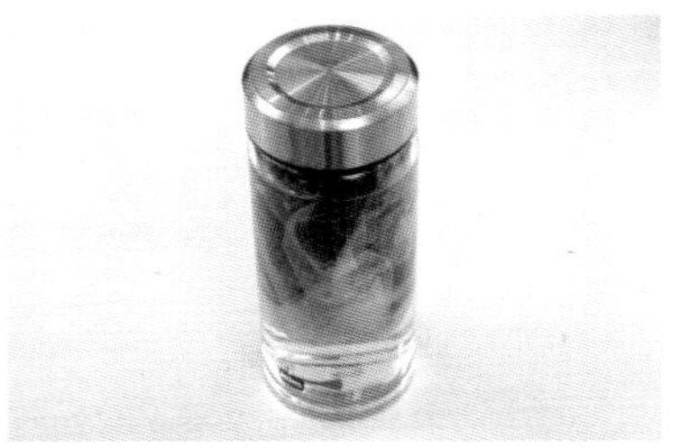
6 完成。

荷葉	荷葉是睡蓮科植物蓮的葉子。具有消暑利溼，健脾昇陽，散瘀止血的功效，但低血壓及身體太瘦弱的人不適合喝。
玉米鬚	玉米鬚在中藥裡，又稱“龍鬚”，有利水、消腫、降三高的功效。王米鬚中含有的類黃酮，可抑制有害的低密度脂蛋白產生，具有保護心臟的功效。

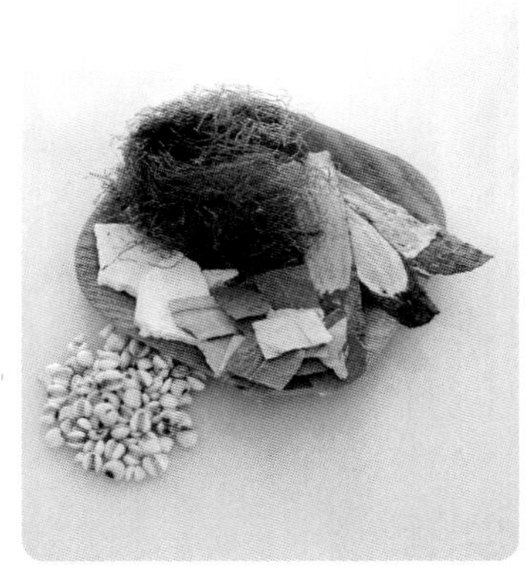

玫瑰花黑棗茉莉綠茶

烹飪難度 ★★★★★

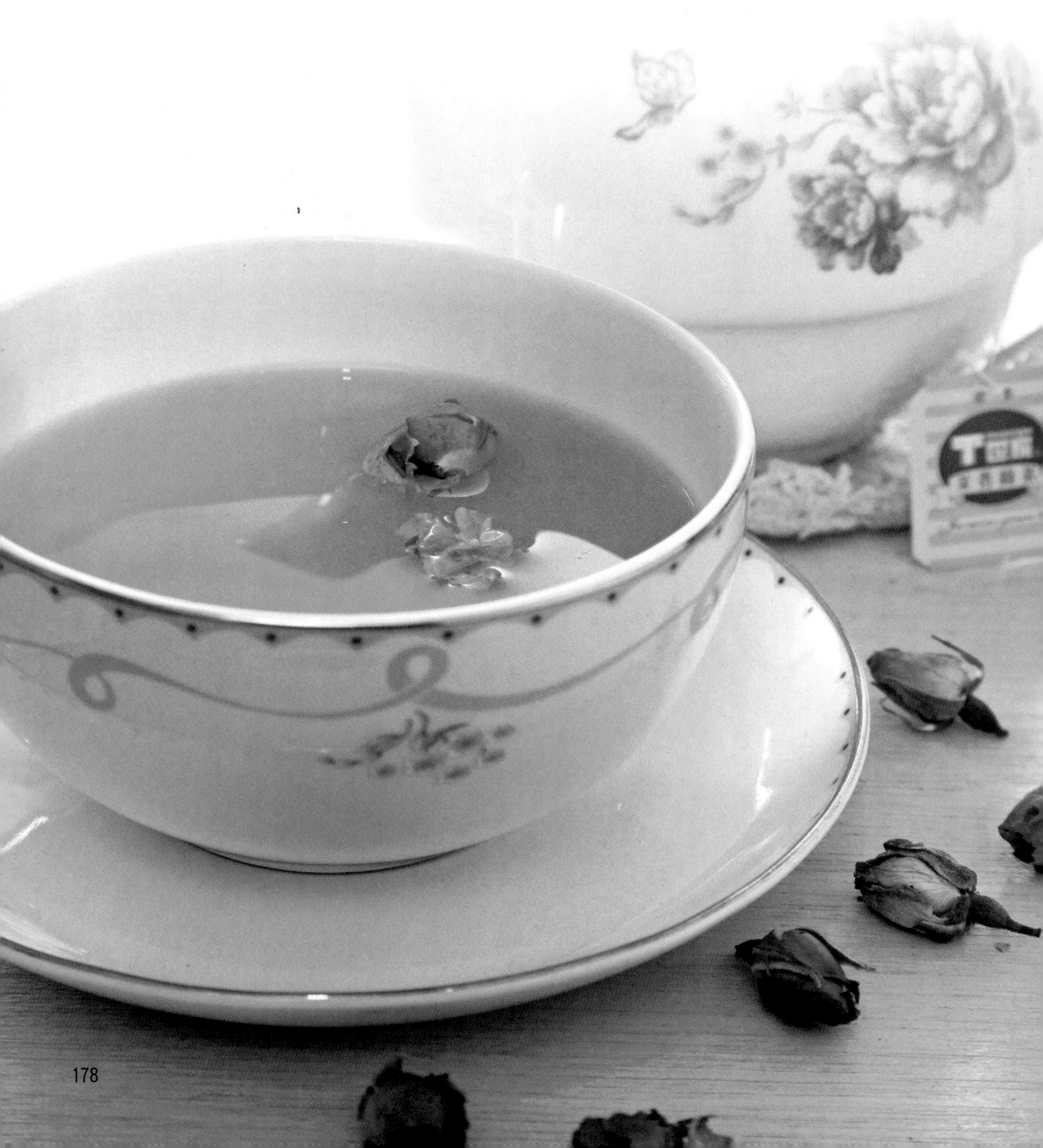

配方

材料（公克 g）	
乾燥玫瑰花	3
黑棗	3
茉莉綠茶包	2 包

水（毫升 cc）	
熱開水	400

步驟

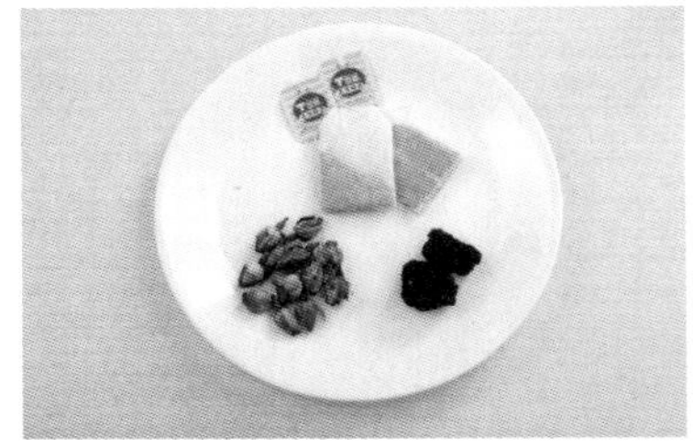

1 乾燥玫瑰花、黑棗可以在中藥行中取得。

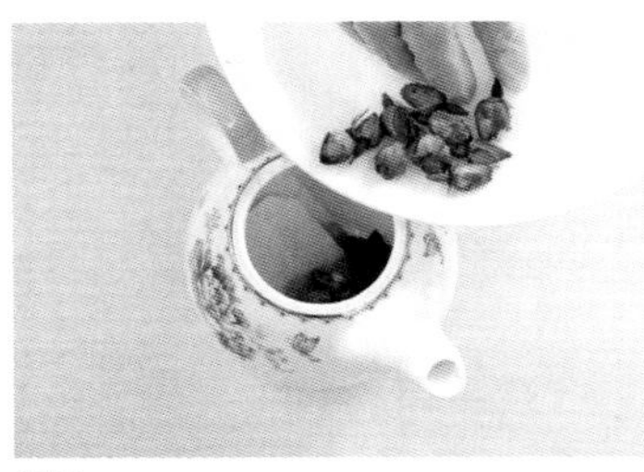

2 放入壺中。

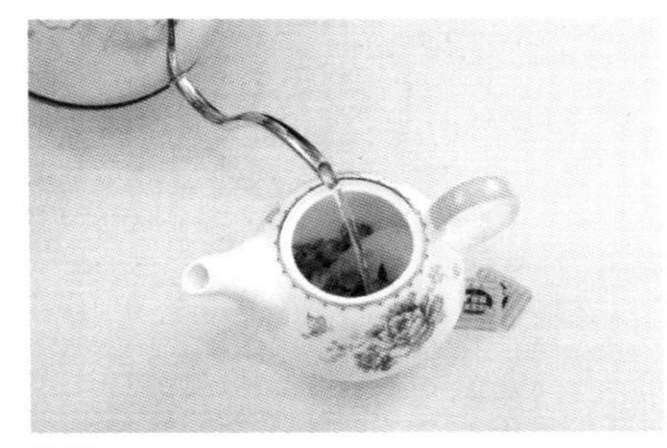

3 放入茶包，沖入熱水。

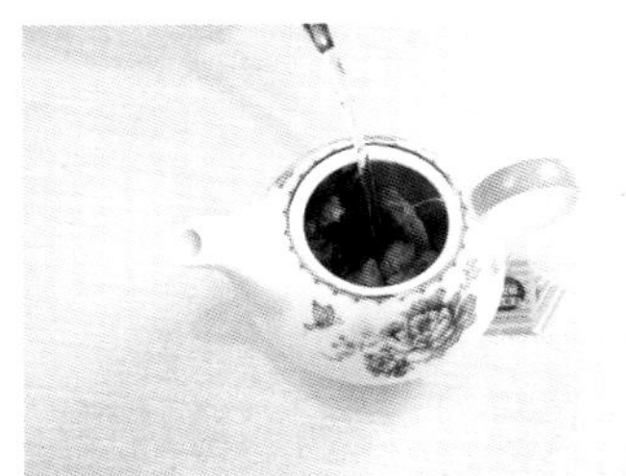

4 浸泡 10 分。

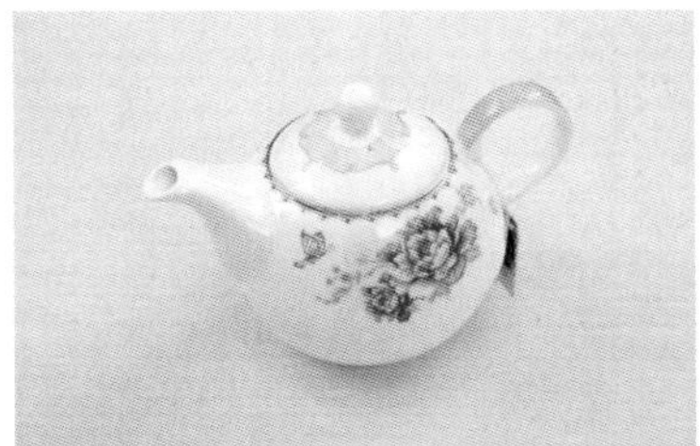

5 完成。

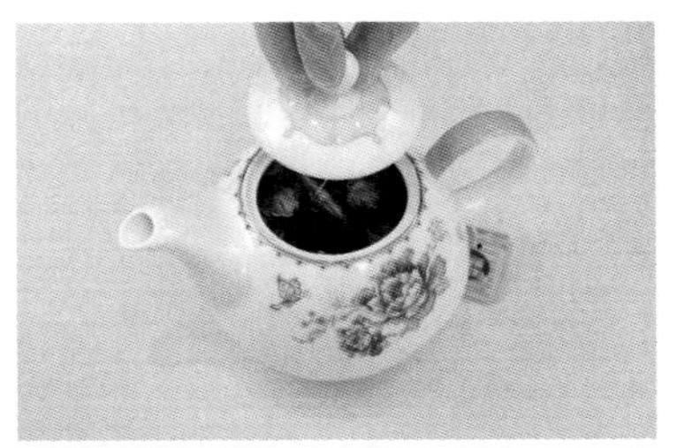

6 可回沖一次。

玫瑰花

玫瑰花茶有助消化、消脂肪之功效，因而可減肥，飯後飲用效果最好。

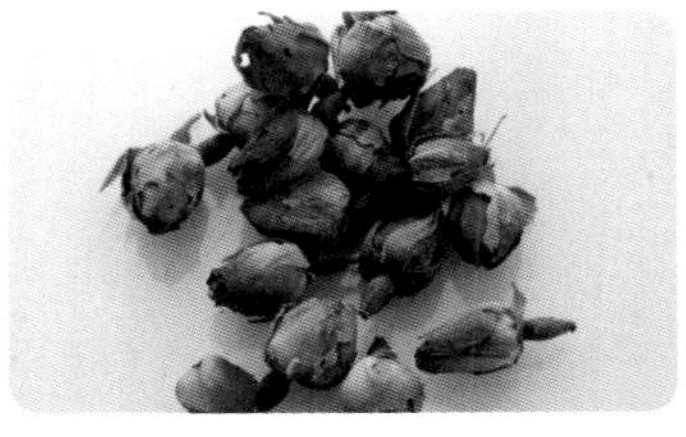

黑棗

黑棗有清血、養顏及提高生理機能，因此被譽為「黑珍珠」，富含鈣和鐵，它們對防治骨質疏鬆、貧血有重要作用。

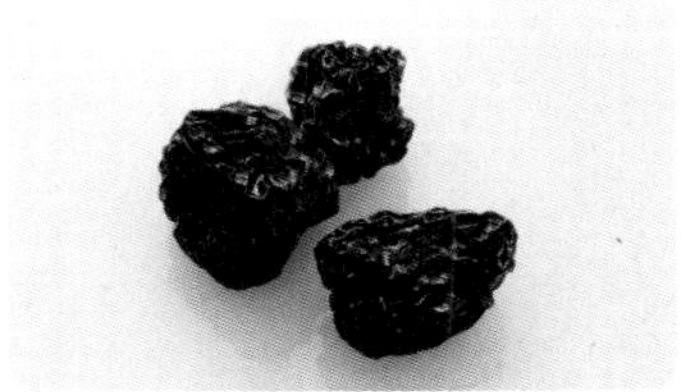

陳皮山楂烏龍茶

烹飪難度 ★★★★★

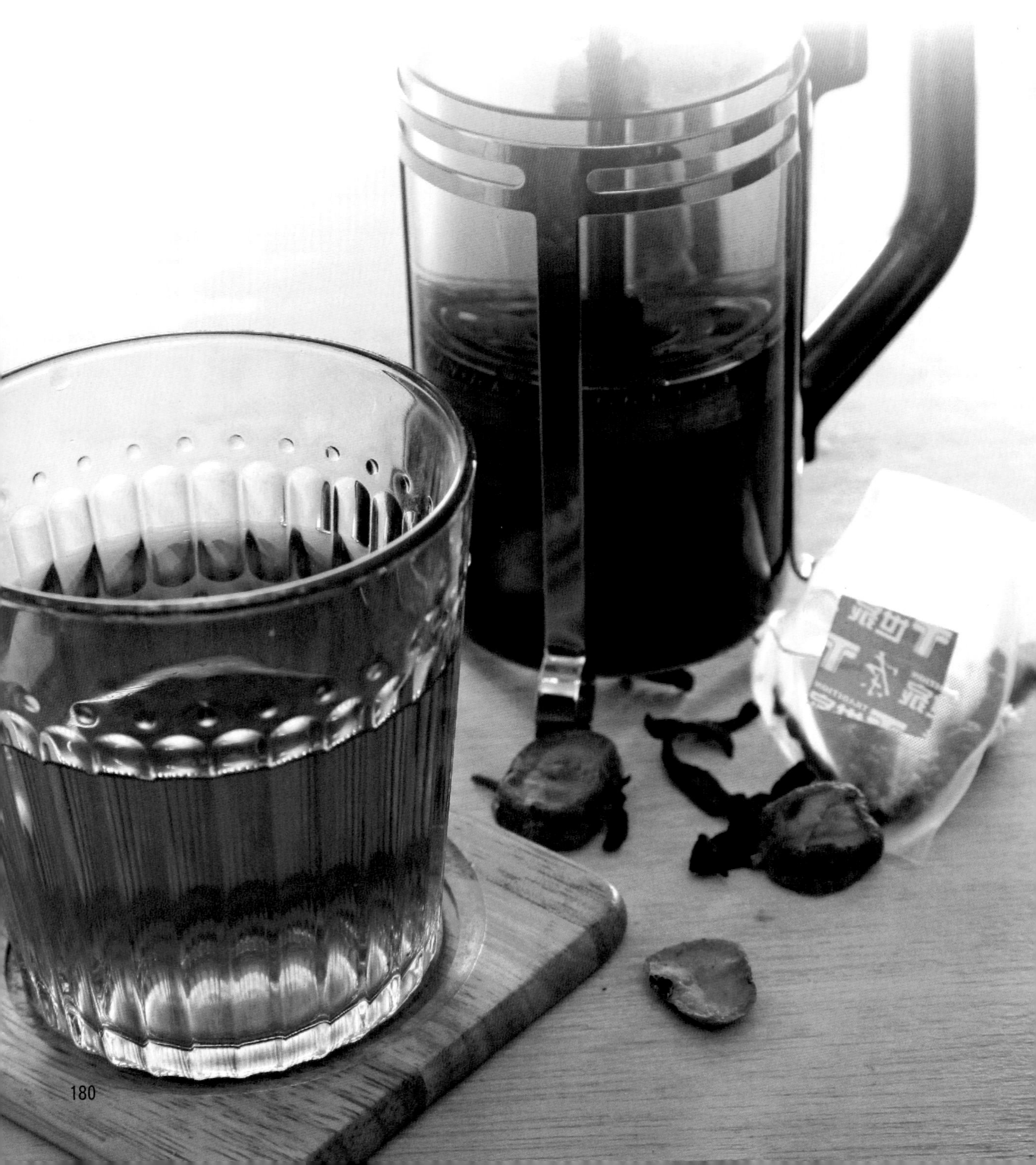

配方

材料（公克 g）	
烏龍茶包	2 包
陳皮	6
山楂	9

水（毫升 cc）	
熱開水	400

步驟

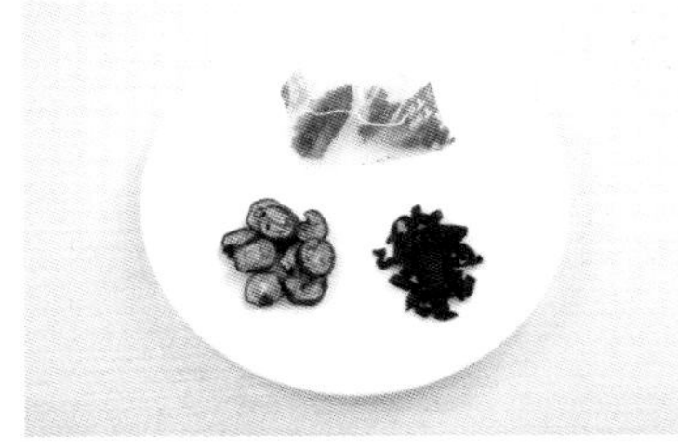

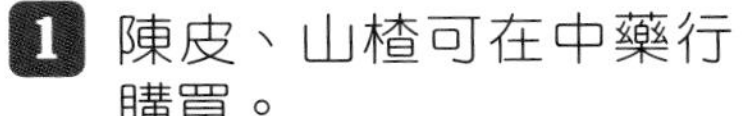

1 陳皮、山楂可在中藥行購買。

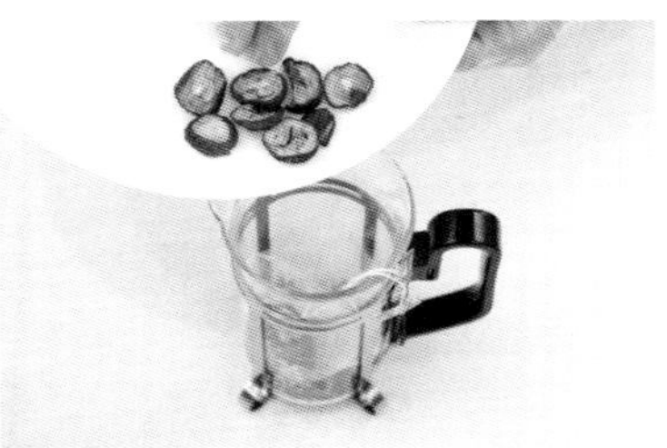

2 將材料放入壺中。

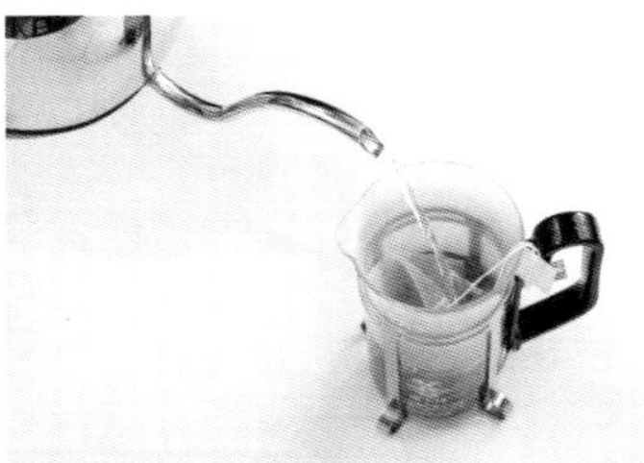

3 沖入熱水。

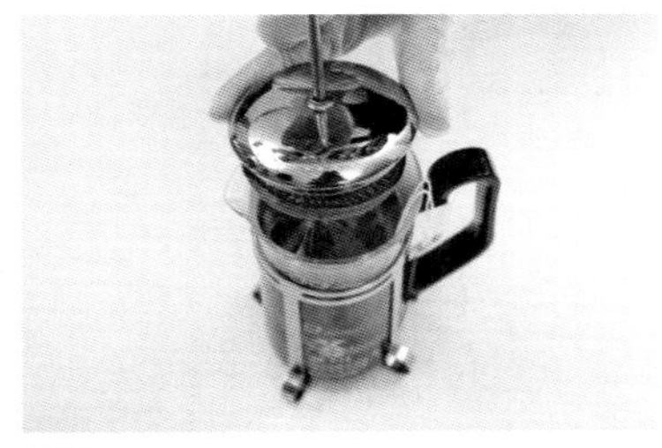

4 蓋緊，浸泡 10 分。

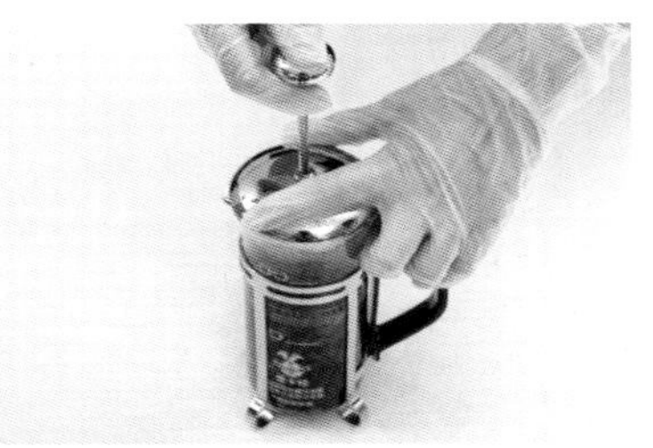

5 完成。

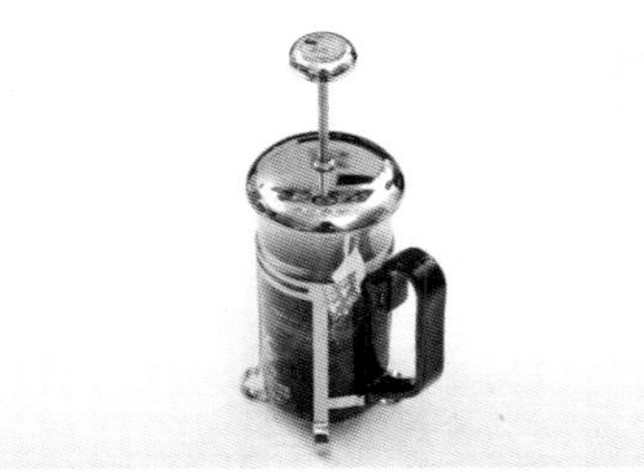

6 可回沖一次。

陳皮	陳皮的首要功效是行脾胃之氣。適用於脾胃虛弱、消化不良者使用。

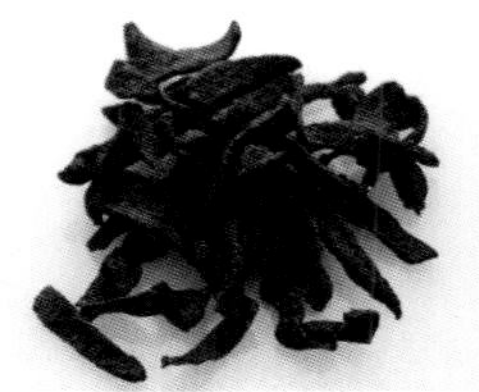

山楂	山楂含有維生素 C 及抗氧化成分，山楂中的果膠含量大約是蘋果的 3 倍。對於腸道健康很有幫助。

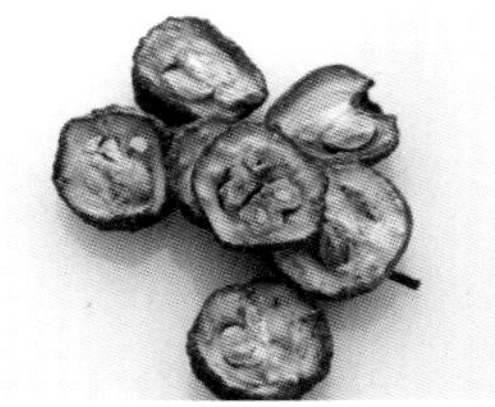

菊花決明子山楂茶

烹飪難度 ★★★★★

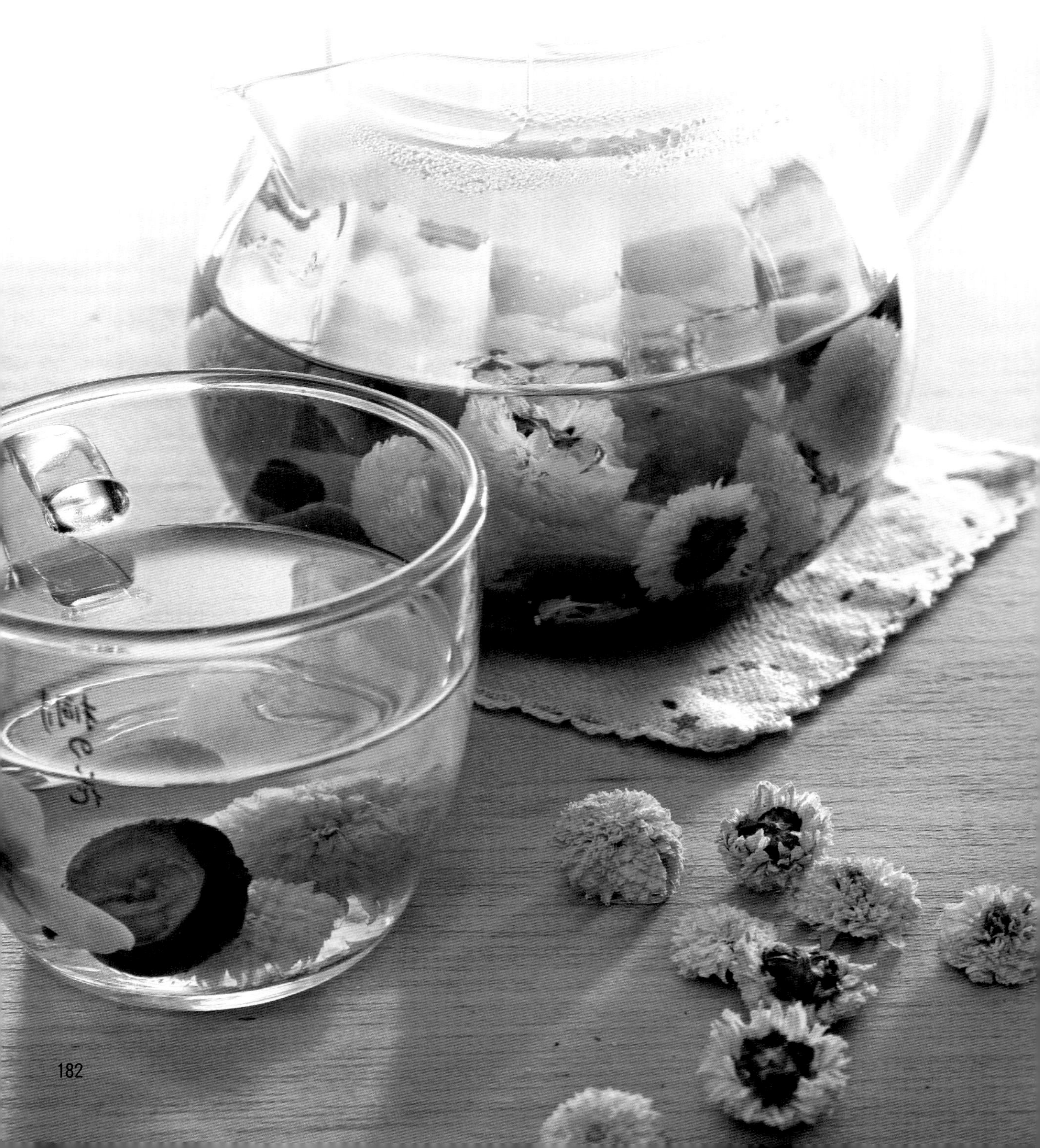

配方

材料（公克 g）	
菊花	3
決明子	6
山楂	10

水（毫升 cc）	
熱開水	500

步驟

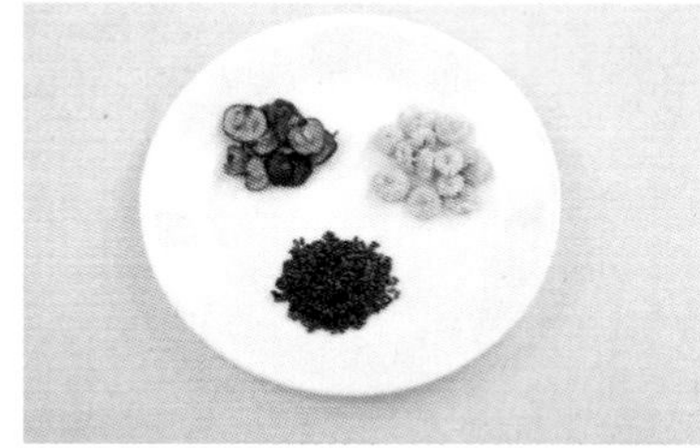

1 材料可在中藥行取得。

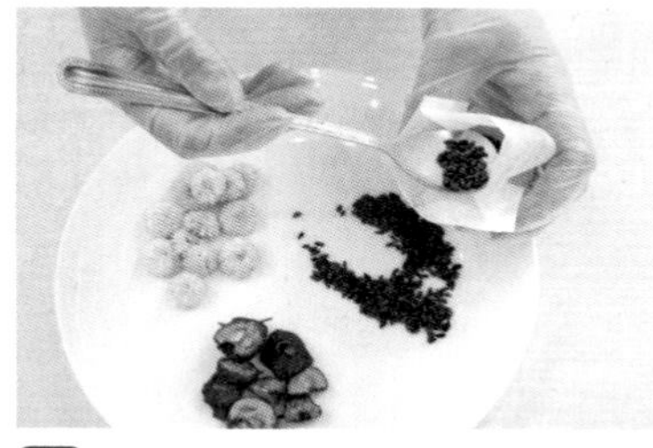

2 將決明子和山楂放入沖泡袋中。

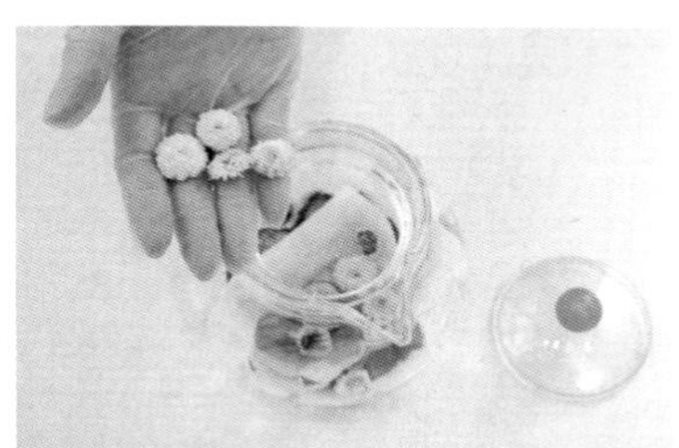

3 材料放入壺中。

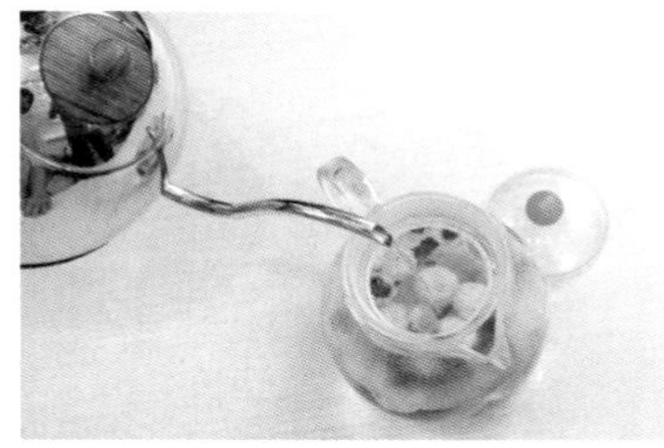

4 沖入熱水。

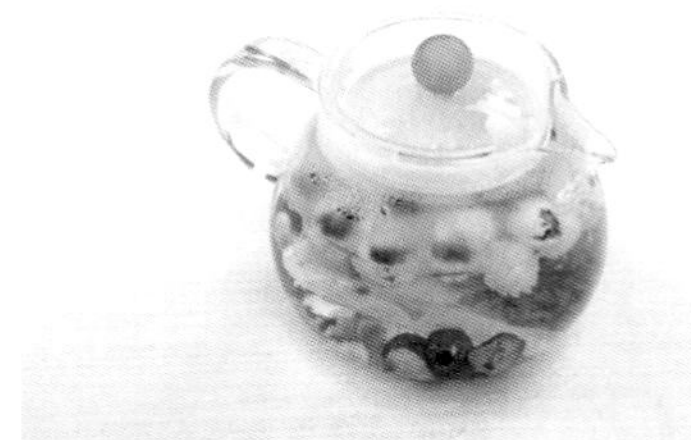

5 浸泡 10 分，完成。

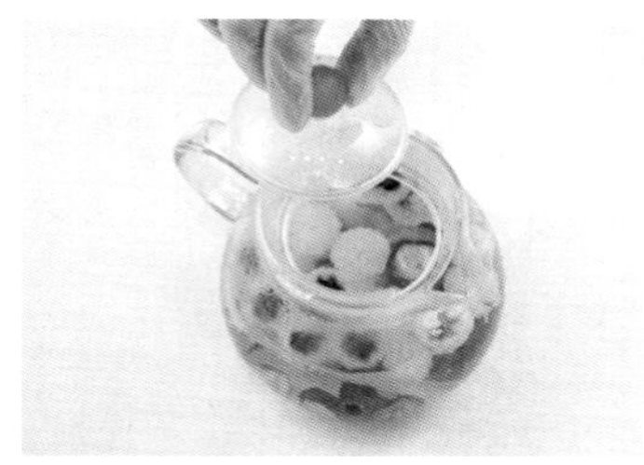

6 可回沖一次。

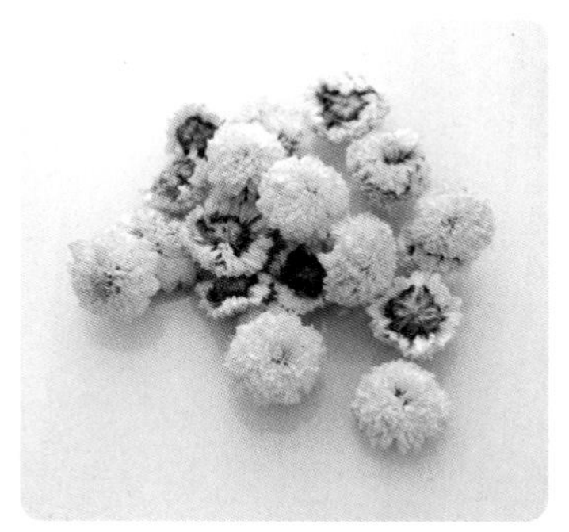

^ 乾燥菊花

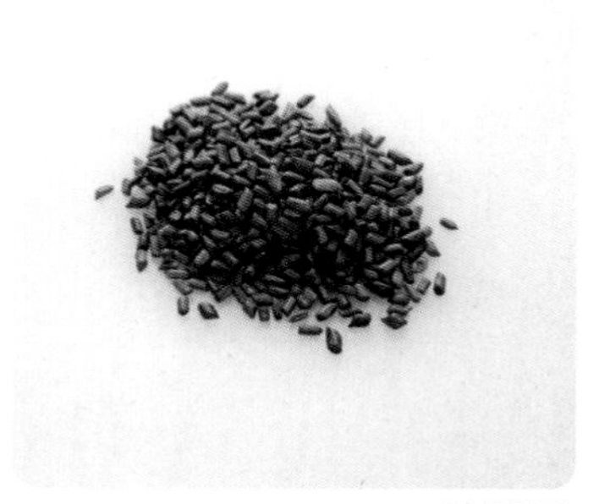

^ 決明子

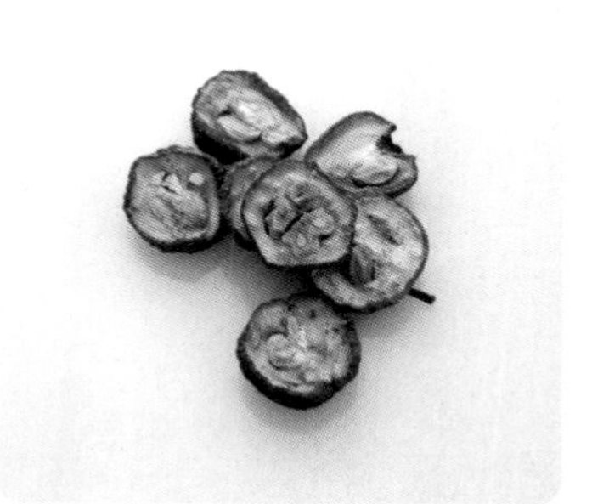

^ 山楂

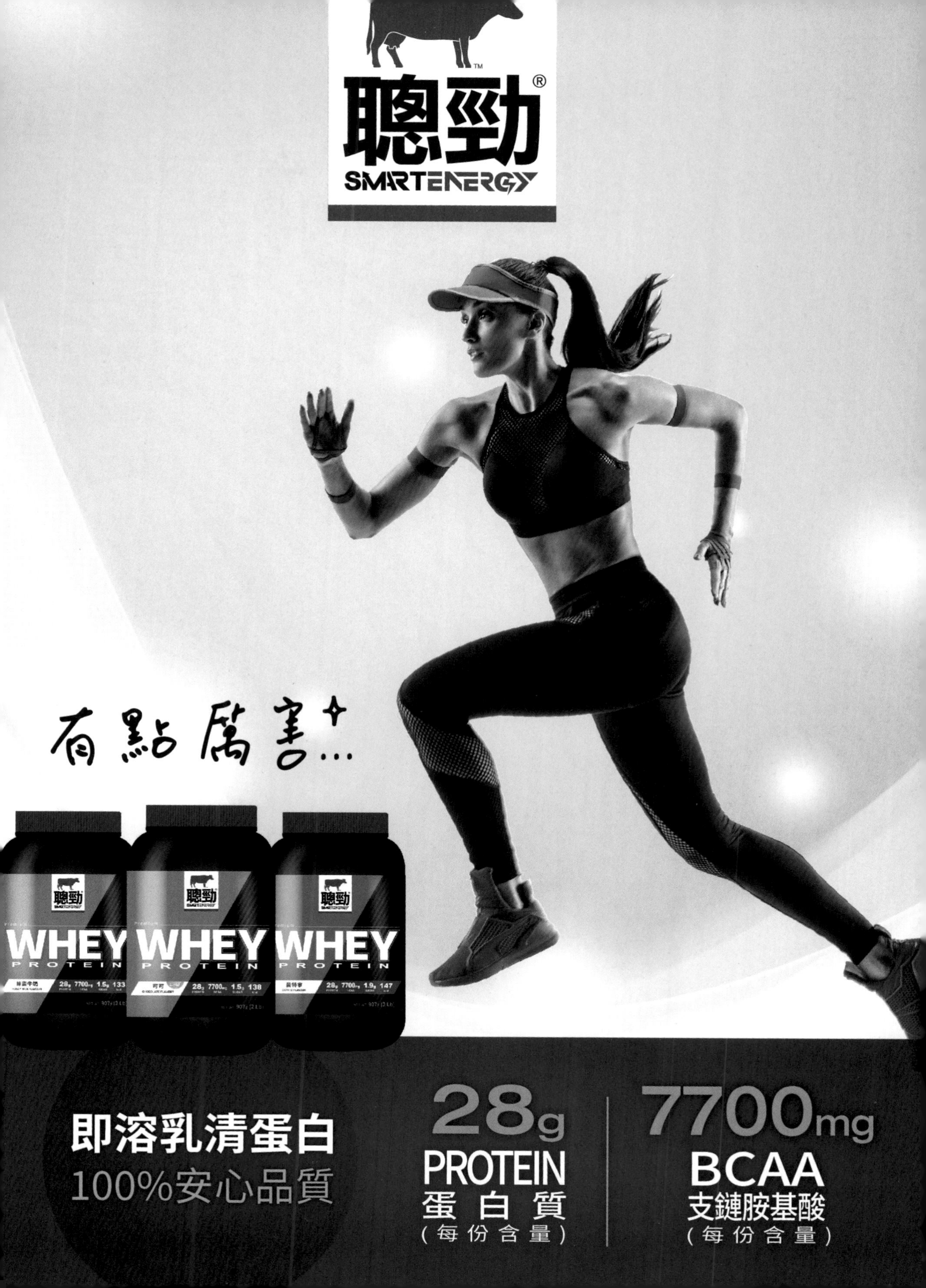

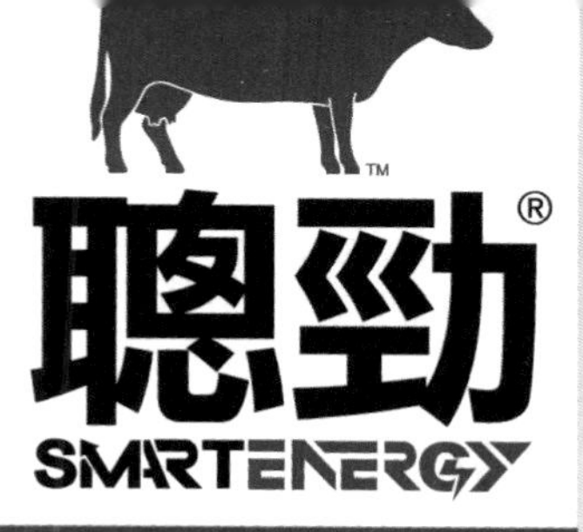
聰勁®
SMARTENERGY
有點厲害...
WHEY PROTEIN
即溶乳清蛋白
100%安心品質
28g
PROTEIN
蛋白質
(每份含量)
7700mg
BCAA
支鏈胺基酸
(每份含量)

烘焙女王的瘦身日記

黃金關鍵 30 天

麥田金 著

| 黃金關鍵 30 天

讓你成功瘦身又不挨餓 |

立志瘦身 飲食控管

不運動＋不挨餓＋開心吃＝麥田金

【兩個月瘦 **12 公斤**】

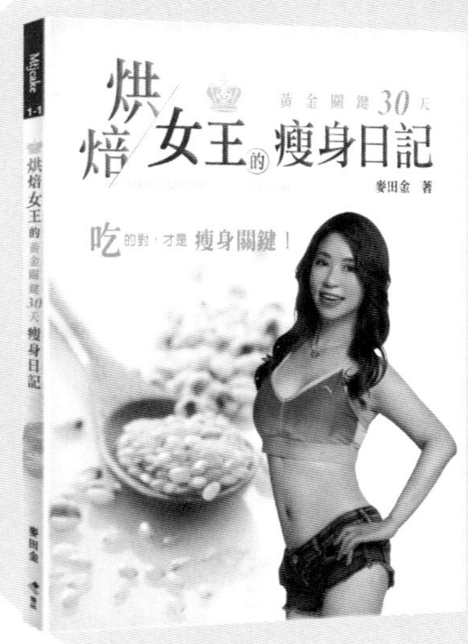

無敵減重飲食法實際操作

變美！變瘦！變健康！

管不住嘴，又邁不開腿去運動的人，你需要的是熱量計算、飲食控制！

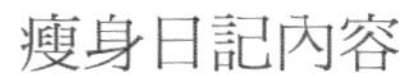

- 獨家黃金 30 天熱量控制表
- 食品營養對照表
- 營養成分計算表
- 特別收錄兩道低 GI 甜點

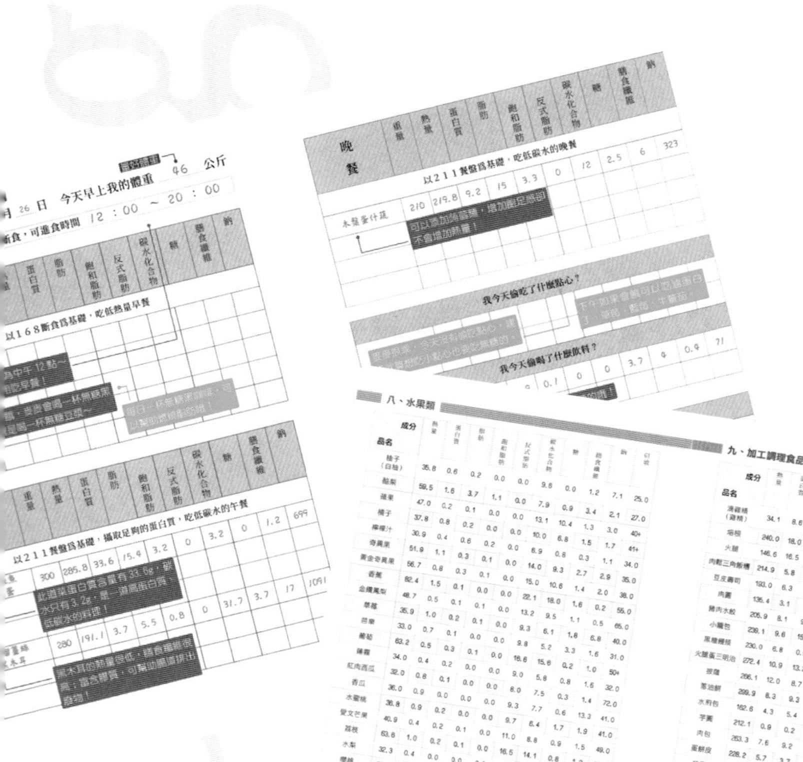

| 麥田金相關書籍 |

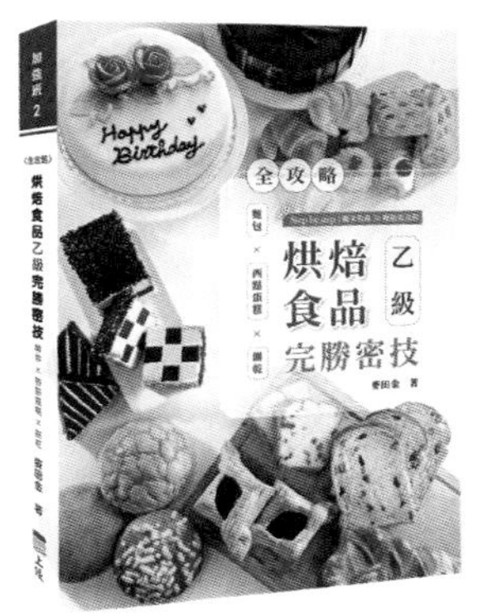

< 全攻略 >
烘焙食品 **乙級** 完勝密技
麵包 × 西點蛋糕 × 餅乾

定價：600 元

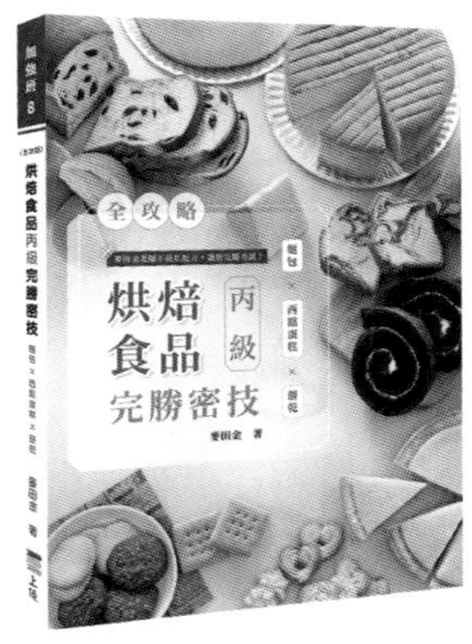

< 全攻略 >
烘焙食品 **丙級** 完勝密技
麵包 × 西點蛋糕 × 餅乾

定價：450 元

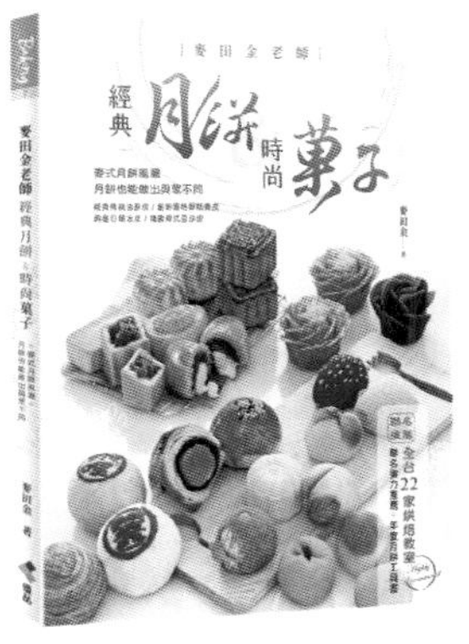

麥田金老師經典月餅 & 時尚菓子

定價：480 元

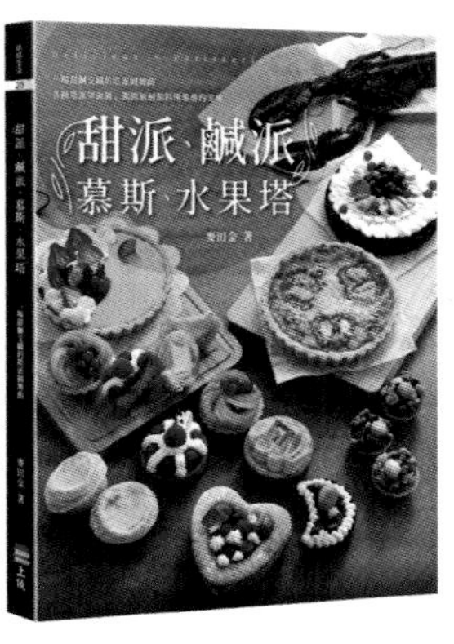

甜派、鹹派、慕斯、水果塔

定價：420 元

麥田金
FB 粉絲專頁

麥田金
雲端學院

上優好書網

FB 粉絲專頁

LINE
官方帳號

Youtube
頻道

烘焙女王的減醣料理課
Cutting Carbs Class

烘焙女王的減醣料理課 / 麥田金著 . --
一版 . -- 新北市：優品文化，2022.02
192 面；19 × 26 公分 . -- （Mtjcake；1）
ISBN 978-986-5481-21-6（平裝）
1. 減重 2. 健康飲食 3. 食譜
411.94　　110022337

作　　者　麥田金
總 編 輯　薛永年
美術總監　馬慧琪
文字編輯　董書宜、黃頌哲
美術編輯　董書宜
攝　　影　蕭德洪

出 版 者　優品文化事業有限公司
電話 (02)8521-2523 ／ 傳真 (02)8521-6206
信箱 8521service@gmail.com（如任何疑問請聯絡此信箱洽詢）
官網 http://www.8521book.com.tw
粉專 http://www.facebook.com/8521book/

上優好書網

FB 粉絲專頁

LINE 官方帳號

Youtube 頻道

印　　刷　鴻嘉彩藝印刷股份有限公司

業務副總　林啟瑞 電話 0988-558-575

總 經 銷　大和書報圖書股份有限公司
電話 (02)8990-2588 ／ 傳真 (02)2299-7900
地址 新北市新莊區五工五路 2 號

網路書店　博客來網路書店 www.books.com.tw

出版日期　2022 年 2 月一版一刷
2022 年 2 月一版二刷

定　　價　480 元

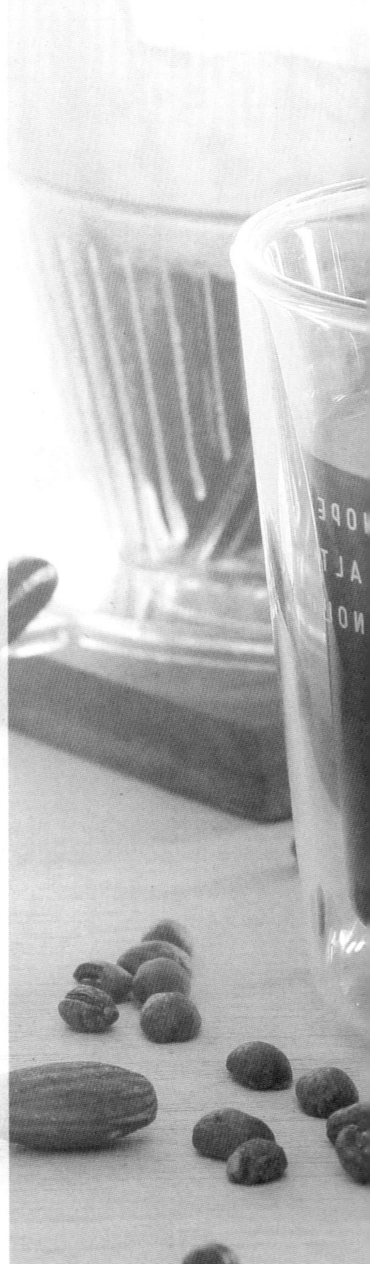

（黏貼處）

烘焙女王的減醣料理課 Cooking Carb Class

讀者回函

❤ 為了以更好的面貌再次與您相遇，期盼您說出真實的想法，給我們寶貴意見 ❤

姓名：	性別：□ 男 □ 女	年齡： 歲
聯絡電話：（日） （夜）		
Email：		
通訊地址：□□□-□□		
學歷：□ 國中以下 □ 高中 □ 專科 □ 大學 □ 研究所 □ 研究所以上		
職稱：□ 學生 □ 家庭主婦 □ 職員 □ 中高階主管 □ 經營者 □ 其他：		

● 購買本書的原因是？

□ 興趣使然 □ 工作需求 □ 排版設計很棒 □ 主題吸引 □ 喜歡作者 □ 喜歡出版社
□ 活動折扣 □ 親友推薦 □ 送禮 □ 其他：______

● 就食譜叢書來說，您喜歡什麼樣的主題呢？

□ 中餐烹調 □ 西餐烹調 □ 日韓料理 □ 異國料理 □ 中式點心 □ 西式點心 □ 麵包
□ 健康飲食 □ 甜點裝飾技巧 □ 冰品 □ 咖啡 □ 茶 □ 創業資訊 □ 其他：______

● 就食譜叢書來說，您比較在意什麼？

□ 健康趨勢 □ 好不好吃 □ 作法簡單 □ 取材方便 □ 原理解析 □ 其他：______

● 會吸引你購買食譜書的原因有？

□ 作者 □ 出版社 □ 實用性高 □ 口碑推薦 □ 排版設計精美 □ 其他：______

● 跟我們說說話吧～想說什麼都可以哦！

□□□-□□

寄件人 地址：

姓名：

郵 正
票 貼

24253 新北市新莊區化成路 293 巷 32 號

上優文化事業有限公司　收

（優品）

烘焙女王的減醣料理課 Cutting Carbs Class **讀者回函**

（請沿此虛線對折寄回）

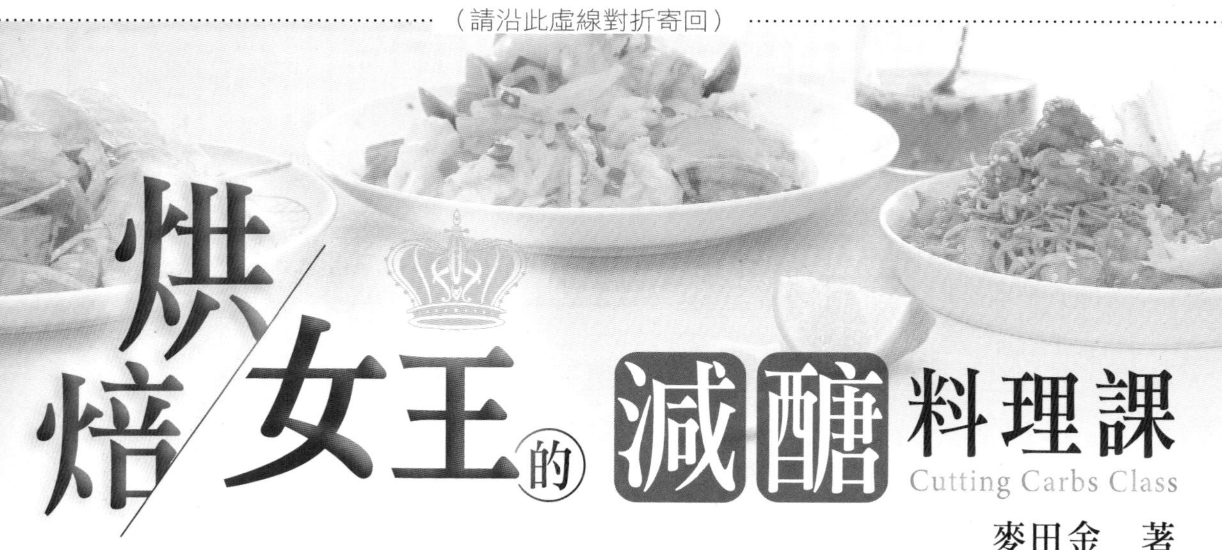

優品文化事業有限公司
電話：(02)8521-2523
傳真：(02)8521-6206
信箱：8521service@gmail.com

上優好書網　FB 粉絲專頁

即日起至 2022 年 3 月 10 日，寄出回函
即可參加麥田金老師的抽獎活動！！！

抽獎日期：2022 年 3 月 19 日

活動直播將在麥田金老師 FB 粉絲團及上優粉絲團哦！！！
豐富獎項有胖鍋蒸烤爐、攪拌機、真空收縮機、川崎細口壺、澳良蒜味橄欖油、麥盧卡喉糖等多項大獎讓你帶回家，趕快寄出回函吧！